内科常见疾病中西医治疗思维与检验技术

江婷婷　等主编

上海科学普及出版社

图书在版编目（CIP）数据

内科常见疾病中西医治疗思维与检验技术/ 江婷婷等主编. -- 上海 : 上海科学普及出版社， 2024.6

ISBN 978-7-5427-8717-0

Ⅰ. ①内… Ⅱ. ①江… Ⅲ. ①内科－常见病－中西医结合－诊疗Ⅳ. ① R5

中国国家版本馆 CIP 数据核字（2024）第 092648 号

责任编辑 李 蕾

内科常见疾病中西医治疗思维与检验技术

江婷婷 等主编

上海科学普及出版社出版发行

（上海中山北路 832 号 邮政编码 200070）

http://www.pspsh.com

各地新华书店经销 三河市铭城印务有限公司印刷

开本 787 × 1092 1/16 印张 15.5 字数 200 000

2024 年 6 月第 1 版 2024 年 6 月第 1 次印刷

ISBN 978-7-5427-8717-0 定价：98.00 元

《内科常见疾病中西医治疗思维与检验技术》

编委会

主　　编：江婷婷　枣庄学院校医院

王　臻　枣庄市立医院

王　春　枣庄市中医医院

段成胜　滕州市鲍沟中心卫生院

王文东　枣庄市立医院

张立超　枣庄市立医院

副 主 编：史　慧　滕州市第一人民医院

吴军华　枣庄市中医医院

闫珊珊　枣庄市立医院

孟　芳　枣庄市峄城区古邵镇中心卫生院

王宜海　枣庄市立医院

成　强　山东国欣颐养集团滕南医院

前 言

在医学领域，内科作为临床医学的核心组成部分，其涵盖的疾病种类繁多，病情复杂多变，这对医生的诊疗能力提出了极高的要求。随着现代医学的不断发展，中西医结合的治疗模式日益受到重视，它不仅能够充分利用西医在疾病诊断、病情监测及急救处理方面的优势，还能深度融合中医在整体观念、辨证论治及预防保健方面的独特价值，为患者提供更加全面、个性化的治疗方案。基于此，《内科常见疾病中西医治疗思维与检验技术》应运而生，旨在为广大医疗工作者提供一本集诊断、治疗、思维启迪于一体的综合性参考书。

本书围绕内科常见疾病展开，系统地介绍了中西医结合的诊疗过程，力求在尊重并吸收西医诊断技术精确性的同时，不失中医辨证论治的精髓。在编写过程中，我们严格遵循医学规范，一律采用中医、西医的专业术语，确保信息的准确性和权威性。书中不仅详细阐述了每一种疾病的问诊技巧、体格检查要点及医学检验项目，还深入探讨了其诊断依据、鉴别诊断方法及中西医治疗方案的制定原则，力求为读者呈现一个清晰、全面的诊疗框架。

尤为重要的是，本书特别注重中西医结合治疗方法的实践应用。针对内科常见疾病，我们精心挑选并整理了行之有效的中西医诊疗方案，这些方案既体现了西医治疗的科学性与规范性，又融入了中医治疗的灵活性与个性化，旨在为患者提供更加高效、安全、经济的治疗方案。我们相信，通过本书的学习，读者将能够更好地掌握中西医结合的诊疗思维，提升临床诊疗水平。

此外，本书在编写风格上力求条理清晰、简明扼要、实用性强。我们深知，对于广大医疗工作者而言，时间就是生命，因此我们在确保内容全面的同时，尽量精简文字，突出重点，使读者能够迅速抓住要点，学以致用。本书也适合高等医学院校学生阅读，作为他们学习中西医结合诊疗知识的重要参考。同时，我们也真诚地希望广大读者能够提出宝贵的意见和建议，以便我们在未来的修订中不断完善和提升本书质量。

目　录

第一章　呼吸系统疾病

第一节　急性上呼吸道感染

急性上呼吸道感染是指鼻腔、咽或喉部急性炎症的概称，是呼吸道最常见的疾病。常见病因为病毒感染所致，少数由细菌感染引起，并可通过含有病毒的飞沫、雾滴，或经污染的用具传播。本病预后良好，有自限性，一般5~7d天可痊愈。因本病具有较强的传染性，常可继发支气管炎、肺炎、鼻窦炎，少数人可并发急性心肌炎、急性肾炎、风湿热等疾病，有可能导致严重并发症且影响患者生活，故应积极防治。

本病在中医学临床中多以“伤风”“感冒”“伤寒”命名。

【病因病机】

急性上呼吸道感染约有70%~80%由病毒引起，主要有流感病毒（甲、乙、丙）、副流感病毒、呼吸道合胞病毒、腺病毒、鼻病毒、埃可病毒、柯萨奇病毒、麻疹病毒、风疹病毒等。

细菌感染可直接或继发于病毒感染之后发生，常以溶血性链球菌为多见，其次为流感嗜血杆菌、肺炎球菌和葡萄球菌等，偶见革兰阴性杆菌。主要表现为鼻炎、咽喉炎或扁桃体炎。

患者在受凉、淋雨、过劳等诱因作用下，导致全身或呼吸道局部防御功能降低，原已存在于上呼吸道或从外界侵入上呼吸道的病毒或细菌可迅速繁殖，引发感染而发病，尤其是老幼体弱者或合并慢性呼吸道疾病如鼻窦炎、扁桃体炎者，更易发病。

本病的病理表现多为鼻腔及咽黏膜的充血、水肿、上皮细胞破坏。少量单核细胞浸润，浆液性、黏液性炎性渗出。继发细菌感染后，可嗜中性粒细胞浸润、大量脓性分泌物。

中医学认为，本病的外因以风邪为主，内因在于患者素体肺气偏虚，或者失于调摄致肺气受损，使患者卫气偏虚、抵抗力差，遇到气候骤变容易感受外邪而发病。病位主要在于肺，邪自口鼻而入，致皮毛开合失常而发病。

【诊断要点】

（一）症状

急性起病，疾病早期表现为咽部不适、咽喉干燥或咽痛，继之出现喷嚏、流涕、鼻塞、咳嗽、声嘶或流泪等症状，可伴有头痛或头昏、恶寒、发热、全身不适、乏力、肢体酸痛、食欲减退等症状。

（二）体征

多有不同程度的发热，鼻部、咽喉部多可见充血、水肿，颌下淋巴结可有肿大、压痛。

（三）实验室检查

1. 血常规：病毒性感染患者白细胞计数正常或偏低，淋巴细胞比例可见升高。细菌感染患者白细胞计数、中性粒细胞增多，细胞核左移现象。

2. 病毒和病毒抗原的测定：视需要可用免疫荧光法、酶联免疫吸附检测法、血清学诊断法和病毒分离与鉴定，以判断病毒的类型，并区分病毒和细菌感染。

3. 细菌培养：细菌培养可用于判断细菌类型和药敏试验以指导临床用药。

（四）西医学分型

根据病因和临床表现不同，可分为以下五种类型：

1. 普通感冒：多为鼻病毒感染引起，其次为副流感病毒、呼吸道合胞病毒、埃可病毒、柯萨奇病毒等，以鼻咽部的卡他症状为主要表现，故又称急性鼻炎或上呼吸道卡他。起病较急，初期有咽干、咽痒或烧灼感，发病同时或数小时后可出现喷嚏、鼻塞、流清水样鼻涕，鼻涕 2~3d 后变稠，可伴有咽痛。因咽鼓管炎使听力减退，也可出现流泪、味觉迟钝、呼吸不畅、声嘶、咳嗽等症状。患者一般无发热及全身症状，或仅有低热、不适、轻度畏寒和头痛。检查可见鼻黏膜充血、水肿、有分泌物，咽部轻度充血。

2. 病毒性咽炎和喉炎：急性病毒性咽炎由鼻病毒、腺病毒、流感病毒、副流感病毒、肠病毒、呼吸道合胞病毒等感染引起，临床特征为咽部发痒和烧灼感，咽痛不明显，合并吞咽疼痛常提示有链球菌感染。

急性喉炎多为流感病毒、副流感病毒、腺病毒等感染引起，临床特征为声嘶、讲话困难、咳嗽时疼痛，常表现有发热、咽炎或咳嗽。体检可见喉部水肿、充血，局部淋巴结轻度肿大和触痛，可闻及喉部喘息声。

3. 疱疹性咽峡炎：常由柯萨奇病毒 A 感染引起，表现明显咽痛、发热。检查可见咽充血，软腭、悬雍垂、咽及扁桃体表面有灰白色疱疹、浅表溃疡，周围红晕。多见于儿童，常发于夏季。

4. 咽结膜热：主要由腺病毒、柯萨奇病毒等感染引起，临床表现有发热、咽痛、畏光、流泪、咽及结膜明显充血。常发生于夏季，儿童多见。

5. 细菌性咽下扁桃体炎：多由溶血性链球菌感染引起，其次为流感嗜血杆菌、肺炎链球菌和葡萄球菌等感染引起。起病急，表现明显咽痛、畏寒、发热，体温可达39℃以上。检查可见咽部明显充血，扁桃体肿大、充血，表面见有黄色点状渗出物，颌下淋巴结肿大、压痛，肺部无异常体征。

【治疗方法】

（一）中医辨证论治

邪气（风、寒、暑、湿、燥、火）犯于皮毛、卫表、上焦或肺经所致。总的治疗原则是散风解表，主要治则有疏风解表、辛温解表、辛凉解表、清暑解表，挟痰则清肺化痰，挟滞则消食导滞，挟惊则清热定惊。临床根据患者的个人体质不同、病症表现的不同分型论治。

1. 风寒证

主症：恶寒无汗，头身疼痛，骨节酸痛，鼻塞，喷嚏，清涕，咽痒，咳嗽，痰液清稀，体温不高或低烧。舌红苔薄白，脉浮紧。

治法：辛温解表。

方药：荆防汤、葛根汤、桂枝汤等化裁。

处方：荆芥 10g、防风 10g、羌活 10g、独活 10g、白芷 10g、川芎 10g、柴胡 10g、前胡 10g、桔梗 10g、枳壳 10g、茯苓 10g、甘草 10g。

2. 风热证

主症：发热明显而恶寒轻，面红，肤热，头胀痛，咽肿痛甚，口干饮水多，咳嗽，痰黄，涕黄。舌红苔薄白少津或黄，脉浮数。

治法：辛凉解表。

方药：银翘散、桑菊饮等化裁。

处方：金银花 3g、连翘 15g、牛蒡子 10g、薄荷 10g、黄芩 10g、竹叶 10g、桔梗 10g、甘草 10g。

3. 表湿证

主症：全身酸痛疲惫，头胀，胸闷，恶心，口淡，饮食无味，大便溏泻。苔腻、脉浮濡。

治法：化湿解表。

方药：六一散、香薷汤等化裁。

处方：金银花 30g、连翘 20g、香薷 10g、扁豆 15g、厚朴 10g、滑石包 30g、甘草 10g。

4. 表寒里热证

主症：发热，恶寒无汗，口渴、咽痛，鼻塞、声重，咳嗽气急，痰黄质稠，尿赤，便秘。舌苔黄白相间，脉浮数。

治疗：解表清里，宣肺疏风。

方药：双解汤加减。

处方：麻黄 10g、荆芥 10g、防风 10g、薄荷 10g、石膏 50g、黄芩 10g、连翘 20g、栀子 10g、桔梗 10g、杏仁 10g、瓜蒌 20g、桑白皮 10g、枇杷叶 10g、甘草 l0g。

另外，可以使用中成药治疗，轻症患者可口服板蓝根冲剂、复方感冒灵治疗，银翘片、双黄连、抗病毒颗粒等，具有辛凉解表、清热解毒之功效，可随证选用。

（二）西医治疗

1. 一般治疗：病情较重或发热者或年老体弱者应卧床休息，忌烟，多饮水，室内保持空气流通。如有发热、头痛，可选用解热止痛片如复方阿司匹林、美息伪麻片、索米痛片等口服；咽痛可用消炎喉片含服，局部雾化治疗；鼻塞、流鼻涕可用 1% 麻黄素滴鼻，减少鼻咽充血和分泌物的抗感冒复合剂，如氯苯那敏、伪麻黄碱。

2. 抗病毒治疗：吗啉胍对流感病毒和呼吸道病毒有一定疗效，阿糖腺苷对腺病毒感染有一定效果，利福平能选择性抑制病毒 RNA 聚合酶，对流感病毒和腺病毒有一定的疗效。近年来发现一种人工合成的、强有力的干扰素诱导剂一聚肌胞可使人体产生干扰素，能抑制病毒的繁殖。患病早期应用干扰素，可快速产生细胞抗病毒作用，使临床情况好转。

早期应用抗病毒药有一定效果，可选用利巴韦林、金刚烷胺、吗啉呱等，也可选用抗病毒中成药。常用药物如下：

利巴韦林 0.1~0.3g / 次，3 次 / d，口服。

板蓝根冲剂 1~2 包 / 次，3 次 / d，口服。

大青叶合剂 10~20mL / 次，3 次 / d，口服。

抗病毒口服液 10~20mL / 次，3 次 / d，口服。

有中度发热的患者可肌内注射利巴韦林或双黄连注射液。

3. 抗菌药物治疗

如有细菌感染，可选用敏感的抗生素：如青霉素、红霉素、螺旋霉素、氧氟沙星。常用药物如下：

阿莫西林 0.5g / 次，3 次 / d，口服。

头孢氨苄 0.5g / 次，3 次 / d，口服。

罗红霉素 150mg / 次，2 次 / d，口服。

环丙沙星 0.25~0.5g / 次，2 次 / d，口服。

第二节　急性气管一支气管炎

急性支气管炎是由于病毒或细菌感染、物理或化学性刺激、过敏反应对支气管黏膜造成的急性炎症，多继发于上呼吸道感染，也可为肺炎的早期表现。本病病变多同时累及气管、支气管，临床以咳嗽、伴（或不伴）支气管分泌物增多症状为特征。常见于寒冷季节或气候突变时节，一般为自限性疾病，预后尚佳。

急性支气管炎在中医临床中多属于“咳嗽”范畴。

【病因病机】

本病多由病毒与细菌混合感染所致，可在病毒感染的基础上继发细菌感染。根据流行病学的调查结果，感染的病毒主要为鼻病毒、合胞病毒、流感病毒、风疹病毒等，而较常见的细菌为肺炎球菌、溶血性链球菌、葡萄球菌、流感杆菌、沙门氏菌属和白喉杆菌等。目前调查表明，衣原体和支原体感染有所增加。另外，气温突变、空气污浊、小儿呼吸道解剖及生理特点、过敏因素以及免疫功能低下，均为本病诱因。

本病的早期病理改变为气管黏膜充血，续之出现脱屑、水肿，黏膜下层白细胞浸润，可见到黏稠或黏液脓性分泌物产生。支气管纤毛、巨噬细胞和淋巴管的防御功能障碍，细菌得以侵犯正常时无菌的支气管，继而细胞碎片、黏液脓性分泌物积聚，支气管壁水肿，分泌物潴留以及某些患者的支气管平滑肌痉挛可致气道阻塞，纤毛细胞损伤脱落。炎症消退后黏膜的结构和功能可恢复正常。

中医学认为，本病外邪多为风热之邪，风热犯肺，肺失清肃，热伤津液所致。

【诊断要点】

（一）症状

急性感染性支气管炎的全身症状一般较轻，起病前表现上呼吸道感染的症状如鼻塞、喷嚏、声音嘶哑、全身不适等，部分患者表现畏寒、发热、全身肌肉酸痛、咳嗽、咳痰、痰量逐渐增多。剧烈咳嗽通常是支气管炎出现的信号，痰液为黏液样或黏液脓性痰，偶有痰中带血。随后可转为黏液脓性或脓性，痰量增多，咳嗽加剧，明显的脓痰提示多重细菌感染。部分患者有烧灼样胸骨后痛，咳嗽时加重。无并发症的严重病例，体温升高，可达 38.3~38.8℃，持续 3~5d，随后急性症状消失，咳嗽、咳痰可迁延 2~3 周才消失。如迁延不愈，日久可演变为慢性支气管炎。如支气管出现痉挛，可表现程度不等的气促，伴胸骨后发紧感。持续发热提示合并肺炎，可发生继发于气道阻塞的呼吸困难。

（二）体征

本病一般不发热，也可有低热或中等度发热。查体多无明显肺部体征，双肺听诊呼吸音粗糙，偶有散在的高音调或低音调干啰音，或肺底部闻及捻发音或湿啰音，咳嗽后常可闻及哮鸣音。持续存在的肺部局部体征提示支气管肺炎的发生。

（三）实验室检查

1. 外周血常规：病毒感染时末梢血的淋巴细胞可增加，细菌感染时末梢血白细胞增加，中性粒细胞增加。

2. 痰培养：痰涂片或培养可发现致病菌。

【治疗方法】

（一）中医辨证论治

1. 风寒袭肺证

主症：咽痒，咳嗽，声重气急，咳痰稀薄色白，常伴有鼻塞、流清涕、头痛、恶寒无汗等表寒证症状。舌苔薄白，脉浮或浮紧。

治法：祛风散寒，宣肺化痰。

方药：三拗汤加减。

处方：麻黄 4.5g、杏仁 9g、甘草 3g、荆芥 9g、前胡 9g、象贝母 9g、半夏 9g、桔梗 3g。

加减：体温高者，加羌活 10g、川桂枝 6g；恶寒怕冷者，加苏叶 l0g；痰多色白者，加白芥子 10g；舌苔白腻者，加苍术 10g、厚朴 10g。

2. 风热犯肺证

主症：咳嗽频剧，气粗或咳声嘶哑，喉燥咽痛，咳痰不爽，痰黏稠或稠黄，咳时汗出，常伴鼻流浊涕、头痛、恶风、发热等表热证症状。舌尖红，舌苔薄黄，脉浮数或浮滑。

治法：祛风清热，宣肺化痰。

方药：麻杏石甘汤加减。

处方：麻黄 4.5g、石膏（先煎）30g、杏仁 9g、甘草 3g、黄芩 9g、连翘 9g、芦根 30g、桔梗 30g。

加减：咽部红痛，加板蓝根 15g、蒲公英 15g；痰黄量多，加象贝母 10g、葶苈子 10g；大便干结，加麻仁 10g、全瓜蒌 10g。

3. 温燥伤肺证

主症：干咳无痰，或痰少而黏不易咳出，或痰中带血，口干咽痛，唇鼻干燥，微寒身热。舌尖红，舌苔薄黄而干，脉浮数。

治法：清宣温燥，润肺止咳。

方药：桑杏汤加减。

处方：桑叶 10g、沙参 12g、雪梨皮 12g、杏仁 9g、瓜蒌仁 15g、玄参 12g、马勃 8g、麦冬 l0g、玉竹 15g、牡丹皮 8g、知母 10g。

4. 痰热蕴肺证

主症：咳嗽，咳声重浊，咳痰量多，痰色黄黏或白黏，不易咳出，口干口苦，烦渴不解，大便干燥。舌红苔黄或腻，脉滑数。

治法：清肺止咳化痰。

方药：泻白散加减。

处方：桑白皮 10g、杏仁 10g、葶苈子 10g、赤茯苓 10g、车前子（包）10g、黄芩 10g、象贝 10g、鱼腥草 15g、桔梗 3g、甘草 6g。

加减：痰黄而稠者，加胆南星 10g、黛蛤散（包）10g；咳嗽发热者，加知母 10g、生石膏 30g；大便秘结者，加全瓜蒌 10g、竹沥冲 1 支。

（二）西医治疗

1. 一般治疗：患者应休息至体温正常，发热期间应鼓励患者喝水（3~4L / d），可予解热镇痛药治疗（成人阿司匹林 650mg 或对乙酰氨基酚 650mg，每 4~6h1 次；儿童予对乙酰氨基酚 10~15mg / kg，每 4~6h1 次）可缓解不适和降低体温。

2. 抗生素治疗：急性支气管炎如为细菌感染，可选用抗菌药物；若考虑病原为肺炎支原体时，可采用红霉素、乙酰螺旋霉素、麦迪霉素、红霉素等药物。多数患者口服抗菌药物即可，症状较重者可用肌内注射或静脉滴注。常用抗生素剂量如下：

阿莫西林 0.5g / 次，3 次 / d，口服。

头孢氨苄 0.5g / 次，3 次 / d，口服。

罗红霉素 150mg / 次，2 次 / d，口服。

环丙沙星 0.25~0.5g / 次，2 次 / d，口服。

青霉素 80 万 u / 次，2~4 次 / d，肌内注射。

阿米卡星 0.2g / 次，2 次 / d，肌内注射。

如无明确细菌感染情况或混合病毒感染可用或加用利巴韦林（每日 10~15mg / kg，分 2 次肌内注射，或每日 5mg / kg，分 2 次做雾化吸入），亦可试用 α 干扰素 20 万 u / 日肌内注射。

3. 止咳祛痰：若痰黏稠不易吸出，可用雾化吸入，也可选用氯化铵合剂、溴己新、小儿强力痰灵（2~4 岁 1~2 片，5~8 岁 2~3 片）。频繁干咳影响睡眠及休息，可服少量镇咳药物，如异丙嗪及氯丙嗪（每次 0.5~1mg / kg，每日 2~3 次）；还可选用镇咳药，如喷托维林、右美沙芬、可待因、苯丙哌林等，其镇咳作用依次增强。应注意避免用药过量、时间过长，以免影响纤毛的生理性活动，使分泌物不易排出。

4. 解痉平喘：使用氨茶碱 2~4mg / kg · d，分 3~4 次 / d，口服，舒喘灵 6 岁以下 1~2mg / d，分 3~4 次口服或每次 0.1mg / kg，沙丁胺醇气雾剂 1~2 揿 / 次（0.5 揿 = 0.1mg），每日 2~3 次治疗。喘鸣严重时可加用泼尼松 1mg / kg · d，分 3 次口服，4~7d 为 1 个疗程，亦可用丙酸倍氯米松气雾剂局部用药，成人每次 1~2 揿，50μg~100μg / 次，每日 3~4 次，儿童酌减，日剂量 400μg。

5. 其他：如伴有慢性阻塞性肺疾病，出现脓痰或持续高热和病情较重时，应使用抗生素。对多数成年患者，口服四环素或氨苄西林（250mg / 6h）是有效的首选药物。儿童＜8岁者忌用四环素，可予阿莫西林（40mg / kg · d，分3次口服）。当症状持续或复发，或病情异常严重时，应做痰涂片和培养，然后根据优势病原菌及其药物敏感试验选择抗生素。如致病原为肺炎支原体或肺炎衣原体，可予红霉素（250~500mg / 次，4次 / d）。

第三节　支气管哮喘

支气管哮喘是由抗原或非抗原刺激引起的多种细胞（嗜酸性粒细胞、肥大细胞、T细胞等）和细胞组分参与的气道慢性炎症性疾病，多于秋冬季节发病，是一种以气道高反应性和可逆性气道狭窄为特征的疾病。

支气管哮喘可分为感染性（内源性）、吸入性（外源性）、混合性三种类型。长期反复发作可造成气道不可逆性狭窄和气道重塑，从而并发阻塞性肺气肿、慢性肺源性心脏病。

本病属中医学“哮病”范畴。

【病因病机】

本病的病因较为复杂，大多学者认为本病是一种多基因参与的遗传性疾病，受遗传因素和环境因素的双重影响。哮喘病的发生与吸入某种物质（如花粉、真菌、动物毛屑及吸入性药物）、呼吸道感染、气候影响、运动、某些药物、饮食等因素有关外，精神因素、心理社会因素在发病过程中也起着重要作用。目前一般认为，本病是由外源性的过敏原或感染、心理因素所致，病因通常是混合性的。

本病系由抗原性刺激物和非抗原性刺激物作用于具有变应性体质的个体，引起变态反应，导致气道慢性炎症。由于多种炎症细胞、炎症介质和细胞因子的参与，气道上皮的损害和上皮下神经末梢的裸露等导致气道高反应性，即变态反应、气道炎症、气道反应性增高及神经等因素及其相互作用与哮喘的发病密切相关。支气管哮喘发病的关键是支气管平滑肌的高反应性及气道炎症，目前已被公认的主要是I型变态反应。

中医学认为，哮病系宿痰伏肺，因外邪、饮食、情志、劳倦等因素，致气滞痰阻，气道挛急、狭窄而发病。本病发作时的基本病理变化为“伏痰”遇感引触，痰随气升，气因痰阻，相互搏结，壅塞气道，肺管狭窄，通畅不利，肺气宣降失常，引动停积之痰，而致痰鸣如吼，气息喘促。

哮喘病位主要在于肺系，发作时的病理环节为痰阻气闭，以邪实为主。若长期反复发作，寒痰伤及脾肾之阳，痰热耗灼肺肾之阴，则可从实转虚，缓解期表现肺、脾、肾等脏气虚弱之候。哮病长期不愈，反复发作，病由肺脏影响及脾、肾、心三脏，可导致肺气胀满，不能敛降之肺胀重证。

【诊断要点】

（一）症状

1. 急性发作时常在夜间或清晨，因气候突变、饮食不当、情志失调、劳累等因素诱发、加剧，呈反复发作性。发作前多有鼻痒、喷嚏、咳嗽、胸闷等先兆症状。症状可在数分钟内发作，每次发作历时数小时，甚至持续发作数日才能逐渐缓解。

2. 临床表现可有气急、哮鸣、咳嗽、呼吸困难、喉中哮鸣有声、呼吸困难等表现。患者常被迫采取坐位，或者端坐呼吸，两手前撑，两肩耸起，甚则张口抬肩，不能平卧，干咳或咳大量白色泡沫痰，额部出现冷汗，严重者出现口唇、指甲发绀等。症状可自行或者使用支气管舒张药缓解。某些患者在症状缓解数小时后可再发作或在夜间、凌晨发作。

3. 有些青少年的哮喘症状表现为运动时出现胸闷和呼吸困难（运动性哮喘）。多数患者有过敏史或家族史。

（二）体征

两肺可闻及哮鸣音，呼气音延长，轻度哮喘或非常严重哮喘发作，哮鸣音可不出现，感染时可伴有湿啰音。严重哮喘患者常出现心率增快、奇脉、胸腹反常运动和发绀。哮喘发作严重者，患者胸廓肋间隙饱满，颈静脉怒张，吸气时呼吸辅助肌显著凸出，甚至唇甲发绀、汗出。

（三）实验室检查

1. 血常规：血嗜酸性粒细胞可增高，如并发感染可有白细胞总数和中性粒细胞比例增高。

2. 痰液涂片：外源性哮喘患者痰液涂片有时可见嗜酸细胞。

（四）诊断标准

1. 反复发作喘息、气急、胸闷或咳嗽，多与接触变应原、冷空气、物理、化学性刺激、病毒性上呼吸道感染、运动等有关。

2. 发作时在双肺可闻及散在或弥漫性，以呼气相为主的哮鸣音，呼气相延长。

3. 上述症状可经治疗缓解或自行缓解。

4. 除外其他疾病引起的喘息、气急、胸闷和咳嗽。

5. 临床表现不典型者（如无明显喘息或体征），应至少具有以下一项试验阳性：支气管激发试验或运动试验阳性；支气管舒张试验阳性；最大呼气流量（FEF）日内变异率或昼夜波动率≥ 20%。

符合第 1~4 项或第 4、5 项，可以诊断为支气管哮喘。

（五）支气管哮喘的分型与分期

1. 支气管哮喘的分型：支气管哮喘分外源性哮喘、内源性哮喘、混合性哮喘三种类型。

（1）外源性哮喘：多有家族史或个人过敏史，常于儿童、青少年期起病（特别是 12 岁以前），好发于春秋两季。发作前出现鼻痒、喷嚏、流涕等前驱症状，表现为突然出现带哮鸣音的呼气性呼吸困难，患者被迫取端坐位，伴汗出、发绀，两肺满布哮鸣音。症状持续数分钟或数小时，咳出较多稀薄痰液后，发作迅速停止。血液中嗜酸性粒细胞明显增多，血清中 IgE 抗体多增高。

（2）内源性哮喘：多无家族史或个人过敏史，常在 30 岁以后起病，好发于冬季或气候骤变时节。发作前可有咳嗽、咳痰等呼吸道感染症状，发作时表现基本同外源性哮喘，但起病缓慢，持续时间较长（数天或数月）或持续发作。血液中嗜酸性粒细胞正常或稍增高，血清中 IgE 抗体多正常。

（3）混合性哮喘：在发病过程中多种因素相互影响，临床表现复杂，可终年反复发作，无明显的缓解季节，治疗效果多不理想。

2. 支气管哮喘的分期：根据临床表现，支气管哮喘可分为急性发作期、慢性持续期和缓解期。

（1）急性发作期：指气促、咳嗽、胸闷等症状突然发生，常伴有呼吸困难，以呼气流量降低为其特征，常因接触变应原等刺激物或治疗不当所致。病情程度轻重不一，重症可在数小时或数天内出现，偶尔可在数分钟内危及生命，故应对病情做出正确评估，并予及时、有效的紧急治疗。

哮喘急性发作时严重程度评估如下：

①轻度：步行、上楼时气短，可平卧，讲话连续成句，神态尚安静或焦虑，呼

吸频率轻度增加，无汗出，常无辅助呼吸肌活动、三凹征，哮鸣音散在，脉率＜ 100 次 / min，无奇脉。使用 β_2 受体激动剂后 PEF 占正常预计或个人最佳值＞ 80%，$PaCO_2$ 正常，$PaCO_2$ ＜ 40mmHg，SaO_2 ＞ 95%。

②中度：稍事活动即气短，喜坐位，讲话常有中断，神态时有焦虑或烦躁，有汗出，呼吸频率增加，可有辅助呼吸肌活动及三凹征，哮鸣音响亮、弥漫，脉率在 100~120 次 /min，可有奇脉。使用 β_2 受体激动剂后 PEF 占正常预计或个人最佳值 60%~80%，PaO_2 为 60~80mmHg，$PaCO_2$ ≤ 45mmHg，SaO_2 为 91%~95%。

③重度：休息时即气短，端坐呼吸，讲话方式为单字，神态焦虑或烦躁，大汗淋漓，呼吸频率＞ 30 次 /min，常有辅助呼吸肌活动、三凹征，哮鸣音响亮、弥漫，脉率＞ 120 次 / min，常有奇脉。使用 β_2 受体激动剂后 PEF 占正常预计或个人最佳值＜ 60% 或＜ 100L/min 或作用时间＜ 2h，PaO_2 ＜ 60mmHg，$PaCO_2$ ＞ 45mmHg，SaO_2 ≤ 90%，pH 值降低。

④危重：患者不能讲话，嗜睡、意识模糊，胸腹矛盾运动，哮鸣音减弱、消失，脉率＞ 120 次 / min 或脉率变慢或不规则。

（2）慢性持续期：许多哮喘患者即使没有急性发作，但在相当长的时间内总是不同频度和不同程度地出现喘息、咳嗽、胸闷。

因此，依据临床表现、肺功能可将慢性持续期的病情程度分为四级：

①间歇（第一级）：症状每周＜ 1 次，短期出现，夜间哮喘症状每月≤ 2 次。FEV_1 ≥ 80% 预计值或 PEF ≥ 80% 个人最佳值，PEF 或 FEV_1 变异率＜ 20%。

②轻度持续（第二级）：症状每周≥ 1 次，但每天＜ 1 次，可能影响活动和睡眠，夜间哮喘症状每月＞ 2 次，但每周＜ 1 次。FEV_1 ≥ 80% 预计值或 PEF_1 ≥ 80% 个人最佳值，PEF 或 FEV_1 变异率 20%~30%。

③中度持续（第三级）：每日有症状，影响活动和睡眠，夜间哮喘症状每周≥ 1 次。FEV_1 占预计值为 60%~79% 或 PEF60%~79% 个人最佳值，PEF 或 FEV_1 变异率＞ 30%。

④重度持续（第四级）：每日症状频繁出现，夜间哮喘经常发作，严重影响睡眠，体力活动受限。FEV_1 ＜ 60% 预计值或 PEF ＜ 60% 个人最佳值，PEF 或 FEV_1 变异率＞ 30%。

（3）缓解期：经过治疗或未经治疗症状、体征消失，肺功能恢复到急性发作前水平，并维持 4 周以上。

【治疗方法】

（一）中医辨证论治

1. 发作期

（1）寒哮

主症：呼吸急促，喉中哮鸣有声，胸膈满闷如塞，咳不甚，痰少咳吐不爽，或清稀呈泡沫状，口不渴，或渴喜热饮，形寒怕冷，面色青晦，或小便清，天冷或受寒易发，或恶寒、无汗、身痛。舌质淡，苔白滑，脉弦紧或浮紧。

治法：温肺散寒，化痰平喘。

方药：小青龙汤加减。

处方：炙麻黄 6g、细辛 3g、五味子 6g、半夏 10g、桂枝 10g、炙甘草 5g、干姜 6g。

中成药：小青龙颗粒，1~2 袋，2 次 / d。

（2）热哮

主症：气粗息涌，喉中哮鸣如吼，胸高胁胀，咳呛阵作，咳痰色黄或白，黏浊稠厚，咳吐不利，烦闷不安，不恶寒，汗出，面赤，口苦，口渴喜饮。舌质红，苔黄腻，脉滑数或弦滑。

治法：清热宣肺，化痰定喘。

方药：麻杏石甘汤加减。

处方：炙麻黄 6g、杏仁 10g、生石膏（先下）30g、生甘草 5g、桑白皮 15g、黄芩 15g。

（3）风哮

主症：哮喘反复发作，时发时止，发时候中哮鸣有声，呼吸急促，不能平卧，止时有如常人。咳嗽痰少或无痰，发病前多有鼻痒、咽痒、喷嚏、咳嗽，或精神抑郁，情绪不宁；或伴恶风，汗出；或伴形体消瘦，咽干口燥，面色潮红或萎黄不华。舌质淡或舌质红少津，苔薄白或无苔，脉浮或弦细。

治法：疏风宣肺，化痰平喘。

方药：柴胡脱敏煎加减。

处方：柴胡 10g、黄芩 10g、白芍 10g、防风 10g、五味子 10g、乌梅 6g。

中成药：防风通圣丸 6g，2 次 / d。

（4）浊哮

主症：喘咳胸满，但坐不得卧，痰涎涌盛，喉如曳锯，咳痰黏腻难出，呕恶，纳呆，口黏不渴，神倦乏力，或胃脘满闷，或便溏，或胸胁不舒，或唇甲青紫。舌质淡或淡胖，或舌质紫暗或淡紫，苔厚浊，脉滑实或弦、涩。

治法：化浊除痰，降气平喘。

方药：二陈汤合三子养亲汤加减。

处方：陈皮 l0g、茯苓 15g、半夏 10g、炙甘草 3g、紫苏子 9g、莱菔子 10g、白芥子 10g。

中成药：苏子降气丸 6g，2 次 / d；祛痰止咳颗粒 1~2 袋，2 次 / d。

2. 缓解期

（1）肺虚

主症：气短声低，咳痰清稀色白，喉中常有轻度哮鸣音，每因气候变化而诱发，面色㿠白，平素自汗，怕风，常易感冒，发前喷嚏频作，鼻塞流清涕。舌质淡，苔薄白，脉细弱或虚大。

治法：补肺固卫。

方药：玉屏风散加减。

处方：黄芪 15g、防风 10g、白术 10g、金银花 15g。

中成药：玉屏风颗粒 1~2 袋，2 次 / d。

（2）脾虚

主症：气短不足以息，少气懒言，每因饮食不当而引发，平素食少脘痞，痰多，便溏，倦怠乏力，面色萎黄不华，或食油腻易腹泻，或泛吐清水，畏寒肢冷，脱肛。舌质淡，苔薄腻或白滑，脉细软。

治法：健脾化痰。

方药：六君子汤加减。

处方：党参 l0g、半夏 10g、甘草 5g、茯苓 15g、陈皮 10g、白术 10g。

中成药：参苓白术丸 1~2 袋，2 次 / d；百令胶囊 5~10 粒，3 次 / d。

（3）肾虚

主症：平素短气息促，动则为甚，吸气不利，劳累后喘哮易发，脑胀耳鸣，腰酸腿软。或烦热，颧红，汗出黏手；或畏寒肢冷，面色苍白。舌质淡胖嫩，苔白，或舌质红，苔少，脉沉细或沉数。

治法：补肾摄纳。

方药：六味地黄丸加减。

处方：生地黄 20g、山茱萸 15g、山药 15g、牡丹皮 12g、茯苓 12g、泽泻 12g。

中成药：六味地黄丸 6g，2 次 / d；百令胶囊 5~10 粒，3 次 / d。

3. 其他疗法

（1）灸法

取穴：肺俞、膏肓、肾俞、脾俞。

方法：艾炷如枣核大，隔姜灸，每穴取 3~5 壮，不发泡，皮肤微红为度。每 d 一次，在三伏天施灸。

（2）穴位贴敷：肺俞、风门。

（3）免煎颗粒剂：吴茱萸 3g、肉桂 3g，可加白芥子 1g，醋调外涂。

（二）西医治疗

1. 发作期的药物治疗

（1）支气管解痉药

①氨茶碱类：氨茶碱（口服 0.1g / 次，3 次 / d，或者 0.25g+5% 葡萄糖注射液 100mL，缓慢静脉点滴 2 次 / d）、二羟丙茶碱（口服 0.2g / 次，3~4 次 / d）。

②拟肾上腺素能药物：

肾上腺素：用 1：1000 的溶液 0.3~0.5mL 皮下注射，作用迅速，必要时 10~15min 可重复注射 1 次，可维持数小时。

异丙肾上腺素：用 1：200 的溶液 0.5~1mL 喷雾吸入，4~6 次 / d，作用迅速。用于哮喘症状始发时疗效明显，无效者不宜反复使用。

沙丁胺醇（沙丁胺醇）：口服 2~4mg / 次，3 次 / d；喷雾剂吸入，0.1~0.2mg / 次，必要时可 1 次 / 4h，24h 内不宜超过 8 次。

氯丙那林（喘通）：每次口服 5~10mg，3 次 / d。如预防夜间发作，可在临睡前加服 5~10mg。或用喷雾剂吸入 2% 溶液，0.3~0.5mL / 次。

妥洛特罗（妥洛特罗）：口服 0.5~2mg / 次，2~3 次 / d。

③抗胆碱能药物：可用异丙妥溴铵气雾吸入，40~80μg / 次，3~6 次 / d。

（2）祛痰药

①溴己新：成人口服 8~16mg / 次，3 次 / d，儿童用量减半。肌内注射生效较快，4~8mg / 次，2~3 次 / d。喷雾吸入 0.2% 溶液 2mL / 次，3 次 / d。

②乙酰半胱氨酸：本品喷雾吸入仅用于非应急情况下，配成10%水溶液喷雾吸入，1~3mL/次，2~3次/d。或口服胶囊0.2g/次，3次/d。

③氯化铵：成人口服0.3~0.6g/次，3次/d，儿童每口按每千克体重用药30~60mg。

④α-糜蛋白酶：以0.9%氯化钠注射液适量溶解，肌内注射4000单位/次；喷雾吸入时将本品配成每毫升含药400单位，4000单位/次。

⑤羧甲司坦：成人口服0.5g/次，3次/d，儿童每日按每千克体重口服30mg。

（3）抗生素：有呼吸道感染者应适当选用抗生素，病情严重者可应用头孢菌素、氨基糖苷类抗生素静脉滴注，最好有针对性地选用敏感的抗菌药物。

2. 缓解期的药物治疗

（1）色甘酸钠：适用于轻度持续哮喘的长期治疗，可预防变应原、运动、干冷空气和SO_2等诱发的气道阻塞，可减轻哮喘症状和病情的加重。吸入用药不良反应很少。3.5mg/喷，1~2喷/次，3~4次/d。

（2）抗组胺药物：口服药物（H_1受体拮抗剂）如酮替芬、氯雷他定、西替利嗪等具有抗变态反应作用，其在支气管哮喘治疗中的作用较弱，可用于伴有过敏性鼻炎的哮喘患者的治疗。不良反应主要是嗜睡。如酮替芬1mg睡前服，氯雷他定10mg，每日1次，西替利嗪10mg，每日3次，上述三种药物可单独或联合应用。

（3）其他药物：口服免疫调节剂（氨甲蝶呤、环孢素、金制剂等）、某些大环内酯类抗生素和静脉应用免疫球蛋白等，在哮喘治疗过程中可能会减少口服激素的剂量。胸腺素、核糖核酸注射剂调节免疫功能也可起到一定的治疗作用。

（4）脱敏疗法：分为特异性能抗原脱敏法和菌苗制剂脱敏法两种，需由有经验的医生来治疗。

3. 总体治疗目标

（1）有效控制急性发作症状并维持最轻的症状，甚至无任何症状。

（2）防止哮喘的加重。

（3）尽可能使肺功能维持在接近正常水平。

（4）保持正常活动（包括运动的能力）。

（5）避免哮喘药物的不良反应。

（6）防止发生不可逆的气流受限。

（7）防止哮喘死亡，降低哮喘病死率。

4. 哮喘控制的标准

（1）最少（最好没有）出现慢性症状，包括夜间症状。

（2）哮喘发作次数减至最少。

（3）无需因哮喘而急诊。

（4）最少（或最好不需要）按需使用 β_2 受体激动剂。

（5）没有活动（或运动）的限制。

（6）PEF 昼夜变异率＜20%。

（7）PEF 正常或接近正常。

（8）最少或没有药物不良反应。

5. 长期治疗方案的确定：可以酌情采取不同的给药途径，包括吸入和口服。治疗应以患者的病情严重程度为基础，根据病情控制变化增减（升级或降级）的阶梯治疗原则选择治疗药物。通常达到哮喘控制并至少维持 3 个月，可试用降级治疗，最终达到使用最少药物维持症状控制。

6. 急性发作期的治疗：在急性发作的处理中，先建立病情评估和标准化的治疗模式，即初始病情评估后，采用初始治疗。在初始治疗的第 1 个小时，每 20min 吸入一个标准剂量的短效 β_2 激动剂，并再次病情评估，根据病情程度采取相应治疗。如为中度以上发作，应联合吸入短效 β_2 激动剂和抗胆碱药物，1~3h 后再判断病情。

7. 危重哮喘的治疗：重度或危重哮喘发作时，经氧疗、全身应用糖皮质激素、β_2 激动剂等药物治疗后病情继续恶化者，其指征包括神志改变、呼吸肌疲劳、动脉血二氧化碳分压升高超过正常值。对于危重哮喘，不考虑使用无创通气，应及时转到 ICU 行有创机械通气治疗。

第四节　慢性支气管炎

慢性支气管炎是指由于感染或非感染的因素引起的气管、支气管黏膜及其周围组织的慢性非特异性炎症。临床上以咳嗽、咳痰或伴有喘息，反复发作的慢性过程为特征。本病以老年人多见，我国肺源性心脏病约有 90% 继发于慢性支气管炎。

本病的病因较为复杂，不同地区、不同职业和不同年龄的患者发病的病因并不完全相同，往往是多种因素长期相互作用的结果。本病多在寒冷季节病情加重或急性发作，病变缓慢进展，常并发阻塞性肺气肿，甚至肺动脉高压、肺源性心脏病。

本病当属中医学“咳嗽”“喘证”范畴。

【病因病机】

病因尚未完全清楚，现一般将病因分为外因和内因两个方面。多数认为本病发生是由于呼吸道局部防御及免疫功能减低、自主神经功能失调、过敏因素、遗传因素等内因的基础上，再具有一种或多种外因的存在，长期反复相互作用而发病。外因主要包括吸烟、感染因素、理化因素、气候、过敏因素等，内因主要为呼吸道局部防御及免疫功能减低、自主神经功能失调、营养因素、遗传等。

本病发生的基本病理表现：早期可见到上皮细胞的纤毛发生，粘连、倒伏、脱失，上皮细胞空泡变性、坏死、增生、鳞状上皮化生；病程较久而病情又较重者，炎症由支气管壁向周围组织扩散，黏膜下层平滑肌束断裂、萎缩；病变发展至晚期，黏膜有萎缩性改变，气管周围纤维组织增生，造成管腔的僵硬或塌陷。病变蔓延至细支气管和肺泡壁，形成肺组织结构的破坏或纤维组织增生，进而发生阻塞性肺气肿和间质纤维化。

中医学认为，本病的发生与年老体弱、脏腑功能失调和外邪侵袭等因素有关，发展常与外邪的反复侵袭，肺脾肾三脏的功能失调有关。本病急性发作期以邪实为主，慢性迁延期可见邪实兼正虚，临床缓解期则以正虚不足为主。本病的病机特点以肺、脾、肾三脏功能失调，气血阴阳虚衰为本，痰饮、寒邪为标，本虚标实、经久不愈是本病的基本特点。

【诊断要点】

（一）症状

多缓慢起病，病程较长，反复急性发作而加重。

1. 咳嗽：支气管黏膜充血、水肿或分泌物积聚于支气管腔内均可引起咳嗽。咳嗽严重程度视病情而定，一般晨间咳嗽较重，白天较轻，晚间睡前有阵咳或排痰。

2. 咳痰：因夜间睡眠后管腔内蓄积痰液，起床后或体位变动引起刺激排痰，常以清晨排痰较多。痰液一般为白色黏液或浆液泡沫性，偶可带血。

3. 喘息或气急：喘息性慢支伴有支气管痉挛，可引起喘息，常伴有哮鸣音。早期无气急现象，疾病反复发作数年，并发阻塞性肺气肿时可伴有轻重程度不等的气急，首先有劳动或活动后气喘，严重时动则喘甚，生活难以自理。

（二）体征

早期可无任何异常体征。急性发作期可有散在的干湿啰音，多在背部、肺底部，咳嗽后可减少或消失，啰音的多寡或部位不一定。喘息型者可闻及哮鸣音、呼气延长，且不易完全消失，并发肺气肿者表现肺气肿体征。

（三）实验室检查

1. 血常规：慢支急性发作期或并发肺部感染时，可见白细胞计数、中性粒细胞增多。缓解期多无改变。

2. 痰液检查：痰涂片或培养可见甲型溶血性链球菌、奈瑟球菌、肺炎链球菌、流感嗜血杆菌等。涂片中可见大量中性粒细胞、已破坏的星状细胞，喘息型者常见较多嗜酸性粒细胞。

（四）分期

据病情进展可分为急性发作期、慢性迁延期及临床缓解期三期。

1. 急性发作期：指在一周内出现脓性或黏液脓性痰，痰量明显增加，或伴有发热等炎症表现，或“咳”“痰”“喘”等症状任何一项明显加剧。

2. 慢性迁延期：指有不同程度的“咳”“痰”“喘”症状迁延一个月以上者。

3. 临床缓解期：经治疗或临床缓解，症状基本消失，或偶有轻微咳嗽，少量痰液，保持两个月以上者。

【治疗方法】

（一）中医辨证论治

本病治疗应分清标本虚实主次而治，急性发作期以标实为主，治疗重在祛邪；慢性迁延期邪实兼正虚，治宜祛邪扶正；临床缓解期以本虚为主，治疗重在扶正。

1. 急性发作期

（1）风寒犯肺证

主症：咳嗽、咳痰，喘粗胸闷，咳白色泡沫或稀痰，伴恶寒发热、流清涕、口不渴、小便清长。舌苔薄白，脉浮紧。

治法：散寒宣肺，化痰平喘。

方药：小青龙汤加减。

处方：麻黄 10g、桂枝 10g、细辛 3g、干姜 10g、半夏 10g、白芍 10g、五味子 10g、杏仁 10g、紫菀 10g、白前 10g、甘草 10g。

（2）风热袭肺证

主症：咳嗽，气喘，胸闷，咳痰色黄黏稠，伴有发热、咽痛、口渴、尿黄便干。舌红，苔黄，脉滑数。

治法：清热宣肺，化痰平喘。

方药：桑白皮汤加减。

处方：桑白皮 15g、杏仁 10g、浙贝母 10g、半夏 10g、紫苏子 10g、黄芩 10g、黄连 10g、地龙 15g、金银花 30g、鱼腥草 30g、生石膏（先下）30g、甘草 10g 。

（3）外寒内饮证

主症：咳嗽气喘，痰白多泡沫，形寒怕冷，身痛沉重，口淡不渴或口干不欲饮。苔白滑，脉弦紧。

治法：温肺化痰，止咳平喘。

方药：小青龙汤加减。

处方：麻黄 10g、杏仁 10g、紫菀 10g、冬花 10g、射干 15g、细辛 6g、五味子 9g、干姜 3g。

加减：喘息甚加罂粟壳；咳甚加川贝母、枇杷叶；痰多加半夏。

用法：每日 1 剂，水煎至 300mL，分 3 次温服。

（4）痰热蕴肺证

主症：咳嗽喘促，咽痛，痰黄黏稠，胸满气粗，口渴喜饮，尿赤便秘。舌质红，苔黄腻，脉滑数或洪数。

治法：清热化痰，止咳平喘。

方药：麻杏石甘汤加味。

处方：麻黄 10g、杏仁 15g、生石膏（先下）30g、金银花 30g、鱼腥草 30g、七叶一枝花 30g、甘草 10g。

加减：热甚痰黄者，加黄芩、浙贝母；痰不易咳出者，加桔梗、枇杷叶。

用法：每日 1 剂，水煎，分 3 次服。

常用成方：麻杏石甘汤、清金化痰汤或二陈汤合银翘解毒散。

2. 慢性迁延期

痰湿壅肺证

主症：咳嗽痰多，色白而黏，胸脘满闷，腹胀纳呆，四肢酸困，便溏。舌苔白腻，脉弦滑或濡缓。

治法：燥湿化痰。

方药：二陈汤加味。

处方：半夏10g、厚朴6g、陈皮6g、茯苓10g、苏子10g、苍术6g、生姜6g、大枣6g。

加减：喘者加麻黄、杏仁；食欲缺乏者加鸡内金；腹胀甚者加大腹皮。

常用成方：二陈汤合平胃散。

3. 临床缓解期

（1）肺脾气虚证

主症：咳嗽多痰，气短，喘息，恶风自汗，食欲缺乏体倦，便溏，完谷不化。舌淡苔薄白，脉浮缓无力。

治法：补肺益气，健脾扶中。

方药：六君子汤加减。

处方：党参30g、麦冬10g、五味子10g、橘红10g、当归10g、炒白术10g、半夏10g、炙甘草10g、茯苓15g。

加减：气虚甚者，加黄芪、山药；纳呆者，加砂仁、木香。

常用成方：六君子汤。

（2）肺肾阴虚证

主症：以干咳为主，咳痰量少或干咳无痰，痰黏，不易咳出，口鼻咽干，五心烦热，大便干结。舌红少苔，舌面少津，脉细数。

治法：滋补肺肾，润燥止咳。

方药：沙参麦冬汤加减。

处方：沙参15g、麦冬15g、生地黄12g、马兜铃12g、炙枇杷叶12g、瓜蒌30g、乌梅9g、桃仁9g、红花6g。

加减：咳甚者，加罗汉果；咯血者，加白茅根、阿胶珠；咽痒者，加桑叶。

常用成方：沙参麦冬汤、麦味地黄汤或金水六君煎服。

（3）脾肾阳虚证

主症：咳嗽时作，痰涎清稀，喘而气短，动则尤甚，畏寒肢冷，倦怠无力。舌胖大，苔白滑，脉沉细。

治法：温补脾。肾纳气平喘。

方药：金匮肾气合参蛤散加减。

处方：茯苓 15g、厚朴 10g、杏仁 10g、补骨脂 10g、肉桂 6g、生地黄 10g、五味子 6g、半夏 6g、白前 6g、远志 6g、党参 6g、细辛 3g、干姜 6g、陈皮 6g、炙甘草 6g。

加减：实喘甚者，加川椒目；虚喘甚者，加黑锡丹；咳甚者，加炙冬花或炙百部；痰多者，加炙紫菀；有热者，加鱼腥草；便溏者，加白术。

常用成方：金匮肾气丸。

（二）西医治疗

针对慢性支气管炎的病因、病期和反复发作的特点，采取防治结合的综合措施。在急性发作期和慢性迁延期应以控制感染和祛痰、镇咳为主，伴发喘息时应予解痉平喘的治疗。

1. 急性发作期的治疗

（1）控制感染：根据感染的主要致病菌和严重程度或药敏试验选用抗生素。轻者可口服，较重患者用肌内注射或静脉滴注抗生素。常用的抗生素有青霉素 G、红霉素、氨基糖苷类、喹诺酮类、头孢菌素类抗生素等，可单独应用窄谱抗生素时应尽量避免使用广谱抗生素，以免二重感染或产生耐药菌株。

阿莫西林 0.5g / 次，3 次 / d，口服。

头孢氨苄 0.5g / 次，3 次 / d，口服。

罗红霉素 150mg / 次，2 次 / d，口服。

环丙沙星 0.25~0.5g / 次，2 次 / d，口服。

青霉素 80 万 U / 次，2~4 次 / d，肌内注射。

阿米卡星 0.2g / 次，2 次 / d，肌内注射。

（2）祛痰、镇咳：对急性发作期患者在抗感染治疗的同时，应用祛痰、镇咳药物，以改善症状。迁延期患者尤应坚持用药，以求消除症状。

常用药物有氯化铵合剂、溴己新、喷托维林等。对老年体弱无力咳痰者或痰量较多者，应以祛痰为主，协助排痰，畅通呼吸道。应避免应用强的镇咳剂，如可卡因等，以免抑制中枢及加重呼吸道阻塞和炎症，导致病情恶化。用药可选用羧甲司坦（0.5g / 次，3 次 / d，口服）。

（3）解痉、平喘：常选用的平喘药有 β_2 受体激动剂如沙丁胺醇（沙丁胺醇）、特布他林（特布他林、特布他林）、氯丙那林（氯喘）、丙卡特罗、福莫特罗等；茶碱类如氨茶碱、茶碱、二羟丙茶碱等；M 受体阻断剂如异丙托溴铵（异丙托溴铵）等，口服或吸入。

沙丁胺醇 4mg / 次，3 次 / d，口服。二羟丙茶碱 0.2~0.6g / 次，2~3 次 / d，口服。若气道舒张剂使用后气道仍有持续阻塞，可使用皮质激素，泼尼松 20~40mg / d。

（4）气雾疗法：气雾湿化吸入或加复方安息香酊，可稀释气管内的分泌物，有利排痰。如痰液黏稠不易咳出，目前超声雾化吸入有一定帮助，亦可加入抗生素及痰液稀释剂。

2. 缓解期治疗：对临床缓解期宜加强锻炼，增强体质，提高肌体抵抗力，预防复发为主。应宣传、教育患者自觉戒烟，避免和减少各种诱发因素。加强锻炼，增强体质，提高免疫功能。气功亦有一定效果。加强个人卫生，避免各种诱发因素的接触和吸入。耐寒锻炼能预防感冒。

第五节 呼吸衰竭

呼吸衰竭（简称呼衰）是因各种原因引起的肺通气和换气功能障碍，使肌体产生缺氧或二氧化碳潴留所致的一系列生理功能和代谢紊乱的临床综合征。一般于静息条件下呼吸室内空气，排除心内解剖分流、原发于心排出量降低等情况，动脉血中 PaO_2 下降，低于 8kPa（60mmHg），$PaCO_2$ 升高，超过 6.67kPa（50mmHg）即为呼吸衰竭。

本病属中医学“厥脱证”及“头痛”“失眠”“水肿”或“嗜睡”范畴。

【病因病机】

任何原因引起的呼吸功能严重损害，导致肌体缺氧，伴有或不伴有二氧化碳潴留，从而发生一系列病理、生理变化和临床表现的综合，称为呼吸衰竭。

急性呼吸衰竭是指原肺呼吸功能正常，因多种突发因素，如脑炎、脑外伤、电击、药物麻醉或中毒等直接或间接抑制呼吸中枢，或神经 – 肌肉疾患影响通气不足，导致呼吸停止，产生缺氧和 CO_2 潴留的急性呼吸衰竭。慢性呼吸衰竭常为支气管 – 肺疾患所引起，如慢性阻塞性肺病、重症肺结核、肺间质性纤维化、尘肺等。胸廓病变和胸部手术、外伤、广泛胸膜增厚、胸廓畸形亦可导致慢性呼吸衰竭。总之，病因主要是气管、支气管疾病、肺部疾病、胸廓疾病、呼吸中枢病变、神经肌肉疾病等。各类疾病可导致肺泡通气不足，肺内气体弥散障碍，通气/血流比例失调和静动脉分流量增加发生缺氧和 CO_2 潴留。

中医学认为，慢性呼吸衰竭属本虚标实之证，本虚即肺、肾、心、脾虚损，为产生本病的主要原因，感受外邪是引起本病的主要诱因，痰浊塞肺、血瘀水阻是其产生变证的主要根源，痰瘀互阻、虚实互患的病理恶性循环，最终伤及阴阳气血，累及五脏。

【诊断要点】

（一）症状

1. 呼吸困难：表现在频率、节律和幅度的改变。轻者仅感呼吸费力，重者呼吸窘迫、加深加快，呼吸中枢受累表现呼吸节律的异常，如潮湿呼吸，间停呼吸等。

2. 发绀：是缺氧的典型症状。当 $PaO_2 < 6.67kPa$（50mmHg）时，一般可见到发绀。当动脉血氧饱和度低于 85% 时，口唇、指（趾）出现发绀。

3. 精神神经症状：缺氧可引起判断力减退，轻度共济失调，焦虑不安、失眠、眩晕等。高碳酸血症可引起头痛、嗜睡、昏迷、肌肉震颤和颅内压升高等。急性呼吸衰竭的精神症状较慢性为明显，急性缺氧可出现精神错乱、狂躁、昏迷、抽搐等症状。急性 CO_2 潴留，$pH < 7.3$ 时，会出现精神症状。严重 CO_2 潴留可出现腱反射减弱或消失，锥体束征阳性等。

4. 血液循环系统症状：严重缺氧和 CO_2 潴留引起肺动脉高压，可发生右心衰竭，伴有体循环淤血体征并有心律不齐和血压的改变。

5. 消化和泌尿系统症状：严重呼衰对肝、肾功能都有影响，如蛋白尿、尿中出现红细胞和管型，并可出现肝、肾功能损害、弥散性血管内凝血等表现。因胃肠道黏膜充血水肿、糜烂渗血，或应激性溃疡引起上消化道出血。

（二）体征

1. 呼吸困难、发绀：可见辅助呼吸肌活动加强，如三凹征。中枢性疾病或中枢神经抑制性药物所致的呼吸衰竭，表现为呼吸节律改变，如陈—施呼吸、比奥呼吸等。慢性阻塞性肺病所致的呼吸衰竭，病情较轻时表现为呼吸费力伴呼气延长，严重时发展成浅快呼吸。

2. 精神改变：急性呼吸衰竭可迅速出现精神错乱、躁狂、昏迷、抽搐等症状。慢性呼吸衰竭伴 CO_2 潴留时，随 $PaCO_2$ 升高可表现为先兴奋后抑制现象。如出现肺性脑病则表现为神志淡漠、肌肉震颤或扑翼样震颤、间歇抽搐、昏睡，甚至昏迷等。亦可出现腱发射减弱或消失，锥体束征阳性等。

3. 循环系统表现：早期可见血压升高、脉压增宽、心动过速，严重低氧血症、酸中毒可引起心肌损害，亦可引起周围循环衰竭、血压下降、心律失常、心跳停止。CO_2 潴留使外周体表静脉充盈、皮肤充血、温暖多汗、血压升高、心排出量增多而致脉搏洪大，并因脑血管扩张产生搏动性头痛。

（三）实验室检查

实验室检查能客观反映呼吸衰竭的性质和程度，对指导氧疗、机械通气各种参数的调节，以及纠正酸碱平衡和电解质紊乱均有重要价值。

1. 动脉血氧分压（PaO_2）：$PaO_2 < 8kPa$（60mmHg）作为I型呼吸衰竭的诊断指标。

2. 动脉血二氧化碳分压（$PaCO_2$）：$PaCO_2 > 6.65kPa$（50mmHg）作为II型呼吸衰竭诊断指标。

3. 动脉血氧饱和度（SaO_2）：在重症呼衰抢救时，用脉搏血氧饱和度测定仪来帮助评价缺 O_2 程度。

4. pH 值：低于 7.35 为失代偿性酸中毒，高于 7.45 为失代偿性碱中毒。

（四）分类与分型

1. 分类：根据起病的缓急分为急性呼吸衰竭和慢性呼吸衰竭。

2. 分型：根据动脉血气分析可分为I型呼吸衰竭和II型呼吸衰竭。

（1）I型呼吸衰竭为低氧血症型。$PaO_2 < 8kPa$（60mmHg），$PaCO_2$ 正常或降低。

（2）II型呼吸衰竭为高碳酸血症型，$PaO_2 < 8kPa$（60mmHg），$PaO_2 > 6.67kPa$（50mmHg）。

【治疗方法】

（一）中医辨证论治

文献尚无详细辨证分析报道。

1. 急性呼吸衰竭：多以机械通气治疗为主，临床多表现为实证，辨治如下：

（1）痰热阻肺证

主症：咳逆喘粗，痰色黄或白，质黏难咳，胸满烦躁，口渴，神志恍惚，甚则昏迷或肢体抽搐。苔黄腻，脉滑数。

治法：清热化痰。

方药：星蒌承气汤加减。

处方：胆南星10g、全瓜蒌30g、生大黄5g、芒硝10g、丹参30g、枳壳10g。

（2）血瘀痰阻证

主症：喘促气急，咳嗽痰多，色白黏或呈泡、沫状，口唇爪甲发绀。舌暗红或紫暗，有瘀斑或瘀点，脉涩。

治法：活血清热化痰。

方药：血府逐瘀汤加减。

处方：当归10g、地龙10g、赤白芍各12g、桃仁10g、红花6g、枳壳10g、川芎10g、桔梗10g、牛膝10g。

重者可加5%葡萄糖注射液或0.9%生理盐水250mL+红花注射液20mL静脉注射，1次/d。

（3）水肿心肺证

主症：喘咳气逆，倚息难以平卧，咳痰稀白，心悸，面目肢体浮肿，小便量少，畏寒肢冷，或面色晦暗，唇甲青紫。舌淡暗或胖暗有瘀斑、瘀点，苔白滑，脉沉细或带涩。

治法：峻补真阳，泻肺利水。

方药：真武汤合葶苈大枣泻肺汤加减。

处方：炮附子9g、茯苓15g、赤白芍各12g、白术15g、生姜9g、葶苈子（包）30g、大枣10g。

重者可加用中成药独参汤送服黑锡丹。

2. 慢性呼吸衰竭：除必要时以机械通气治疗外，多采用中西医结合治疗，分为喘急、喘昏、喘脱三期论治。

（1）喘急

①热郁肺闭证

主症：喘咳气涌，息粗，鼻翼扇动，胸部胀痛，伴有痰多黏稠，色黄或夹杂血丝，常有胸中灼热，身热有汗，口渴喜冷饮，面红，咽干或痛，尿赤，便干。苔黄或黄腻，脉滑数。

治法：清泄肺热。

方药：宣白承气汤加减。

处方：大黄 6g、杏仁 10g、瓜蒌皮 15g、生石膏（先下）30g、黄芩 10g、炙麻黄 9g。

②气阴两虚，痰瘀互结

主症：喘憋气促胸闷，动则尤甚，咳痰量少，质稠难咳，失眠心烦，声低气怯，少气懒言，口干便秘。舌嫩红或淡暗，边有瘀斑，苔少或薄白腻或剥脱，脉细或细涩。

治法：益气养阴，化痰活血。

方药：麦味五参汤加减。

处方：太子参 10g、南沙参 10g、北沙参 10g、玄参 10g、丹参 15g、麦冬 10g、五味子 5g、贝母 10g。

（2）喘昏

①痰浊蒙窍

主症：咳逆喘促，痰色白质黏，咳出不爽，神志恍惚，谵妄，烦躁不安，表情淡漠，甚则嗜睡昏迷或肢体抽搐。舌质暗红或淡紫，苔白腻而润，脉滑数。

治法：涤痰开窍，息风泄浊。

方药：菖蒲郁金汤合通关散加减。

处方：菖蒲 10g、郁金 10g、陈皮 9g、茯苓 12g、枳壳 10g、皂角 3g、钩藤 12g、清半夏 10g。

重者可加川芎嗪注射液 200mL 静脉注射，1 次 / d。

②热扰心营

主症：气急，痰少质黏，心烦不寐，心悸不安，身热口干，神志恍惚，谵妄，烦躁不宁，甚则嗜睡昏迷。舌红绛，苔薄黄，脉细数。

治法：滋阴清热，开窍醒神。

方药：犀角地黄汤加减。

处方：水牛角（先下）30g、地黄 10g、赤芍 10g、白芍 10g、牡丹皮 10g、连翘 12g、菖蒲 10g、郁金 10g。

重者可加 5% 葡萄糖注射液或 0.9% 生理盐水 250mL+ 清开灵 40mL 静脉注射，1 次 / d。

（3）喘脱

①心肾阳虚

主症：喘剧心慌，烦躁不安，面青舌紫，汗出淋漓，肢冷。脉浮大无根或遏止时作。

治法：扶肾固脱，潜镇阳气。

方药：参附龙牡汤加减。

处方：人参粉 3g、炮附片 6g、生龙牡各 30g、丹参 15g、干姜 3g、五味子 5g、苏子 10g、白果 10g。

②气阴将竭

主症：喘剧，汗出如油，烦躁颧红。舌红，脉细数或结代。

治法：气阴双补，纳气归肾。

方药：麦味洋参石英汤加减。

处方：西洋参 3g、麦冬 10g、五味子 5g、党参 10g、紫石英 15g、山茱萸 10g、海蛤壳（先下）20g。可用 5% 葡萄糖注射液或 0.9% 生理盐水 250mL+ 生脉注射液 60～100mL 静脉注射，1 次 / d。

（二）西医治疗

急性发作的失代偿性呼吸衰竭，可直接危及生命，必须采取及时而有效的抢救，具体措施应结合患者的实际情况而定。治疗原则是治疗基础疾病及诱发因素，采取积极有效的措施，缓解缺氧与 CO_2 潴留，防止并发症。I 型呼吸衰竭旨在纠正缺氧，II 型呼吸衰竭还需提高肺泡通气量。因此，保持呼吸道通畅，积极控制感染和合理给氧是治疗和护理呼吸衰竭的主要措施。

1. 建立通畅的气道：在氧疗和改善通气之前，必须采取各种措施，使呼吸道保持通畅，包括稀释痰液、刺激咳嗽、辅助排痰、使用支气管扩张剂等方面。

2. 氧疗：通过提高肺泡内氧分压（PaO_2），增加 O_2 弥散能力，提高动脉血氧分压和血氧饱和度，增加血液中可利用的氧。氧疗常以生理和临床的需要来调节吸入氧浓度，使动脉血氧分压达 8kPa（60mmHg）以上，或 SaO_2 为 90% 以上。氧耗量增加时，如发热时可增加吸入氧浓度。合理的氧疗可以提高呼吸衰竭的疗效，是治疗呼吸衰竭的重要手段。在保持呼吸道通畅的前提下，吸氧可以纠正低氧血症，减轻心脏负荷。

（1）I 型呼吸衰竭无 CO_2 潴留，中枢对 CO_2 有正常的反应性，根据缺氧的轻、中、重程度，可分别给予低浓度到高浓度吸氧，即 1～5U / min。

（2）II 型呼吸衰竭患者低氧伴有 CO_2 潴留，呼吸中枢对 CO_2 的敏感性降低，主要靠缺氧来刺激，只能采取控制性给氧，即持续低流量吸氧，1~2L/min。

（3）电击、溺水、中毒后呼吸抑制、成人呼吸窘迫综合征等急性呼吸衰竭，应给予50%以上高浓度氧或行高压氧治疗。

总之，合理的氧疗可缓解症状，反之则产生不良反应，甚至危及生命。密切观察病情变化，注意患者的神志、呼吸频率和节律、发绀程度、脉搏、心律和血压的变化，准确记录出入量，观察肾功能和心功能情况，注意呕吐物及大便的颜色、性状。如发现有消化道出血，应及时上报医生采取相应措施。若患者经吸氧仍不能纠正低氧血症和 CO_2 潴留，则应考虑使用呼吸器治疗。

3. 增加通气量、减少 CO_2 潴留：呼吸衰竭的患者呼吸中枢对 CO_2 的兴奋性降低，此时应用呼吸中枢兴奋剂，增加通气量，改善肺泡通气换气功能达到纠正缺氧，促使 CO_2 排出的目的。

常用的药物有：

（1）可拉明：可直接兴奋呼吸中枢和通过刺激颈动脉窦化学感受器，反射性兴奋呼吸中枢，使呼吸加深加快。使用过程中应注意剂量不可过大，如果出现多汗、呕吐、面潮红、面肌抽搐、烦躁不安时要减少用量，减慢速度。

（2）洛贝林：可刺激颈动脉体化学感受器，反射性兴奋呼吸中枢，作用快，不良反应少，维持时间短（数分钟至半小时）。过量时可致心动过速，呼吸麻痹、血压下降等。

（3）氨茶碱：除有利尿、解痉、降低肺动脉高压作用外，还有兴奋呼吸中枢作用，剂量过大可引起恶心、呕吐、心动过速。若有条件可以抽血监测药物浓度。静脉注射时宜缓慢，以防心律失常。

4. 纠正酸碱平衡失调和电解质紊乱。

（1）呼吸性酸中毒：因肺泡通气不足，CO_2 在体内潴留产生高碳酸血症，产生急性呼吸性酸中毒。慢性呼吸衰竭患者，通过血液缓冲系统的作用和肾脏的调节，使pH接近正常。呼吸衰竭失代酸中毒可用碱剂（5%$NaHCO_3$）暂时纠正pH值，但碱剂可使通气减少，进一步加重 CO_2 潴留，所以未去除产生酸中毒的根本原因，只有增加肺泡通气量才能纠正呼吸性酸中毒。

（2）呼吸性酸中毒合并代谢性酸中毒：因低氧血症、血容量不足、心排血量减少和周围循环障碍，体内固定酸如乳酸等增加，肾功能损害影响酸性代谢产物的排出，因此在呼吸性酸中毒的基础上可并发代谢性酸中毒。阴离子中的固定酸增多，HCO_3^- 相应减少，pH 值下降，血 K^+ 增加，HCO_3^- 减少，血 Cl^- 升高。治疗时，除因酸中毒严重影响血压，或是 $pH < 7.25$ 时可补充碱剂，因 $NaHCO_3$ 会加重 CO_2 潴留危险，同时应提高通气量以纠正 CO_2 潴留，并治疗代谢性酸中毒的病因。

（3）呼吸性酸中毒合并代谢性碱中毒：慢性呼吸性酸中毒的治疗过程中，常由于应用机械通气使 CO_2 排出太快、补充碱性药物过量、低钾血症、低氯血症，可产生代谢性碱中毒，pH 偏高，BE 为正值。治疗时应防止以上发生碱中毒的医源性因素和避免 CO_2 排出过快，给予适量氯化钾，以缓解碱中毒。

（4）呼吸性碱中毒：此为无呼吸系统疾病的患者，发生心跳呼吸停止使用机械通气，因通气过度排出 CO_2 过多所致的呼吸性碱中毒。

（5）呼吸性碱中毒合并代谢性碱中毒：系慢性呼吸衰竭患者机械通气，在短期内排出过多 CO_2，且低于正常值，又因肾代偿，肌体碳酸氢盐绝对量增多所致。

（6）因处理不当，呼吸衰竭患者在呼吸性和代谢性酸中毒基础上，又因低钾、低氯引起代谢性碱中毒的三重酸碱平衡失调。

5. 合理使用利尿剂：呼吸衰竭合并心力衰竭时，试用呋塞米 10～20mg 后血氧饱和度上升，证实有使用利尿剂的指征，但应在电解质无紊乱的情况时使用。此外，应及时给以补充氯化钾、氯化钠（以消化道给药为主），以防发生碱中毒。

6. 营养支持：呼吸衰竭患者能量消耗增加，肌体处于负代谢，长时间会降低肌体免疫功能，感染不易控制，加重呼吸肌疲劳，以致发生呼吸功能衰竭，使抢救失败或病程延长。抢救时应常规给予鼻饲高蛋白质、高脂肪和低碳水化合物、多种维生素和微量元素的饮食，必要时做静脉高营养治疗，每日热量摄入约为 25～30kcal /（kg · d）。

综上所述，处理呼吸衰竭应合理使用机械通气、给氧、利尿剂（呋塞米）和碱剂，鼻饲和静脉补充营养和电解质，特别对 COPD 肺心病、较长时间进食较差、服用利尿剂的患者更要注意。

第六节　肺部感染

是临床上常见的感染性疾患，临床表现有恶寒、发热、咳嗽、咳痰、气急、胸痛以及相应的肺部表现。本病有多种分类方法，本章以其不同感染途径分为以下两类：

社区获得性肺炎（community acquired pneumonia，CAP）是指在医院外罹患的感染性肺实质（含肺泡壁即广义上的肺间质）炎症，包括具有明确潜伏期的病原体感染而在入院后平均潜伏期内发病的肺炎，是内科医师在临床实践中遇到的常见疾病之一，而非典型病原体尤其是肺炎支原体感染在CAP中占据重要地位，肺炎链球菌和流感嗜血杆菌仍为常见的致病细菌。

医院获得性肺炎（hospital acquired pneumonia，HAP）亦称医院内肺炎（nosocomical pneumonia，NP），是指患者入院时不存在，也不处于感染潜伏期，而于入院48h后在医院（包括老年护理院、康复院）内发生的肺炎，在我国HAP是第一位的医院内感染。HAP在病原学、流行病学和临床诊治上与CAP有显著不同。在过去20年中，金黄色葡萄球菌、铜绿假单胞菌、不动杆菌位于可分离微生物的前三位。

本病属于中医学“风温肺热病”范畴。

【病因病机】

肺部感染的病原微生物主要有细菌、病毒、真菌、支原体、衣原体、立克次体等，主要病位在肺脏，基本病理变化是各种病原微生物在肺实质（包括气管及支气管）内侵袭，导致局部产生炎症性改变，常导致呼吸道黏膜充血水肿、细胞坏死脱落、肺泡内或间质内产生炎症渗出物，继而发生肺实质或间质性肺炎。同时，病原微生物及各种病理产物可抑制纤毛活动，破坏上皮并产生过氧化物引起炎症细胞的聚集，造成局部组织损伤。人体启动免疫系统，产生相应的免疫作用（包括自身免疫、免疫抑制、毒素产生）等多方面的协同作用最终造成各种损伤。影响各个脏器的生理功能并导致肌体产生一系列的病变，严重者可危及生命。

中医学认为，本病基本病因多为正气虚弱而外卫不固、起居不慎、寒温失调致外感风热病邪所致。本病多发于冬春季节，病位以肺为主，初起邪在肺卫，如邪势不甚，且得及时清解，则其病即可终止发展，获得早期治愈。邪不外解必向里传变，由卫分而渐次传入气分、营分，甚则血分，此为顺传，而由卫分传至心包或营血，称之为“逆传”。本病病程中易于化燥伤阴，尤多肺胃阴伤表现，后期邪传下焦，则可产生肝肾阴伤，“邪少虚多”的病理变化。病性多属实证，热证，老年、久病及有基础病变亦有本虚而邪盛的情况，可兼有挟湿、挟瘀的症候表现。

【诊断要点】

（一）社区获得性肺炎（CAP）的临床诊断

1. 诊断标准

（1）症状：新近出现的咳嗽、咳痰，或原有呼吸道疾病症状加重，并出现脓性痰，伴或不伴胸痛。

（2）体征：发热，肺实变体征和（或）湿啰音。严重者可出现鼻翼扇动，唇甲发绀，脉搏细数，血压下降，神志不清。

（3）实验室检查

①血常规：白细胞＞ $10\times10^9/L$ 或＜ $4\times10^9/L$，伴或不伴核左移。血白细胞总数及中性粒细胞升高者，属细菌性感染；正常或偏低者以病毒性感染为主。痰直接涂片或培养可以找到病原体。

②胸部 X 线检查：表现为片状、斑片状浸润性阴影或间质性改变，伴或不伴胸腔积液。亦有表现为蜂窝状、大疱状、多发或巨型空洞，少数可出现胸膜炎、气胸、脓胸等改变。

以上第 1~3 项中任何一款加第 4 项，即除外肺结核、肺部肿瘤、非感染性肺间质性疾病、肺水肿、肺不张、肺栓塞、肺嗜酸性粒细胞浸润症、肺血管炎等，可建立临床诊断。

2. 病情严重程度的评价：许多因素增加 CAP 的严重性和死亡危险。具备下列情形之一尤其是两种情形并存时，若条件允许则建议住院治疗。

（1）年龄＞ 65 岁。

（2）存在基础疾病或相关因素：①慢性阻塞性肺病；②糖尿病；③慢性心、肾功能不全；④吸入或易致吸入因素；⑤近 1 年内因 CAP 住院史；⑥精神状态改变；⑦脾切除术后状态；⑧慢性酗酒或营养不良。

（3）体征异常：①呼吸频率＞ 30 次 / min；②脉搏 ≥ 120 次 / min；③血压＜ 90 / 60 mmHg；④体温≥ 40℃或＜ 35℃；⑤意识障碍；⑥存在肺外感染病灶如败血症、脑膜炎。

（4）实验室和影像学异常

①血白细胞＞ $20\times10^9/L$，或＜ $4\times10^9/L$，嗜中性粒细胞计数＜ $1\times10^9/L$。

②呼吸空气时 $PaO_2 < 60mmHg$、$PaO_2/FiO_2 < 300$，或 $PaCO_2 > 50mmHg$。

③血肌酐（Scr）> 106μmol / L 或血尿素氮（BUN）> 7.1mmol / L。

④ Hb < 90g / L 或血细胞比容（HCT）< 30%。

⑤血浆白蛋白< 2.5g / L。

⑥败血症或弥散性血管内凝血（DIC）的证据，如血培养阳性、代谢性酸中毒、凝血酶原时间（PT）和部分凝血活酶时间（PTT）延长、血小板减少。

⑦ X 线胸片病变累及一个肺叶以上、出现空洞、病灶迅速扩散或出现胸腔积液。

3. 重症肺炎：下列病症多为重症肺炎的表现，需密切观察，积极救治。

（1）意识障碍。

（2）呼吸频率> 30 次 / min。

（3）PaO_2 < 60mmHg、PaO_2 / FiO_2 < 300，需行机械通气治疗。

（4）血压< 90 / 60mmHg。

（5）胸片显示双侧或多肺叶受累，或入院 48h 内病变扩大> 150%。

（6）少尿：尿量< 20mL / h，或< 80mL / 4h，或急性肾功能衰竭需要透析治疗。

（二）医院获得性肺炎（HAP）的临床诊断

1. 诊断标准：诊断同 CAP。但临床表现、实验室和影像学所见对 HAP 的诊断特异性甚低，尤其应注意排除肺不张、心力衰竭和肺水肿、基础疾病肺侵犯、药物性肺损伤、肺栓塞和 ARDS 等。粒细胞缺乏、严重脱水患者并发 HAP 时 X 线检查可以阴性，卡氏肺孢子虫肺炎有 10%~20% 患者 X 线检查完全正常。

2. HAP 病情严重程度的评价

（1）危险因素

①宿主：老年人，慢性肺部疾病或其他基础疾病、恶性肿瘤、免疫受损、昏迷、吸入、近期呼吸道感染者等。

②医源性：长期住院，特别是久住 ICU、人工气道和机械通气、长期经鼻留置胃管、胸腹部手术、先期抗生素治疗、糖皮质激素、细胞毒性药物和免疫抑制剂、H_2 受体阻滞剂和制酸剂应用者。

③危险因素与病原学分布的相关性：金黄色葡萄球菌与昏迷、头部创伤、近期流感病毒感染、糖尿病、肾衰竭相关；铜绿假单胞菌与长期住 ICU、长期应用糖皮质激素、先期抗生素应用、支气管扩张症、粒细胞缺乏、晚期 AIDS 相关；军团菌与应用糖皮质激素、地方性或流行性因素相关；厌氧菌与腹部手术、可见的吸入相关。

（2）病情严重性评价

轻、中症：一般状态较好，早发性发病（入院≤ 5 天、机械通气≤ 4 天），无高危因素，生命体征稳定，器官功能无明显异常。

重症：同 CAP 晚发性发病（入院＞ 5d、机械通气＞ 4d）和存在高危因素者，即使不完全符合重症肺炎规定标准，亦视为重症。

（三）小儿肺炎的临床诊断

1. 新生儿肺炎

（1）全身反应差，如软弱、吃奶差等。

（2）口周青紫和（或）口吐白沫，安静时呼吸持续增快（＞ 60 次 / 分），点头呼吸或三凹征，有羊水吸入史和（或）反复呛奶。

具备上述任何 1 项均可诊断。

2. 金黄色葡萄球菌肺炎

（1）多数有不规则高热，常表现为弛张热。

（2）中毒症状重，少数病例可有中毒性休克，可能出现多形易变性皮疹（猩红热或麻疹样皮疹等）。

（3）肺部以外金黄色葡萄球菌病灶。

（4）一般白细胞数增高，中性粒细胞百分数增高，少数病例白细胞数明显减低。

（5）X 线可能在短时间内发现肺大疱或肺脓肿。

（6）肺炎伴有脓胸，穿刺液培养或涂片证明有金黄色葡萄球菌。

（四）辅助检查

1. 病原体检测标本和方法

（1）支气管镜采集法

描述：通过支气管镜进入呼吸道，直接采集病变部位的分泌物或组织。

优点：准确性高，能减少标本污染。

缺点：属于有创检查，患者可能感到不适。

（2）防污染样本毛刷采集法

描述：使用防污染样本毛刷通过支气管镜进入呼吸道，刷取病变部位的分泌物后送检。

优点：能有效减少标本污染，提高检测准确性。

（3）支气管肺泡灌洗采集法

描述：通过支气管镜向病变部位的肺泡内注入生理盐水，然后回吸收灌洗液，获取其中的病原体。

优点：能更全面地收集下呼吸道的病原体。

（4）开胸肺活检

描述：通过外科手术切取部分肺组织进行病理检查。

优点：检测敏感性及特异性高。

缺点：创伤性大，容易引起并发症，通常只在其他方法无法明确诊断时使用。

（5）血和胸腔积液培养

描述：采集患者的血液或胸腔积液进行病原体培养。

优点：能直接检测血液中的病原体，对于某些全身性感染的诊断具有重要意义。

（6）尿抗原实验

描述：检测尿液中的特定病原体抗原，如军团菌尿抗原和肺炎链球菌尿抗原。

优点：无创、方便、快速。

2. 痰细菌学检查标本的采集、送检和实验室处理：痰是最方便和无创伤性病原学诊断标本，咳痰易遭口咽部细菌污染。因此，痰标本质量好坏、送检及时与否、实验室质控如何，直接影响细菌的分离率和结果解释，必须加以规范。

（1）采集：须在抗生素治疗前采集标本。嘱患者先行漱口，并指导或辅助患者深咳嗽，留取脓性痰送检。无痰患者检查分枝杆菌和卡氏肺孢子虫可用高渗盐水雾化吸入导痰。真菌和分枝杆菌检查应收集 3 次清晨痰标本；对于通常细菌，要先将标本进行细胞学筛选，1 次即可。

（2）送检：尽快送检，不得超过 2h。延迟送检或待处理标本应置于 4℃保存（疑为肺炎链球菌感染不在此列），保存标本应在 24h 内处理。

（3）实验室处理：挑取脓性部分涂片做革兰染色，镜检筛选合格标本（鳞状上皮细胞＜ 10 个 / 低倍视野、多核白细胞＞ 25 个 / 低倍视野，或二者比例＜ 1 ∶ 2.5）。以合格标本接种于血琼脂平板和巧克力平板两种培养基，必要时加用选择性培养基或其他培养基。用标准 4 区划线法接种做半定量培养。涂片油镜检查见到典型形态肺炎链球菌或流感嗜血杆菌有诊断价值。

3. 检测结果（通常细菌、非典型病原体）诊断意义的判断：

（1）确定：①血或胸液培养到病原菌；②经纤维支气管镜或人工气道吸引的标本培养到病原菌浓度 ≥ 105cfu / mL（半定量培养 ++）、支气管肺泡灌洗液（BALF）标本 ≥ 104cfu / mL（+ 一 ++）、防污染毛刷样本（PSB）或防污染 BAL 标本≥ 103cfu / mL（+）；③呼吸道标本培养到肺炎支原体或血清抗体滴度呈 4 倍增高；④血清肺炎衣原体抗体滴度呈 4 倍或 4 倍以上增高；⑤血清嗜肺军团菌直接荧光抗体阳性且抗体滴度 4 倍升高。

（2）有意义：①合格痰标本培养优势菌中度以上生长（≥ +++）；②合格痰标本少量生长，但与涂片镜检结果一致（肺炎链球菌、流感嗜血杆菌、卡他莫拉菌）；③入院 3d 内多次培养到相同细菌；④血清肺炎衣原体抗体滴度增高≥ 1 ∶ 32；⑤血清嗜肺军团菌试管凝集试验抗体滴度一次升高达 1: 320 或间接荧光试验≥ 1 ∶ 256 或 4 倍增高达 1 ∶ 128。

（3）无意义：①痰培养有上呼吸道正常菌群的细菌（如草绿色链球菌、表皮葡萄球菌、非致病奈瑟菌、类白喉杆菌等）；②痰培养为多种病原菌少量（＜ +++）生长；③不符合（1）（2）中的任何一项。

【治疗方法】

（一）中医辨证论治

1. 中药疗法

（1）邪袭卫表证

主症：发热，微恶寒，咳嗽，咳白色黏痰，口渴，头痛，咽痛，汗出或无汗。舌边尖红，苔薄白或薄黄，少津，脉浮。

治法：辛凉解表，疏风泄热。

方药：银翘散（《温病条辨》）加减。

处方：金银花 15g、连翘 15g、鲜芦根 30g、荆芥 10g、牛蒡子 15g、桑白皮 15g、桔梗 6g、薄荷（后下）6g、淡竹叶 10g、炙甘草 6g。

中成药：口服感冒清热冲剂（6g，2 次 / d）或双黄连口服液（10mL，2 次 / d）等。

（2）痰热壅肺证

主症：发热，咳嗽、痰多、黏稠带血、痰鸣，心烦口渴，胸闷胸痛、咽痛，烦渴。舌红苔黄或腻，脉滑数或弦数。

治法：清热化痰。

方药：解毒清肺饮加减。

处方：炙麻黄 6g、杏仁 9g、生石膏（先下）30g、生甘草 6g、桔梗 6g、黄芩 10g、虎杖 15g、牛蒡子 15g。

中成药：静脉注射清开灵注射液、痰热清注射液或口服羚羊清肺丸等。

（3）痰瘀阻肺证

主症：咳嗽咳痰，色白质黏量多，不易咳出，伴有面色晦暗或黧黑，身热烦满，但欲漱不欲饮，胸痛，口唇、指（趾）发绀。舌暗红有瘀斑或瘀点，脉细涩。

治法：清肺化痰，活血化瘀。

方药：泻白散（《小儿药证直诀》）加用活血药物。

处方：桑白皮 15g、地骨皮 15g、黄芩 15g、清半夏 10g、全瓜蒌 30g、天竺黄 10g、生甘草 6g、丹参 12g、红花 6g。

中成药：静脉注射红花注射液、丹参注射液或口服丹参片（4 片，3 次 / d）等。

（4）气阴两虚证

主症：身热，汗出不畅，五心烦热，口燥口干，渴饮，食欲缺乏，气短乏力。舌红少津，脉细数。

治法：清透余邪，益气养阴。

方药：沙参麦冬汤加减。

处方：沙参 10g、麦冬 10g、五味子 6g、枇杷叶 15g、紫菀 15g、竹叶 10g、百部 10g、桑白皮 15g、贝母 10g、芦根 30g。

中成药：静脉使用生脉注射液或口服生脉饮（10mL，2 次 / d）、养阴清肺口服液（10mL，2 次 / d）等。

（5）热入心营证

主症：身热夜甚，口干不欲饮，心烦不寐，谵语，神昏或发狂，皮肤可见斑疹。舌绛红无津，脉细数。

治法：透营转气，清热凉血。

方药：清营汤（《温病条辨》）加减。

处方：水牛角 30g、生地黄 15g、牡丹皮 12g、玄参 10g、竹叶 6g、金银花 15g、连翘 15g、黄连 6g、丹参 12g、麦冬 10g、石菖蒲 10g、天竺黄 10g、生甘草 6g。

中成药：送服安宫牛黄丸（1 丸，2 次 / d）、紫雪丹（1 丸，2 次 / d）、至宝丹（1 丸，2 次 / d）或牛黄清心丸（6 克，2 次 / d）之一。

另外，可以使用中药针剂治疗：① 5% 葡萄糖氯化钠注射液或 5% 葡萄糖注射液 250~500mL+ 清开灵注射液 20~40mL 或痰热清注射液 20mL 静脉注射，每日 1 次。② 5% 葡萄糖氯化钠注射液或 5% 葡萄糖注射液 250~500mL+ 红花注射液 20mL 或丹参针 0.8g 静脉注射，每日 1 次。③ 5% 葡萄糖氯化钠注射液或 5% 葡萄糖注射液 l00mL+ 生脉注射液 50~100mL 静点，每日 1 次。

2. 中医其他治疗

（1）针灸疗法：实证取列缺、尺泽、曲池、风池、大椎、外关肺俞等穴，实证以泻法，咽痛加少商，三棱针点刺出血。虚证取肺俞、肾俞、足三里等穴。多以平补平泻法。

（2）灸法：取穴肺俞、风府、风池、大椎。

方法：艾炷如枣核大，隔姜灸，每穴取 3~5 壮，不发疱，皮肤微红为度。每日 1 次。

（3）拔罐疗法

选穴：肺俞、风府、风池、大椎等。

方法：将火罐拔于各穴，留罐 10~15min。

走罐：将火罐拔于肺俞穴，沿足太阳膀胱经第一侧线走行方向，采用走罐法将火罐推至关元俞，两侧分别来回走 2 次即可起罐，走罐法隔日 1 次，5 次为 1 个疗程。

（二）西医治疗

1. 通畅呼吸道，积极排痰。

2. 根据患者所在地常见病原菌类型、药物敏感情况、《抗生素应用指导原则》积极选用抗生素，避免呼吸道局部应用抗生素。

（1）CAP

①青壮年、无基础疾病患者：常见病原体为肺炎链球菌、肺炎支原体、肺炎衣原体、流感嗜血杆菌等。

抗菌药物选择：大环内酯类、青霉素、复方磺胺甲噁唑、多西环素（多西环素）、第一代头孢菌素、新喹诺酮类（如左氧氟沙星、司帕沙星、曲伐沙星等）。

②老年人或有基础疾病患者：常见病原体为肺炎链球菌、流感嗜血杆菌、需氧革兰阴性杆菌、金黄色葡萄球菌、卡他莫拉菌等。

抗菌药物选择：第二代头孢菌素、β 内酰胺类 / β 内酰胺酶抑制剂，或联合大环内酯类、新喹诺酮类。

③需要住院患者：常见病原体为肺炎链球菌、流感嗜血杆菌、复合菌（包括厌氧菌）、需氧革兰阴性杆菌、金黄色葡萄球菌、肺炎衣原体、呼吸道病毒等。

抗菌药物选择：二代头孢菌素单用或联合大环内酯类、头孢噻肟或头孢曲松钠用，或联合大环内酯类、新喹诺酮类或新大环内酯类、青霉素或第一代头孢菌素，联合喹诺酮类或氨基糖苷类。

④重症患者：常见病原体为肺炎链球菌、需氧革兰阴性杆菌、嗜肺军团杆菌、肺炎支原体、呼吸道病毒、流感嗜血杆菌等。

抗菌药物选择：大环内酯类联合头孢噻肟钠头孢曲松、具有抗假单胞菌活性的广谱青霉素 / β 内酰胺酶抑制剂或头孢菌素类（或前二者之一联合大环内酯类）、碳青霉烯类。青霉素过敏者选用氯喹诺酮联合氨基糖苷类。

（2）HAP

①经验性治疗：

轻、中症 HAP：常见病原体为肠杆菌科细菌、流感嗜血杆菌、肺炎链球菌、甲氧西林敏感金黄色葡萄球菌（MSSA）等。

抗菌药物选择：第二、三代头孢菌素（不必包括具有抗假单孢菌活性者）、β 内酰胺类 / β 内酰胺酶抑制剂。青霉素过敏者选用氟喹诺酮类或克林霉素联合大环内酯类。

重症 HAP：常见病原体为铜绿假单胞菌、耐甲氧西林金黄色葡萄球菌（MRSA）、不动杆菌、肠杆菌属细菌、厌氧菌。

抗菌药物选择：喹诺酮类或氨基糖苷类联合下列药物之一：抗假单胞菌 β 内酰胺类（如头孢他啶、头孢哌酮、哌拉西林、替卡西林、美洛西林等）、广谱 β 内酰胺类 / β 内酰胺酶抑制剂（替卡西林 / 克拉维酸、头孢哌酮 / 舒巴坦钠、哌拉西彬他佐巴坦）、碳青霉烯类（如亚胺培南），必要时联合万古霉素（针对 MRSA）。当估计真菌感染可能性大时应选用有效抗真菌药物。

②抗病原微生物治疗：

金黄色葡萄球菌（MSSA）：首选苯唑西林或氯唑西林，单用或联合利福平、庆大霉素，可用头孢唑啉或头孢呋辛、克林霉素、复方磺胺甲噁唑、氟喹诺酮类替代。

MRSA：首选（去甲）万古霉素单用或联合利福平或奈替米星，可用经体外药敏试验的氟喹诺酮类、碳青霉烯类或替考拉宁替代。

肠杆菌科（大肠埃希菌、克雷白杆菌、变形杆菌、肠杆菌属等）：首选第二、第三代头孢菌素联合氨基糖苷类（参考药敏试验可以单用），可用氟喹诺酮类、氨曲南、亚胺培南、β 内酰胺类 / β 内酰胺酶抑制剂替代。

流感嗜血杆菌：首选第二、第三代头孢菌素、新大环内酯类、复方磺胺甲噁唑、氟喹诺酮类，可用 β 内酰胺类 / β 内酰胺酶抑制剂（氨苄西林 / 舒巴坦钠、阿莫西林 / 克拉维酸）替代。

铜绿假单胞菌：首选氨基糖苷类、抗假单胞菌 β 内酰胺类（如哌拉西彬他佐巴坦、替卡西林 / 克拉维酸、美洛西林、头孢他啶、头孢哌酮 / 舒巴坦钠等）及氟喹诺酮类。可用氨基糖苷类联合氨曲南、亚胺培南替代。

不动杆菌：首选亚胺培南或氟喹诺酮类联合阿米卡星或头孢他啶、头孢哌酮 / 舒巴坦钠。

军团杆菌：首选红霉素或联合利福平、环丙沙星、左氧氟沙星。可用新大环内酯类联合利福平、多西环素联合利福平、氧氟沙星替代。

厌氧菌：首选青霉素联合甲硝唑、克林霉素、β 内酰胺类 / β 内酰胺酶抑制剂，可用替硝唑、氨苄西林、阿莫西林、头孢西丁替代。

真菌：首选氟康唑，酵母菌（新型酵母菌）、酵母样菌（假丝酵母菌属）和组织胞浆菌大多对氟康唑敏感，而两性霉素 B 抗菌谱最广，活性最强，但不良反应重，当感染严重或上述药物无效时可选用。可用 5- 氟胞嘧啶（假丝酵母菌、隐球菌）、咪康唑（芽生菌属、组织胞浆菌属、隐球菌属、部分假丝酵母菌）、伊曲康唑（曲菌、假丝酵母菌、隐球菌）替代。

巨细胞病毒：首选更昔洛韦单用或联合静脉用免疫球蛋白（IVIG）或巨细胞病毒高免疫球蛋白，可用膦甲酸钠替代。

卡氏肺孢子虫：首选复方磺胺甲噁唑，其中 SMZ100 mg / kg · d、TMP20mg / kg · d，

口服或静脉滴注，每6h一次，可用喷他脒2~4 mg / kg·d肌内注射，或氨苯砜100mg / d联合TMP20mg / kg·d，口服每6h一次。

③疗程：应个体化。其长短取决于感染的病原体、严重程度、基础疾病及临床治疗反应等。一般的建议疗程如下：流感嗜血杆菌10~14d，肠杆菌科细菌、不动杆菌14~21d，铜绿假单胞菌21~28d，金黄色葡萄球菌21~28d（MRSA可适当延长疗程），卡氏肺孢子虫14~2ld，军团菌、支原体及衣原体14~21d。

3. 对症处理：如止咳、退热等。

4. 营养支持：保证足够热量及维持水、电解质平衡。

（江婷婷　王臻　于雪）

第二章　消化系统疾病

第一节　胃食管反流病

胃食管反流病是指过多胃、十二指肠内容物反流入食管引起胃灼热、反酸等症状的疾病，可致食管炎和咽、喉、气道等食管以外的组织损害。约半数胃食管反流病患者内镜下见食管黏膜糜烂、溃疡等炎症病变，称为反流性食管炎，另外相当部分胃食管反流病患者内镜下可无反流性食管炎表现，称为内镜阴性的胃食管反流病。

根据临床表现属于中医学“反酸”“吞酸”“噎嗝”范畴。

【病因病机】

胃食管反流病，是由多种因素造成消化道的动力障碍性疾病，并存在酸或其他有害物质如胆酸、胰酶等的食管反流。正常情况下，食管有防御胃酸、十二指肠内容物侵袭的功能，包括抗反流屏障、食管廓清功能、食管黏膜组织抵抗力。胃食管反流病的主要发病机制是食管抗反流防御机制减弱和反流物对食管黏膜攻击作用的结果。

中医学认为，本病多由情志失调、饮食不节等因素导致气机不畅，胃失和降，胃气上逆，日久痰浊、瘀血阻滞而成。

【诊断】

（一）症状及体征

胃食管反流病的症状轻重不一，有些症状较典型，有些症状则不易被识别，从而忽略了对本病的诊治。不少患者呈慢性复发的过程。

1. 胃灼热、反酸：是胃食管反流病最常见症状。胃灼热是指胸骨后或剑突下烧灼感，常由胸骨下段向上延伸，多于餐后 1h 出现，卧位、弯腰或腹压增高时症状可加重。胃内容物在无恶心和不用力的情况下涌入口腔统称为反胃，而本病反流物多呈酸性，故称反酸，常伴有胃灼热。

2. 吞咽困难和吞咽疼痛：部分患者有吞咽困难，可能是由于食管痉挛或功能紊乱，症状呈间歇性，进食固体食物或液体食物均可发生。少部分患者吞咽困难是因食管狭窄引起，可呈持续性进行性加重。严重食管炎或并发食管溃疡时，可伴有吞咽疼痛。

3. 胸骨后疼痛：疼痛发生在胸骨后或剑突下。严重时可为剧烈刺痛，可放射到后背、胸部、肩部、颈部、耳后等部位，酷似心绞痛。多数患者由胃灼热发展而来，但部分患者可不伴有胃食管反流的典型症状，导致诊断困难。

4. 胃胀：患者的胃胀、嗳气、恶心等症状较常见。

5. 其他：

（1）一些患者诉咽部不适，有异物感、棉团感或堵塞感，无明确吞咽困难，称为癔球症，可能与酸反流引起食管上段括约肌压力升高有关。

（2）反流物刺激咽喉部可引起咽喉炎、声音嘶哑。

（3）反流物吸入气管和肺可反复发生肺炎，甚至出现肺间质纤维化，有些非季节性哮喘也可能与反流有关。

上述情况、如伴随的反流症状不明显或被忽略，则可因误治而经久不愈。

6. 并发症：食管消化性溃疡、出血、狭窄、Barrett 食管（在食管黏膜修复过程中，鳞状上皮被柱状上皮取代）。Barrett 食管是食管腺癌的主要癌前病变，其腺癌的发生率较正常人高 30~50 倍。

（二）辅助检查

1. 内镜检查：是诊断反流性食管炎最准确的方法，能判断严重程度、有无并发症，结合活检可与其他原因引起的食管炎和食管癌做鉴别。内镜见反流性食管炎可确定胃食管反流病的诊断，但无反流性食管炎不能排除胃食管反流病。

根据内镜下所见食管黏膜的损害程度将反流性食管炎分为四级：

I 级。单个或几个非融合性病变，表现为红斑或浅表糜烂；

II 级。融合性病变，但未弥漫或环周；

III 级。病变弥漫环周，有糜烂但无狭窄；

Ⅳ级。呈慢性病变，表现为溃疡、狭窄、食管缩短及 Barrett 食管。

2. 24h 小时食管 pH 值监测：是诊断胃食管反流病的重要诊断方法，该项检查前 3d 应停用抑酸药与促胃肠动力药。应用便携式 pH 记录仪对患者 24h 食管 pH 连续监测，可提供食管是否存在过度酸反流的客观证据。常用的观察指标：24h 内 pH 值＜ 4 的总百分时间、pH 值＜ 4 次数、持续 5min 以上的反流次数及最长反流时间等指标，有助于鉴别胸痛与反流的关系。

3. 食管滴酸试验：在滴酸过程中，出现胸骨后疼痛或胃灼热的患者为阳性，且多于滴酸的最初 15min 出现，表明有活动性食管炎存在。

4. 食管压测定：食管压＜ 6mmHg 易致反流。

5. 食管吞钡 X 线检查：此项检查对诊断反流性食管炎敏感性不高，对不愿接受或不能耐受内镜检查者进行此项检查，其目的主要是排除食管癌等其他食管疾病。严重反流性食管炎可发现阳性 X 线征。

【治疗】

（一）中医辨证治疗

1. 肝气犯胃证

主症：泛吐酸水，胸骨后疼痛，胸闷太息，嗳气频频，每因情志刺激加重。舌质淡红，苔薄白，脉弦。

治法：疏肝和胃降逆。

方药：四逆散合小半夏汤加减。

处方：柴胡 10g、白芍 10g、枳实 10g、半夏 l0g、苏梗 10g、旋覆花 10g、广郁金 10g、乌贼骨 15g、白及 10g、陈皮 10g、生姜 10g、甘草 10g。

2. 肝胃郁热证

主症：泛吐酸水，胸中闷热而痛，口苦咽干，心烦易怒。舌红苔黄，脉弦数。

治法：疏肝清热，和胃降逆。

方药：左金丸加减。

处方：黄连 6g、吴茱萸 6g、牡丹皮 10g、柴胡 10g、黄芩 10g、栀子 10g、枳实 10g、陈皮 10g、白芍 10g、蒲公英 20g、乌贼骨 15g、生牡蛎 30g、瓦楞子 15g。

3. 痰热郁阻证

主症：胸脘灼热或灼痛，吞咽不适，脘闷泛恶，或嗳腐吞酸，口渴喜冷，口臭心烦。舌红，苔黄腻，脉滑数。

治法：清胃降火，和中化痰。

方药：黄连温胆汤加减。

处方：黄连 6g、栀子 10g、陈皮 10g、半夏 10g、茯苓 10g、枳实 10g、竹茹 15g、代赭石 30g、旋覆花 10g、浙贝母 10g、乌贼骨 15g、甘草 6g。

4. 气滞血瘀证

主症：胸骨后疼痛，入夜加剧，吞咽不利，口干不欲饮。舌质暗红或有瘀斑，脉涩。

治法：理气降逆，活血化瘀。

方药：半夏厚朴汤合失笑散加减。

处方：半夏 10g、厚朴 10g、枳实 10g、茯苓 10g、蒲黄包 10g、五灵脂包 10g、丹参 20g、郁金 15g、三七粉（冲服）3g、延胡索 10g、甘草 10g。

（二）西医治疗

1. 一般治疗：

（1）减少体位因素造成的反流：白天进食后不宜立即卧床；睡前 3h 不宜进食；睡眠时将床头抬高 15~20cm，以患者舒适为度。

（2）避免造成腹压增高的因素：如肥胖、便秘、紧束腰带等。

（3）避免进食降低食管压力的食物：如巧克力、咖啡、浓茶、酒精、高脂肪食物、番茄和柑橘制品等。

（4）避免应用降低食管压力的药物：如硝酸甘油制剂、钙通道阻滞剂、地西泮、茶碱、黄体酮等。

2. 药物治疗：

（1）促胃肠动力药：适用于轻中症患者，如莫沙必利 5mg / 次，3 次 / d，口服，疗程 8~12 周。

（2）抑胃酸药

① H_2 受体阻断剂：适用于轻中症患者，如雷尼替丁 150mg / 次，2 次 / d，口服。

②质子泵抑制剂（PPI）：适用于症状重、有严重食管炎的患者，如奥美拉唑 20mg / 次，2 次 / d，口服。

③抗酸药：仅作为临时缓解症状用，如铝碳酸镁 1~2 片 / 次，3~4 次 / d，饭后 1~2h 嚼服。

（3）联合用药：抑酸药和促动力药的联合应用是目前治疗反流性食管炎最常用的方法，其中 PPI 与莫沙必利合用的疗效较为明显。

（4）黏膜保护剂：主要包括硫糖铝和铋制剂，如硫糖铝 1g，每日 4 次，餐前和睡前服、枸橼酸铋 240mg，每日 2 次，早晚饭前服。

3. 维持治疗：胃食管反流病具有慢性复发倾向，为减少复发，防止食管炎反复复发引起的并发症，需考虑给予维持治疗。停药后很快复发且症状持续者，或有食管炎并发症者，需要长程维持治疗。促胃肠动力药、H_2受体阻断剂及质子泵抑制剂均可用于维持治疗，但以质子泵抑制剂效果最好。

4. 抗反流手术治疗：抗反流手术是不同术式的胃底折叠术，目的是阻止胃内容物食管反流。适用于病情严重且严格内科治疗无效者。

5. 并发症的治疗：

（1）食管狭窄：大部分狭窄可行内镜下食管扩张术，扩张术后给予长程质子泵抑制剂治疗可防止狭窄复发。少数严重纤维狭窄需进行手术切除。

（2）Barrett 食管：常发生在严重食管炎基础上，所以积极药物治疗基础病是预防 Barrett 食管发生和发展的重要措施，此时必须使用质子泵抑制剂治疗及长程维持治疗。同时，加强随访是目前预防 Barrett 食管癌变的唯一方法，而重点是早期识别异常增生，发现重度异型增生或早期食管癌，应及时手术切除。

第二节　急性胃（肠）炎

急性胃炎是指由各种不同的外在和内在因素导致的胃黏膜广泛或局限的急性病变，合并有肠道炎症称之为胃肠炎。临床上将急性胃炎分为急性单纯性胃炎、急性糜烂出血性胃炎、急性感染性胃炎、急性腐蚀性胃炎和急性化脓性胃炎五种，其中急性单纯性胃炎最常见。

根据本病的临床表现，属于中医学“呕吐”“泄泻”“腹痛”范畴。

【病因病机】

1. 理化因素刺激：进食过烫、过冷、粗糙食物、暴饮暴食或腹部接受大剂量 X 线等物理刺激，烈酒、浓茶、咖啡、胆汁酸盐和多种内服药物，如非甾体抗炎药、糖皮质激素、水杨酸盐类及某些抗癌药等化学性刺激，均会损伤胃黏膜，引起炎症性病变。吞服强酸、强碱或其他腐蚀性化学物质，会引起急性腐蚀性胃炎。

2. 感染或细菌毒素：进食细菌或其毒素污染的不洁食物引起的急性胃炎常同时伴有肠炎，称为急性胃肠炎或食物中毒。以沙门菌属、嗜盐菌污染为最常见，毒素以金黄色葡萄球菌毒素最多见，肉毒杆菌毒素为最严重。

3. 急性应激：颅脑外伤、脑血管意外、大面积烧伤、严重创伤、大手术、败血症、休克或严重的脏器疾病时，肌体处于急性应激状态，常可引起急性糜烂出血性胃炎。

中医学认为，本病多因外感六淫、秽浊之气、内伤饮食，损伤脾胃所致。

【诊断】

（一）症状及体征

因病因不同而有所不同。

1. 急性胃肠炎：多见于夏秋季节，一般起病较急，在进食污染的食物后数小时至24h内出现恶心、呕吐、腹痛、腹泻等症状。腹痛以上腹部、脐周为主，呈绞痛，腹泻为水样便或糊状。严重者可有发热、脱水、酸中毒，甚至引起休克。腹部可有压痛，但无反跳痛、腹肌紧张，肠鸣音亢进。病程呈自限性，一般3~5d内症状消失。

2. 急性单纯性胃炎：由刺激性食物、酗酒等引起，多有上腹部不适、疼痛、厌食、恶心、呕吐等，症状一般不严重。

3. 急性糜烂出血性胃炎：因非甾体抗炎药、糖皮质激素或急性应激状态引起，常以上消化道出血为主要表现。一般出血量较少，能在短期内恢复正常，但也有表现为上消化道大出血者，是上消化道出血常见原因之一。部分患者可有上腹部不适、疼痛、烧灼感、食欲减退等症状。

4. 急性感染性胃炎：为细菌或其毒素经血循环进入胃黏膜引起的急性炎症。如白喉、伤寒、猩红热、肺炎等全身感染性疾病或严重脓血症时可引起急性血源性胃炎。主要表现为上腹饱胀、疼痛，多伴恶心、呕吐、食欲减退等。

5. 急性腐蚀性胃炎：由于强酸、强碱或其他腐蚀剂引起的急性胃黏膜炎症。常为硫酸、盐酸、硝酸、氢氧化钾或来苏水及石炭酸等腐蚀剂所致。较弱的腐蚀剂仅导致胃黏膜充血、水肿；强烈腐蚀剂则导致胃黏膜的凝固坏死、糜烂及溃疡形成。严重者可导致胃穿孔、出血及腹膜炎，最终可致局部狭窄、幽门梗阻等。吞服腐蚀剂多立即出现口腔、胸骨后及上腹部疼痛，伴吞咽痛、吞咽困难等，可有频繁呕吐、吐出血性黏膜腐片。本病极易继发感染，表现为发热等症状。

（二）辅助检查

1. 胃镜检查：急性单纯性胃炎胃镜观察见黏膜充血、水肿，表面有黏液或渗出物覆盖，可有点状出血或轻度糜烂；急性糜烂出血性胃炎见黏膜多发性糜烂，有点状或片状出血，有时短浅小溃疡。服用腐蚀性化学品致病者，胃镜检查应慎重。

2. 实验室检查

大便常规检查：急性胃肠炎大便检查可见未消化食物、少量白细胞、红细胞。

【治疗】

（一）中医辨证治疗

1. 外邪犯胃证

主症：起病急暴，突然呕吐，胃脘疼痛，胸脘痞满，伴有发热恶寒，头痛。舌质淡红，舌苔薄白腻，脉浮。

治法：解表化湿和胃。

方药：藿香正气散加减。

处方：藿香 15g、白芷 10g、紫苏 10g、陈皮 10g、半夏 10g、茯苓 15g、厚朴 l0g、苍术 15g、大腹皮 10g、佩兰 15g、甘草 10g。

2. 湿热中阻证

主症：胃脘闷痛，胸腹痞满，口黏纳呆，头身困重，或身热，恶心呕吐，渴欲饮水，小便短黄。舌质红，舌苔黄腻，脉濡数或滑数。

治法：清热化湿，理气止痛。

方药：甘露消毒丹加减。

处方：茵陈 15g、黄芩 l0g、薏苡仁 10g、白蔻仁 6g、厚朴 10g、藿香 10g、滑石 10g、木通 l0g、赤茯苓 10g、延胡索 10g、焦三仙各 10g。

3. 寒湿困阻证

主症：泄泻腹痛，大便清稀如水，脘闷纳少，或恶心呕吐，或恶寒，肢体酸痛。舌淡，舌苔白，脉濡缓。

治法：散寒化湿。

方药：胃苓汤加减。

处方：苍术 15g、厚朴 10g、陈皮 10g、茯苓 15g、猪苓 10g、泽泻 10g、白术 10g、桂枝 l0g、甘草 10g。

4. 食积内停证

主症：脘腹胀满，疼痛拒按，泻下秽臭，泻后痛减，或恶心、呕吐酸腐，吐后胀痛得减。舌苔厚腻，脉滑实。

治法：消食导滞，和胃止痛。

方药：保和丸加减。

处方：陈皮 l0g、半夏 10g、木香 6g、厚朴 10g、连翘 15g、鸡内金 6g、延胡索 10g、莱菔子 10g、茯苓 15g、焦三仙各 10g。

（二）西医治疗

治疗原则是去除病因，保护胃黏膜，合理饮食和对症处理。

1. 急性单纯性胃炎：去除病因、卧床休息，禁食对胃有刺激的食物和药物。上腹痛或呕吐者可酌情禁食或进流质饮食；腹痛剧烈者给予局部热敷或解痉剂；频繁呕吐等引起脱水和电解质紊乱者，应予静脉输液以补充营养、水分和电解质；伴肠炎者可加用抗生素；加强胃黏膜保护可选用硫糖铝、胶体铋剂。

2. 急性糜烂性胃炎

（1）去除诱因：针对病因，积极治疗原发病，去除各种诱发因素。

（2）降低胃内酸度：H_2 受体拮抗剂，如西咪替丁、雷尼替丁、法莫替丁等，口服或静脉注射；质子泵抑制剂，如奥美拉唑、兰索拉唑等，口服或静脉注射。

（3）保护胃黏膜：硫糖铝、胶体铋或果胶铋剂等。

（4）其他止血措施：冰盐水 + 去甲肾上腺素溶液洗胃；胃镜下应用巴曲酶、凝血酶等药物局部喷洒或经胃镜做激光、微波或高频电灼凝固止血治疗。

3. 急性感染性胃炎：积极选用有效的抗生素治疗原发病，给予清淡、易消化的食物，对胃部出现的症状给予对症处理。

4. 急性腐蚀性胃炎

（1）应禁食，饮用蛋清。

（2）强酸者给予口服弱碱溶液，如镁乳、氢氧化铝等，亦可加服牛奶、食用油等。

（3）不宜用碳酸氢钠溶液，以免产气过多导致穿孔。

（4）强碱者可给予弱酸液，如醋酸、枸橼酸等。

（5）来苏水的最好解毒剂为橄榄油。

（6）为防止感染可选用抗生素配合治疗。

（7）针对腐蚀剂种类选用针对性的解毒药物，后期出现有食管狭窄者可进行食管扩张术。

第三节　慢性胃炎

慢性胃炎是胃黏膜的慢性炎症性病变，发病率高、病程长，并随年龄增长发病呈增长趋势。慢性胃炎包括慢性浅表性胃炎和慢性萎缩性胃炎，两者可单独存在，亦可同时存在。

一、慢性浅表性胃炎

慢性浅表性胃炎是指各种不同原因引起的胃黏膜慢性炎性病变，病理变化基本上局限于黏膜层，表现为黏膜充血、水肿或有渗出物，少数有糜烂及出血，胃腺体基本保持正常，呈表浅黏膜固有层炎性改变，伴淋巴细胞和浆细胞浸润。浅表性胃炎是慢性胃炎发展的最初阶段。

本病属中医学“胃痛”“痞满”“嘈杂”等范畴。

【病因病机】

慢性浅表性胃炎的病因学虽众说纷纭，但主要病因归纳如下：

1. 急性胃炎的演变：急性胃炎未治愈，胃黏膜病变反复发作，演变成慢性胃炎。

2. 刺激性食物和药物：长期饮浓茶、烈性酒，进食辛辣及粗糙食物、不合理的饮食习惯、吸烟、服用某些对胃黏膜有损害的药物等，均可破坏胃黏膜屏障，导致胃黏膜损害。

3. 细菌、病毒及其毒素：口腔、咽喉、鼻腔等部位的慢性感染，其细菌、病毒及其毒素累及胃黏膜引起慢性胃炎。

4. 胆汁反流：胆汁反流至胃内，可以破坏胃黏膜屏障，导致慢性胃炎。

5. 幽门螺杆菌（Hp）感染：世界各地大量研究显示，Hp 感染与 B 型胃炎有高度相关性，其 Hp 感染和（或）持续存在的慢性胃炎与胃酸分泌降低有关。清除 Hp 可改善病理组织学的变化。

6. 多种慢性疾病：慢性肾炎、尿毒症、重症糖尿病、心肺功能不全等均可引起慢性浅表性胃炎。

7. 精神神经因素：过度的精神刺激、忧郁等精神因素会导致中枢神经调节功能失调，引起胃炎。

中医学认为，本病病位在脾胃，与肝胆有密切关系，病机变化可由肝胆横逆犯脾胃，或脾胃虚弱，导致脾胃升降失调，气滞于中焦，日久气滞血瘀，本虚与标实相互夹杂。

【诊断】

（一）症状及体征

约有 10% 的患者可无任何症状，但大多数患者可有程度不同的消化不良症状，如上腹饱胀不适，以进餐后为甚，恶心、嗳气、反酸、食欲不振等。伴有胆汁反流时可表现持续上腹部疼痛，伴有黏膜糜烂者可出现上消化道出血症状，如呕血或黑粪、粪隐血试验阳性。

（二）辅助检查

1. 胃液分析：应用五肽胃泌素法测定胃液，酸度一般为正常，亦可为低酸，少数呈高酸。

2. 胃镜检查：结合直视下活组织病理检查是诊断慢性浅表性胃炎的可靠方法。胃镜直视下可见胃黏膜红斑（点片状、条状），黏膜粗糙不平，出血点或斑；病理组织学可见淋巴细胞及浆细胞浸润。

3. 幽门螺杆菌检测：对慢性胃炎患者做 Hp 检测是必要的。目前临床上可做血清 Hp 抗体测定、^{13}C 或 ^{14}C 呼气试验、活检标本做呋塞米素酶试验、取活检标本做微氧环境下培养、活检标本涂片等。

4. X 线检查：临床上已较少使用 X 线检查来诊断胃炎，相当一部分患者做气钡双重对比造影时并无异常改变。

（三）鉴别诊断

1. 慢性萎缩性胃炎：常以食欲减退、嗳气、上腹部不适为主要临床表现，多无泛酸、胃灼热等胃酸增多的症状，故单纯依据临床表现，难以与浅表性胃炎相鉴别。胃镜检查并取活检做病理组织学检查即可明确诊断。

2. 消化性溃疡：常呈季节性、反复发作，具有规律性的上腹部疼痛的特点，通过 X 线钡餐造影检查、胃镜检查可以明确诊断。

3. 功能性消化不良：属于胃动力障碍性疾病，表现为上腹部饱胀、嗳气、早饱、恶心、食欲减退、食欲缺乏等，多数患者伴有神经精神症状，其发病或病情加重常与精神因素关系密切。胃镜检查正常，胃排空检查或胃电活动记录呈胃排空异常的表现。

4. 胃癌：胃肠道症状进行性加重，伴有贫血、体重下降、粪隐血试验阳性，晚期可于上腹部触及肿块。X 线钡餐造影检查、胃镜检查、病理组织学检查可以明确诊断。

5. 慢性胆道疾病：主要指慢性胆囊炎、胆结石症，除临床表现外，内镜下胰胆管逆行造影是可靠的诊断方法。

6. 慢性胰腺炎：慢性胰腺炎与慢性胃炎在症状上有时难以鉴别，但两者在影像学检查、病史和临床表现等方面存在显著差异。临床上多有急性胰腺炎病史，且反复发作。B 超可表现胰腺增大，尚可伴有假性囊肿，BT-PABA 试验提示胰腺外分泌功能异常，可以诊断。

【治疗】

（一）中医辨证论治

1. 肝胃气滞证

主症：胃脘部胀满，攻撑作痛，嗳气频繁，心烦易怒，喜长叹息，恶心，大便不爽，常因情志因素而加重。舌质淡红，苔薄白，脉弦。

治法：疏肝和胃，理气止痛。

方药：柴胡疏肝散加减。

处方：柴胡 10g、赤白芍各 10g、川芎 6g、香附 10g、陈皮 10g、枳壳 10g、旋覆花 10g、广郁金 10g、川楝子 10g、延胡索 10g、焦三仙各 10g。

2. 肝胃郁热证

主症：胃脘烧灼样疼痛，痛势急迫，烦躁易怒，泛酸嘈杂，口干口苦，大便干结。舌红苔黄，脉数或弦。

治法：疏肝理气，泄热和胃。

方药：小柴胡汤合温胆汤加减。

处方：柴胡 10g、黄芩 10g、黄连 6g、吴茱萸 3g、陈皮 10g、清半夏 10g、茯苓 15g、川楝子 10g、延胡索 10g、枳实 10g、竹茹 10g、全瓜蒌 15g、煅瓦楞子 15g、焦三仙各 10g。

3. 瘀血阻滞证

主症：胃脘疼痛，痛有定处而拒按，呈刺痛或刀割样疼痛，或吐血黑便。舌质暗或见瘀斑，脉涩。

治法：活血化瘀，和胃止痛。

方药：失笑散合丹参饮加减。

处方：丹参 15g、檀香 6g、砂仁 3g、蒲黄 10g、五灵脂 10g、田三七 3g、黄连 6g、吴茱萸 3g、陈皮 10g、清半夏 10g、茯苓 15g、焦三仙各 10g。

4. 胃阴不足证

主症：胃脘隐隐作痛，口干咽燥或口苦，大便秘结。舌质红少苔或无苔少津，脉细数。

治法：养阴益胃，和中止痛。

方药：益胃汤加减。

处方：北沙参 15g、生地黄 15g、麦冬 10g、当归 10g、芍药 15g、石斛 10g、五味子 10g、延胡索 10g、黄连 3g、吴茱萸 3g、香橼皮 10g、焦三仙各 10g。

5. 脾胃虚寒证

主症：胃脘疼痛隐隐，喜温喜按，得热痛减，饥而痛增，进食后痛减，大便溏薄，四肢不温。舌质淡，苔白，脉虚弱。

治法：温中健脾，和胃止痛。

方药：黄芪建中汤加减。

处方：生黄芪 15g、桂枝 10g、白芍 l0g、干姜 10g、黄连 3g、吴茱萸 3g、煅瓦楞子 15g、陈皮 10g、清半夏 10g、茯苓 15g、延胡索 10g、焦三仙各 10g。

（二）西医治疗

1. 一般治疗

（1）饮食疗法：保持良好的饮食习惯，节制饮食，定时定量，食物应易消化且富有营养，避免刺激性食物及饮料。

（2）消除病因：去除各种可能的致病因素，积极治疗导致胃黏膜损害的慢性全身性疾病。

2. 药物治疗

（1）胃酸较高者，可给予降低胃内酸度的药物。

①抗酸药：铝碳酸镁（每餐后 1h 及 3h 各服 1 片，睡前加服 1 片）；碳酸钙（1~2 片，每日 2~3 次）、复方氢氧化铝（每次 2~4 片，每日 3~4 次）等。心肾功能不全者慎用。

②抑酸药：H_2 受体拮抗剂，常用有西咪替丁（800mg 晚上顿服）、雷尼替丁（150mg 每日 2 次或 300mg 晚上顿服）、法莫替丁（20mg 每日 2 次或 40mg 晚上顿服）。

③质子泵抑制剂（PPI），有奥美拉唑（20~40mg / d）、兰索拉唑（30mg / d）、泮

托拉唑（40mg / d）、埃索美拉唑（20~40mg / d）。

（2）胃酸较低或正常者，以给予黏膜保护剂为主。如：硫糖铝 1.0g，4 次 / d 或 2.0g，2 次 / d，混悬液制剂较好。胶体铋主要包括枸橼酸铋钾（如丽珠得乐和枸橼酸铋钾），常用剂量为 110mg，4 次 / d 或 220mg，2 次 / d，一般于餐前或睡前服用。

（3）清除幽门螺杆菌：对幽门螺杆菌阳性者；应积极清除幽门螺杆菌，必要时应进行根除治疗。目前多选用质子泵抑制剂或 H_2 受体拮抗剂 + 克拉霉素 + 阿莫西林或甲硝唑或替硝唑三联疗法或胶体铋剂 + 克拉霉素 + 阿莫西林或甲硝唑或替硝唑三联疗法根除幽门螺杆菌。具体方案详见消化性溃疡。

3. 对症治疗：为避免十二指肠液、胆汁反流及加速胃排空，可选择莫沙比利、多潘立酮等。

二、慢性萎缩性胃炎

慢性萎缩性胃炎是一种原因不明的慢性胃炎，在我国是一种消化系统常见病、多发病，在慢性胃炎中约占比 10%~30%。病理以胃黏膜固有腺萎缩为主要改变，可伴有肠上皮化生、炎性反应及不典型增生。萎缩性胃炎可分为 A 型萎缩性胃炎（壁细胞抗体阳性，以胃体病变为主，血清胃泌素增高）及 B 型萎缩性胃炎（壁细胞抗体阴性，以胃窦病变为主，血清胃泌素正常）。根据我国对 B 型萎缩性胃炎的研究，发现壁细胞抗体亦可阳性，血清胃泌素可高可低，故多主张按病变部位分类，分为胃窦胃炎和胃体胃炎。

慢性萎缩性胃炎属于中医学“痞满”“胃痛”“嘈杂”等范畴。

【病因病机】

慢性萎缩性胃炎的病因和发病机制至今还不十分清楚，可能与以下因素有关：

1. 免疫因素：近年来通过研究发现 A 型、B 型萎缩性胃炎患者均有免疫功能异常，同时发现某些与免疫功能异常有关的疾病，都伴有慢性胃炎，提示可能与免疫有关。

2. 慢性酒精中毒：长期大量饮酒，慢性胃窦炎的发生率高。

3. 胆汁反流：导致胃黏膜屏障的破坏，致使胃黏膜损害。

4. 药物：某些药物，如皮质激素及非甾体类抗炎药等均可直接或间接影响胃黏膜屏障而导致胃黏膜损害。

5. 年龄：多数学者认为，随着年龄的增长，胃黏膜会有不同程度的退行性变，导致胃黏膜营养不良、分泌功能低下、降低胃黏膜屏障功能。

6. 幽门螺杆菌感染：幽门螺杆菌感染被公认为与某些急、慢性胃炎有关，为可能的致病因素，尤其与 B 型胃炎有高度的相关性。

中医学认为，本病与饮食不节、郁思恼怒，劳倦内伤、素体虚弱、久病体虚、用药不当等有关。病位在胃，与肝脾关系密切，性质多为虚实相兼、寒热错杂。本病的本虚以脾胃气虚、脾胃阳虚为主，标实则表现为气滞、血瘀、湿阻、痰凝、热毒等。

【诊断】

（一）症状及体征

无特征性的临床症状，多数为上腹部隐痛、进食后上腹部饱胀、食欲不振、嗳气等。伴有黏膜糜烂者可有程度不同的上消化道出血。

（二）辅助检查

1. 胃酸测定：多为低酸。

2. 血清胃泌素测定：A 型慢性萎缩性胃炎血清胃泌素浓度往往增高，但 B 型慢性萎缩性胃炎血清胃泌素水平差别极大，并不一定增高，常在正常范围之内。少数 B 型胃炎患者血清中存在胃泌素抗体，提示此型患者可能存在自身免疫机制，或者这种抗体可能仅代表对炎性过程的反应，而非致病因素。

3. X 线检查：钡餐造影检查对慢性萎缩性胃炎的诊断帮助不大，因此常不作为首选的诊断手段。

4. 胃镜检查：在胃镜直视下对慢性萎缩性胃炎做出诊断基本上是可靠的，若同时做活组织病理学检查，则诊断更为可靠。胃镜下可见黏膜下血管显露，黏膜呈红白相间。病理以胃黏膜固有腺萎缩为主要改变，可伴有肠上皮化生、炎性反应及非典型增生。胃黏膜活检是慢性萎缩性胃炎诊断的最可靠方法，病理组织学是唯一依据。

5. 幽门螺杆菌检测：目前临床上可做血清 Hp 抗体测定、^{13}C 或 ^{14}C 呼气试验、活检标本快呋塞米素酶试验、取活检标本做微氧环境下培养、活检标本涂片等。

【治疗】

（一）中医辨证论治

1. 肝郁气滞证

主症：胃脘胀满，两胁胀痛，胸闷喜叹息，嗳气频频，每因情志因素而加重，大便不畅。舌质淡红，苔薄白，脉弦。

治法：疏肝和胃，理气解郁。

方药：柴胡疏肝散加减。

处方：柴胡 10g、赤白芍各 10g、川芎 6g、香附 10g、陈皮 10g、枳壳 10g、旋覆花 10g、广郁金 10g、延胡索 10g、木香 6g、丹参 30g、莪术 6g、焦三仙各 10g。

2. 肝胃郁热证

主症：胃脘胀满，灼热疼痛，心烦易怒，泛酸嘈杂，口干口苦，大便干结。舌红苔黄，脉弦或数。

治法：疏肝理气，泄热和胃。

方药：左金丸合泻心汤加减。

处方：黄连 6g、吴茱萸 3g、黄芩 10g、大黄 6g、陈皮 10g、清半夏 10g、茯苓 15g、延胡索 10g、香橼皮 10g、佛手 6g、蒲公英 30g、枳实 10g、全瓜蒌 15g、丹参 30g、焦三仙各 10g。

3. 饮食停滞症

主症：胃脘胀满，拒按，嗳腐吞酸，不思饮食，呕吐不消化食物，吐后或矢气后痛减，大便不爽。舌苔厚腻，脉滑。

治法：消食导滞，理气和胃。

方药：保和丸加减。

处方：陈皮 10g、清半夏 10g、茯苓 15g、枳壳 10g、大腹皮 10g、连翘 15g、蒲公英 30g、莱菔子 6g、丹参 30g、焦三仙各 10g。

4. 湿热内蕴证

主症：胃脘胀满，头晕目眩，头重如裹，身重肢倦，恶心呕吐，不思饮食，口渴，小便不利。舌胖、边有齿痕，苔黄腻，脉沉滑。

治法：清热化湿，理气宽中。

方药：黄连温胆汤加减。

处方：黄连 6g、吴茱萸 3g、陈皮 10g、清半夏 10g、茯苓 15g、山栀 10g、枳实 10g、竹茹 l0g、通草 6g、木香 6g、砂仁 3g、蒲公英 30g、焦三仙各 10g。

5. 脾胃虚弱证

主症：胃脘胀闷，时轻时重，不思饮食，身倦乏力，少气懒言，大便溏薄。舌质淡，苔薄白，脉沉弱。

治法：健脾益气，和胃消胀。

方药：香砂六君子汤加减。

处方：太子参 15g、生白术 15g、陈皮 10g、清半夏 10g、茯苓 15g、木香 6g、砂仁 3g、扁豆 10g、香橼皮 10g、佛手 6g、蒲公英 30g、丹参 30g、焦三仙各 10g。

6. 胃阴亏虚证

主症：胃脘胀闷，嘈杂灼痛，口燥咽干，五心烦热，消瘦乏力，口渴不欲饮，大便干结。舌红少津，脉细数。

治法：养阴益胃，消痞和中。

方药：益胃汤加减。

处方：北沙参 15g、生地黄 15g、麦冬 10g、当归 10、g 芍药 15g、延胡索 10g、香橼皮 10g、佛手 6g、木瓜 10g、蒲公英 30g、丹参 30g、焦三仙各 10g。

7. 瘀血停滞症

主症：胃脘胀痛，疼痛固定，食后加剧，入夜尤甚，或有吐血黑便。舌质紫暗或有瘀斑，脉涩。

治法：活血化瘀，和胃消胀。

方药：桃红四物汤合丹参饮加减。

处方：丹参 15g、檀香 6g、砂仁 3g、陈皮 10g、清半夏 10g、桃仁 10g、红花 10g、当归 l0g、赤芍 10g、生地黄 15g、莪术 6g、田三七 3g、茯苓 15g、焦三仙各 10g。

（二）西医治疗

1. 一般治疗：应尽量去除一切可能引起发病的因素，养成良好的饮食习惯，饮食宜规律，不暴饮暴食，戒烟忌酒，避免使用损伤胃黏膜的药物如阿司匹林、吲哚美辛、红霉素、可的松等。

2. 保护胃黏膜：应尽量减少胃酸药物的应用，注重加强胃黏膜屏障，避免黏膜损害。有些患者伴有急性活动性炎症时，可考虑短期应用抑酸药。目前常用胃黏膜保护药：①硫糖铝。常用剂量为 1.0g，每日 4 次或 2.0g，每日 2 次。②胶体铋。主要包括枸橼酸铋钾（如丽珠得乐和枸橼酸铋钾），常用剂量为 110mg，每日 4 次或 220mg，每日 2 次，一般于餐前或睡前服用；胶态果胶铋，常用剂量为 100mg，每日 3 次。③惠加强。100mg，每日 3 次，口服。

3. 清除幽门螺杆菌：对幽门螺杆菌阳性者，应积极根除幽门螺杆菌。目前多选用

胶体铋剂 + 克拉霉素 + 阿莫西林或甲硝唑或替硝唑三联疗法根除幽门螺杆菌，疗程 2 周。具体方案详见消化性溃疡。

4. 增强胃排空能力：促胃肠动力药可加速胃排空能力，防止十二指肠液、胆汁反流等对胃黏膜的损害，如莫沙比利、多潘立酮等。

第四节　消化性溃疡

消化性溃疡主要指发生在胃、十二指肠的慢性溃疡，即胃溃疡（GU）和十二指肠溃疡（DU），包括食管下段及胃空肠吻合术后的空肠溃疡等。由释放胃泌素的肿瘤（胃泌素瘤）所致的 Zollinger-Ellison 综合征常伴有溃疡，也被认为是消化性溃疡的一种类型。本病因溃疡的形成与胃酸 - 胃蛋白酶的消化作用有关而得名，溃疡的黏膜缺损超过黏膜肌层，不同于糜烂。临床上 DU 较 GU 为多见，两者之比约为 3：1。十二指肠溃疡好发于青壮年，胃溃疡的发病年龄较迟，平均晚十年。消化性溃疡的发作有季节性，秋冬和冬春之交比夏季常见。

消化性溃疡属于中医学“胃痛”的范畴。

【病因病机】

在正常生理情况下，胃十二指肠黏膜具有一系列防御和修复机制，包括黏液 / 碳酸氢盐屏障、黏膜屏障、黏膜血流量、细胞更新、前列腺素和表皮生长因子等，能够抵御高浓度胃酸、胃蛋白酶、微生物、乙醇、药物和其他有害物质等侵袭因素的损害作用，维护黏膜完整性。一般而言，只有当某些因素损害了这一机制才可能发生胃酸 - 胃蛋白酶侵蚀黏膜而导致溃疡形成。近年研究表明，幽门螺杆菌感染和服用非甾体抗炎药是损害胃十二指肠黏膜防御和修复机制从而导致消化性溃疡发病的最常见原因。也有少见的特殊情况，当过度胃酸分泌远远超过黏膜的防御作用也可能导致消化性溃疡发生。

消化性溃疡是一种多因素疾病，其中幽门螺杆菌感染和服用非甾体抗炎药是已知的主要病因。溃疡发生是黏膜侵袭因素和防御因素失去平衡的结果，这种失去平衡可能是由于侵袭因素增强，也可能是防御 - 修复因素减弱，或两者兼有之。胃溃疡和十二指肠溃疡在发病机制上有不同之处，前者主要是防御修复因素减弱，后者主要是侵袭因素增强。胃酸在溃疡形成中起关键作用。

中医学认为，本病多由长期饮食不节、情志失调、劳倦过度等原因导致胃气瘀滞，日久瘀血阻络而成。

【诊断】

（一）症状及体征

1. 上腹痛：为主要症状，也可仅表现饥饿样不适感。典型表现为轻度或中度剑突下持续疼痛，可被抗酸药或进食所缓解。DU 患者约有 2 / 3 的疼痛呈节律性：进餐一缓解—饥痛（早餐后 1~3h 开始上腹疼痛，如不服药或进食则要持续到午餐才缓解，食后 2~4h 又痛，也需要进食来缓解，约半数有午夜痛，患者常被痛醒）。胃溃疡也可发生规律性疼痛，但餐后出现较早，约在餐后 0.5~1h 出现，至下次餐前自行消失，即进餐—疼痛—缓解，午夜痛也可发生，但不如十二指肠溃疡多见。

2. 部分患者无上述典型疼痛，而仅表现为无规律的较含糊的上腹隐痛不适，伴胀满、厌食、嗳气、反酸等症状，多见于胃溃疡患者。随着病情发展，可因并发症的出现而发生症状改变。如疼痛加剧而部位固定，放射至背部，不能被抗酸药缓解，常提示有后壁慢性穿孔；突然发生上腹剧痛迅速延及全腹时应考虑有急性穿孔；有突发眩晕者说明可能并发出血。

（二）体征

溃疡活动时剑突下可有一固定而局限的压痛点，缓解时无明显体征。

（三）辅助检查

1. 胃镜检查和黏膜活检：不仅可对胃十二指肠黏膜直接观察、摄影，而且可在直视下取活组织做病理检查和幽门螺杆菌检测，对消化性溃疡的诊断和良、恶性溃疡鉴别诊断的准确性高于 X 线钡餐检查，此外，还可发现伴随溃疡的胃炎和十二指肠炎。内镜下消化性溃疡多呈圆形或椭圆形，偶也呈线状，边缘光整，底部充满灰黄色或白色渗出物，周围黏膜可有充血、水肿，有时见皱襞向溃疡集中。内镜下溃疡可分为活动期（A）、愈合期（H）和瘢痕期（S）三个病期。

2. X 线钡餐检查：气钡双重对比造影能更好地显示黏膜象。溃疡的 X 线征象有直接和间接两种：龛影是直接征象，对溃疡有确诊价值，而间接征象包括局部压痛、胃大弯侧痉挛性切迹、十二指肠球部激惹和球部畸形等，间接征象仅提示有溃疡。

3. 幽门螺杆菌检测：幽门螺杆菌感染的诊断已成为消化性溃疡的常规检测项目，其方法可分为侵入性和非侵入性两大类。前者需做胃镜检查和胃黏膜活检，可同时确定存在的胃十二指肠疾病，后者仅提供有无幽门螺杆菌感染的信息。快呋塞米素酶试验是侵入性试验中诊断幽门螺杆菌感染的首选方法。非侵入性试验中 ^{13}C 或 ^{14}C 呼气试验检测幽门螺杆菌感染的敏感性和特异性高而无需胃镜检查，可作为根除幽门螺杆菌治疗后复查的首选方法。

（四）特殊类型的消化性溃疡

1. 无症状性溃疡：约 15%~35%，消化性溃疡患者可无任何症状，可见于任何年龄，但以老年人多见。H_2 受体阻断剂维持治疗中，复发的溃疡半数以上无症状，多在因其他疾病做内镜或 X 线钡餐检查时被发现，或当发生出血、穿孔等并发症时被发现。

2. 老年人消化性溃疡：临床表现多不典型，无症状或症状不明显，疼痛多无规律，食欲不振、恶心、呕吐、体重减轻、贫血等症状较突出。老年人位于胃体上部或高位的溃疡、胃巨大溃疡较多见。

3. 复合性溃疡：胃和十二指肠同时发生的溃疡，十二指肠溃疡往往先于胃溃疡出现。复合性溃疡幽门梗阻的发生率较单独十二指肠溃疡或胃溃疡为高。

4. 幽门管溃疡：常缺乏典型溃疡的周期性和节律性疼痛，餐后上腹痛多见，对抗酸药反应差，容易出现呕吐、幽门梗阻、穿孔或出血等并发症。

5. 球后溃疡：指发生于十二指肠球部以下的溃疡，多发生于十二指肠乳头的近端，X 线和内镜检查容易漏诊。球后溃疡多具有十二指肠球部溃疡的特点，但夜间疼痛和背部放射痛更为多见，对药物治疗反应较差，较易并发出血。

6. 巨大溃疡：直径＞2cm 的溃疡，对药物治疗反应差、愈合较慢，易发生慢性穿孔。

（五）并发症

常并发出血、穿孔、幽门梗阻、癌变。

1. 出血：溃疡侵蚀周围血管可引起出血。约 15%~25% 的消化性溃疡患者可并发出血，出血是消化性溃疡最常见的并发症，十二指肠溃疡比胃溃疡更易发生。出血量与被侵蚀的血管大小有关，毛细血管破裂只引起渗血而出血量小，溃破动脉则出血急而多。轻者表现为黑便，重者出现呕血。一般出血 50~100mL 即出现黑粪；超过 1000mL 时就可引起循环障碍，发生眩晕、出汗、血压下降和心率加速；在半小时之内超过 1500mL 时会发生休克。

2. 穿孔：溃疡病灶向深部发展穿透浆膜层则并发穿孔。溃疡穿孔临床可分为急性、亚急性和慢性三种类型。

消化性溃疡穿孔可引起三种后果。

①游离穿孔：溃破入腹腔引起弥漫性腹膜炎。②穿透性溃疡：溃疡穿孔受阻于毗邻实质性器官如肝、胰、脾等。③瘘管：溃疡穿孔入空腔器官如胆总管、横结肠等形成瘘管，少见。约1%~5%的十二指肠溃疡和胃溃疡可发生游离穿孔。十二指肠溃疡的游离穿孔多发生于前壁，后壁穿孔一般多并发出血或穿透入实质器官，但偶尔可见穿透入小网膜囊引起局限性腹膜炎甚或脓肿，此时有剧烈背痛。胃溃疡的游离穿孔多发生于小弯，主要表现为突发剧烈腹痛，持续而加剧，先出现于上腹，再逐步延及满腹，腹壁呈板样僵直，有压痛和反跳痛，半数有气腹征，肝浊音界消失，部分出现休克状态。后壁穿孔发生较慢，与相邻的实质器官（肝、胰）相粘连。这种穿透性溃疡改变了腹痛规律，变得顽固而持续。如穿透入胰，则腹痛放射至背部，血清淀粉酶显著升高。

3. 幽门梗阻：主要由十二指肠溃疡或幽门管溃疡引起。溃疡急性发作时可因炎症水肿和幽门部痉挛而引起暂时性梗阻，可随炎症的好转而缓解。慢性梗阻主要由于瘢痕收缩而呈持久性。幽门梗阻使胃排空延迟，上腹胀满不适，疼痛于餐后加重，常伴蠕动波，并有恶心、呕吐，大量呕吐后症状可暂时缓解，呕吐物含发酵酸性宿食。

4. 癌变：少数胃溃疡可发生癌变，癌变率在1%以下。十二指肠溃疡则不会癌变。

【治疗】

（一）中医辨证论治

1. 寒邪犯胃证

主症：胃痛暴作，恶寒喜暖，不欲饮食，口淡无味，泛吐清水，大便溏薄，小便清长。舌质淡红，苔白，脉弦紧。

治法：散寒止痛。

方药：良附丸加减。

处方：高良姜10g、香附10g、陈皮10g、川楝子10g、苏叶梗10g、附子6g、延胡索10g、焦三仙各10g。

2. 饮食停滞症

主症：胃脘胀痛拒按，嗳腐吞酸，不思饮食，呕吐不消化食物，吐后或矢气后痛减，大便不爽。舌苔厚腻，脉滑。

治法：消食导滞，和胃止痛。

方药：保和丸加减。

处方：陈皮 10g、清半夏 10g、茯苓 15g、枳壳 10g、大腹皮 10g、川楝子 10g、延胡索 10g、莱菔子 6g、连翘 15g、焦三仙各 10g。

3. 肝气犯胃证

主症：胃脘胀痛，痛连两胁，胸闷嗳气，每因郁怒烦恼而诱发或加重。舌苔薄白，脉弦。

治法：疏肝理气，和胃止痛。

方药：柴胡疏肝散加味。

处方：柴胡 10g、枳壳 10g、赤白芍各 10g、香附 10g、陈皮 10g、川楝子 10g、延胡索 10g、炙甘草 4g、郁金 10g、乌贼骨 15g、焦三仙各 10g。

4. 肝胃郁热证

主症：胃脘灼痛，痛势急迫，心烦易怒，泛酸嘈杂，口干口苦。舌红苔黄，脉弦数。

治法：疏肝理气，泄热和胃。

方药：左金丸加减。

处方：黄连 6g、吴茱萸 3g、陈皮 10g、清半夏 10g、栀子 10g、川楝子 10g、延胡索 10g、香橼皮 10g、佛手 6g、茯苓 15g、枳实 10g、全瓜蒌 15g、焦三仙各 10g、煅瓦楞子 15g。

5. 瘀血阻络证

主症：胃脘刺痛，痛处固定，食后加剧，入夜痛甚，或见吐血、黑便。舌紫暗或有瘀斑，脉涩。

治法：活血化瘀，通络止痛。

方药：失笑散合丹参饮加减。

处方：炒五灵脂（包）10g、生蒲黄（包）10g、丹参 15g、檀香 6g、延胡索 6g、香附 10g、郁金 10g、枳壳 10g、白芍 20g、甘草 10g、大黄炭 10g、蒲公英 15g、砂仁 3g。

6. 脾胃虚寒证

主症：胃脘隐痛，喜温喜按，空腹痛甚，得食痛减，劳累或受凉后发作或加重，泛吐清水，神疲纳呆，四肢倦怠，手足不温，大便溏薄。舌淡，苔白，脉虚弱。

治法：温中健脾，和胃止痛。

方药：黄芪建中汤加减。

处方：炙黄芪 15g、饴糖（烊化）30g、白芍 15g、桂枝 10g、干姜 10g、半夏 10g、陈皮 10g 、吴茱萸 5g、延胡索 6g、甘草 10g。

7. 胃阴亏虚证

主症：胃脘隐隐灼痛，似饥而不欲食，口干咽燥，五心烦热，大便秘结。舌红少津或苔花剥，脉细数。

治法：养阴益胃，和中止痛。

方药：一贯煎合芍药甘草汤加减。

处方：生地黄 15g、沙参 15g、麦冬 15g、当归 10g、枸杞子 10g、川楝子 10g、延胡索 10g、白芍 20g、香橼皮 10g、佛手 6g 、甘草 10g。

（二）西医治疗

治疗目的在于消除病因、解除症状、愈合溃疡、防止复发和避免并发症。消化性溃疡在不同的患者病因不尽相同，发病机制亦各异，所以对每一例患者应分析其可能涉及的致病因素及病理生理，给予适当的处理。

1. 一般治疗：注意休息，避免刺激性食物，戒烟酒，避免精神过度紧张和情绪波动。

2. 药物治疗：治疗消化性溃疡的药物可分为抑制胃酸的药物和保护胃黏膜的药物两大类，主要起缓解症状和促进溃疡愈合的作用。

（1）抑制胃酸药

①抗酸药：中和胃酸，可迅速缓解疼痛症状，如复方氢氧化铝 2~4 片 / 次，3 次 / d，饭前半小时服或胃痛发作时服，铝碳酸镁 1g / 次，3 次 / d，饭后 1h 服或胃痛发作时服、盖胃平 4 片 / 次，3 次 / d，饭后 1h 嚼碎服。

② H_2 受体阻断剂（H_2RA）：通过阻断胃黏膜壁细胞 H_2 受体而减少胃酸分泌。如西咪替丁 0.4g / 次，2 次 / d，或 0.8g / 次，睡前顿服，雷尼替丁 150mg / 次，2 次 / d，或 300mg / 次，睡前顿服，法莫替丁 20mg / 次，2 次 / d，或 40mg / 次，睡前顿服。

③质子泵抑制剂（PPI）：作用于壁细胞胃酸分泌终末步骤中的关键酶 H^+-K^+-ATP 酶，使其不可逆失活，因而抑酸作用比 H_2 受体阻断剂强且作用持久。如奥美拉唑

20mg / 次，1 次 / d；兰索拉唑 30mg / 次，1 次 / d，泮托拉唑 40mg / 次，1 次 / d。

（2）保护胃黏膜治疗：胃黏膜保护剂主要有三种，硫糖铝、胶体铋剂（有枸橼酸铋钾又名枸橼酸铋钾和胶体果胶铋）和前列腺素类药物（米索前列醇）。这些药物治疗 4~8 周的溃疡愈合率与 H_2 受体阻断剂相似。

①硫糖铝：抗溃疡机制主要与其黏附覆盖在溃疡面上阻滞胃酸 - 胃蛋白酶侵蚀溃疡面、促进内源性前列腺素合成和刺激表皮生长因子分泌等有关。如硫糖铝（1g / 次，4 次 / d，餐前服或睡前服）。

②胶体铋剂：在胃液 pH 条件下，可与溃疡面形成胶体薄膜，从而隔绝胃酸 - 胃蛋白酶对溃疡面的侵蚀，因而被称为“溃疡隔离剂”，有较强的抑制幽门螺杆菌作用。如枸橼酸铋钾 120mg / 次，4 次 / d，或 240mg / 次，2 次 / d，餐前或睡前服，胶体果胶铋 150mg / 次，3~4 次 / d，餐前或睡前服。

③米索前列醇：具有抑制胃酸分泌、增加胃十二指肠黏膜的黏液和碳酸氢盐分泌和增加黏膜血流等作用。如米索前列醇 200mg / 次，4 次 / d，餐前或睡前口服。

3. 根除幽门螺杆菌治疗：

（1）根除幽门螺杆菌治疗方案：可分为质子泵抑制剂为基础或胶体铋剂为基础加上两种抗生素的三联疗法及质子泵抑制剂、胶体铋剂合用两种抗生素的四联疗法。

①三联疗法：即一种质子泵抑制剂或一种胶体铋剂加上克拉霉素、阿莫西林、甲硝唑（替硝唑）三种抗生素中的两种，组成三联疗法。

②四联疗法：初次根除幽门螺杆菌治疗失败者可用。质子泵抑制剂、胶体铋剂合并两种抗生素组成的四联疗法。

（2）根除幽门螺杆菌治疗结束后是否需要继续抗溃疡治疗：须根据具体情况而定。若根除幽门旋杆菌治疗方案疗效高而溃疡面积又不很大时，单一抗幽门螺杆菌治疗就可使活动性溃疡有效愈合。若根除幽门螺杆菌治疗方案疗效较低、溃疡面积较大、抗幽门螺杆菌治疗结束时患者症状未缓解或近期有出血等并发症史，应考虑在抗幽门螺杆菌治疗结束后继续用抑制胃酸分泌药治疗 2~4 周。

（3）根除幽门螺杆菌治疗后复查：根除幽门螺杆菌治疗结束至少 4 周后进行复查，否则出现假阴性。

4. 非甾体抗炎药（NSAID）相关性溃疡的治疗和预防

（1）NSAID 相关性溃疡的治疗：应尽量暂停或减少 NSAID 剂量，检测幽门螺杆菌感染和进行根除治疗。用质子泵抑制剂治疗，溃疡的愈合可能不受或较少受到继续服用 NSAID 的影响，所以当未能中止 NSAID 治疗时，应选用质子泵抑制剂治疗。

（2）NSAID 相关性溃疡的预防：对长期应用 NSAID 的患者是否应常规给药预防溃疡仍有争论。既往有溃疡病史、高龄或有严重伴随疾病而同时应用抗凝血药或糖皮质激素者，可预防性地同时服用抗消化性溃疡药，质子泵抑制剂和米索前列醇均可预防 NSAID 诱发的胃溃疡和十二指肠溃疡。

5. 溃疡复发的预防

（1）幽门螺杆菌感染、服用 NSAID、吸烟等是影响溃疡复发的可除去的危险因素，应尽量除去。

（2）根除幽门螺杆菌治疗与维持治疗互补，才能最有效地减少溃疡复发和并发症。对溃疡复发同时伴有幽门螺杆菌感染复发者，可予根除幽门螺杆菌再治疗。

（3）下列情况则需用长程维持治疗来预防溃疡复发：不能停用 NSAID 者溃疡患者，无论幽门螺杆菌阳性还是阴性；幽门螺杆菌相关性溃疡，幽门螺杆菌感染未被根除；幽门螺杆菌相关性溃疡，幽门螺杆菌感染已被根除，但曾有严重并发症的高龄、有严重伴随病患者；非幽门螺杆菌、非 NSAID 溃疡。

（4）长程维持治疗：一般多用 H_2RA，常用方法为标准量半量睡前顿服。NSAID 溃疡复发的预防用质子泵抑制剂或米索前列醇而不推荐使用 H_2RA。奥美拉唑 10mg / d 或 20mg / d，口服，每周 2~3 次进行维持治疗。维持治疗的时间长短，须根据具体病情而定，短者 3~6 个月，长者 1~2 年。

6. 手术治疗：适应证为急性穿孔、瘢痕性肠梗阻、大量出血经内科紧急处理无效及内科治疗无效的溃疡、胃溃疡疑有癌变者。

（王文东　张立超　史慧）

第三章　循环系统疾病

第一节　原发性高血压病

原发性高血压是以血压升高为主要临床表现的综合征，通常简称为高血压。高血压是在一定的环境、遗传因素的作用下引起的心血管系统重构性疾病，是多种心、脑血管疾病的重要病因和危险因素，常引起严重心、脑、肾等重要脏器的结构和功能障碍，最终导致这些器官的功能衰竭。据 1999 年世界卫生组织 / 国际高血压联盟（WHO / ISH）建议，高血压的定义为：在未服抗高血压药情况下，收缩压≥ 18.7 kPa（140 mmHg）和（或）舒张压≥ 12.0 kPa（90mmHg）。并与《美国预防、检测、评估与治疗高血压全国联合委员会第六次报告》一致。

根据高血压病的主要临床表现，属于中医学"眩晕""头痛"范畴。

【病因病机】

本病病因未完全阐明，目前认为是在一定的遗传基础上由多种后天因素作用所致。这些后天因素包括：饮酒、吸烟、肥胖、社会心理因素（长时间的精神紧张、A 型性格、职业、经济条件等）及膳食高盐和过多的饱和脂肪酸。

疾病早期全身细小动脉痉挛，血压间歇性或持续性升高；中期全身细小动脉纤维组织增生，管壁增厚，管腔狭窄，血压持续性升高；晚期全身细小动脉管腔更加狭窄，血流量减少，脏器供血不足，重要脏器（心、脑、肾、视网膜）损害，产生功能障碍。

中医学认为，本病多因情志失调、饮食不节（过食肥甘厚味、饮酒过度）、先天不足、劳欲过度、内伤虚损等，导致肝、脾、肾脏腑功能失调，气血阴阳逆乱，瘀血痰浊内阻，髓海失养，或蒙扰清窍而成。病位在于清窍，与肝、脾、肾密切相关，病性为虚实夹杂，以虚证为主。

【诊断】

（一）症状

1. 缓进型高血压病：大多数起病缓慢、渐进，病程较长。早期可无症状，随着病情的进展可出现眩晕、头痛、头胀、颈项发僵、疲劳、心悸、耳鸣等症状，后期常出现心、脑、肾及大血管病变等并发症表现。

2. 急进型高血压：少数患者起病急骤，病情严重，发展迅速。舒张压多持续在 130~140mmHg 或更高，表现为头痛明显、视力模糊、眼底出血、渗出和视盘水肿等。肾脏损害突出，表现为持续蛋白尿、血尿及管型尿，可伴肾功能不全。病情进展迅速，不及时治疗则预后不佳，多死于肾衰竭、脑卒中或心力衰竭。

3. 高血压危象：包括高血压急症和高血压重症。

（1）高血压急症：指患者舒张压＞140mmHg，伴眼底出血、渗出和视盘水肿。表现为头痛、呕吐、恶心、嗜睡、失明、少尿，甚至抽搐、昏迷等症状，伴靶器官病变者可出现心绞痛、心肌梗死、肺水肿、急性动脉夹层瘤或高血压脑病。

高血压脑病：指高血压病程中发生急性脑血液循环障碍，引起脑水肿和颅内压升高而产生的临床征象。临床表现为严重头痛、呕吐、神志改变，轻者仅有烦躁、意识模糊，严重者可发生抽搐、昏迷。

（2）高血压重症：血压明显升高，但无重要器官迅速恶化的表现，如不处理会发展成高血压急症。

（二）体征

1. 患者初期仅在精神紧张、情绪波动时血压暂时升高。随病情发展，患者血压升高逐渐趋于明显而持久。根据血压升高的水平将高血压分为三级。

2. 主动脉瓣区第二心音亢进，收缩期杂音或收缩早期喀喇音，少数患者在颈部和腹部可听到血管杂音。

（三）实验室检查

1. 血常规：一般正常，急进型高血压可有微血管病性溶血性贫血，或血液黏稠度增加。

2. 尿常规：早期无异常，肾浓缩功能受损时尿比重下降，可有蛋白尿、红细胞、偶见管型。

3. 肾功能：早期正常，肾实质受损时血肌酐升高，内生肌酐廓清率下降。

4. 部分患者可伴有血脂异常和血尿酸增高。

（四）影像学检查

1. 胸部 X 线检查：左室肥厚时心胸比例增大，主动脉升、弓部迂曲延长，主动脉升、弓、降部扩张。

2. 心电图：左心室肥厚时心电图可显示左心室肥大或兼有劳损，心电图可出现P波增宽，亦可以出现房性、室性期前收缩，甚至心房颤动。

3. 超声心动图：室间隔、左室后壁肥厚，以室间隔肥厚为主，后期还可见左房和左室扩大。

（五）高血压分级分层

根据血压的高低、结合其危险因素的多少、有无靶器官损害、合并其他临床疾病情况，对高血压病进行分级危险分层。

（1）心血管疾病的危险因素：①收缩压和舒张压的水平（1~3 级）；②男性＞55 岁，女性＞65 岁；③吸烟；④总胆固醇＞6.1mmol / L（240mg / dL）或低密度脂蛋白胆固醇＞4.0mmol / L（160mg / dL）；⑤高密度脂蛋白胆固醇：男性＜1.0mmol / L（40mg / dL）女性＜1.2mmol / L（45mg / dL）；⑥一级亲属 50 岁前心血管病史；⑦肥胖，缺乏体力活动。

（2）靶器官损害：①左心室肥厚（心电图或超声心动图）；②微量白蛋白尿（20~300mg / d）；③ X 线或超声证实有广泛的动脉粥样硬化斑块（主动脉、颈动脉、冠状动脉、髂动脉和股动脉）；④高血压视网膜病变 III 或 IV 级。

（3）并存的临床情况：①糖尿病；②脑血管病（缺血性脑卒中、脑出血、短暂性脑缺血发作）；③心脏疾病（心肌梗死、心绞痛、冠状动脉血运重建、充血性心力衰竭）；④肾脏疾病（血浆肌酐浓度女性＞1.4mg / dL 或 120μmol / L、男性＞1.5mg / dL 或 133μmol / L）；⑤白蛋白尿＞300mg / d；⑥周围血管病。

【治疗】

（一）中医辨证论治

治疗原则为补虚泻实，调整阴阳，根据气血痰火湿瘀而分证辨证论治。

1. 肝火上炎证

主症：眩晕，头胀痛，每遇烦劳恼怒加重，面红目赤，急躁易怒，噩梦多，耳鸣如潮，口干口苦，便秘尿赤。舌红苔黄，脉弦数。

治法：平肝潜阳，清泻肝火。

方药：天麻钩藤饮加减；火热重者，龙胆泻肝汤加减。

处方：天麻 10g、钩藤 20g、石决明 30g、山栀 10g、黄芩 10g、牛膝 10g、杜仲

10g、桑寄生 10g、益母草 10g、茯神 10g、夜交藤 10g、生龙牡各 30g。

加减：失眠烦躁多梦者，加磁石、龙齿、琥珀、珍珠母镇心安神；肝阳化风，肢体麻木震颤者，加用全蝎、蜈蚣、地龙息风止痉；大便干者，加用大黄泻下清热。

2. 阴虚阳亢证

主症：眩晕久而不愈，耳鸣如蝉，二目干涩，腰膝酸软，健忘失眠，五心烦热。舌红无苔或少苔，脉细数。

治法：滋补肾阴，平肝潜阳。

方药：杞菊地黄丸加减。

处方：熟地黄 15g、山药 20g、山茱萸 20g、茯苓 10g、泽泻 10g、牡丹皮 10g、枸杞子 10g、菊花 10g。

加减：耳鸣者加深龙牡、珍珠母以平肝潜阳；腰膝酸软者，加用龟甲、鹿角胶、菟丝子，补肾填精；失眠健忘者加用阿胶、枣仁、黄连，配方中有清心安神、交通心肾；五心烦热甚者，加鳖甲、知母，滋阴清热。

3. 痰浊中阻证

主症：眩晕头重，胸闷恶心，呕恶痰涎，纳呆，身重，倦怠嗜睡。舌苔白厚腻，脉滑。

治法：燥湿化痰息风。

方药：半夏白术天麻汤加减。

处方：天麻 10g、白术 20g、陈皮 10g、半夏 10g、茯苓 30g、贝母 10g、竹茹 10g、甘草 10g。

加减：呕吐频繁者，加旋覆花、代赭石，胃降逆止呕；胸闷腹胀者，加白蔻仁、砂仁，理气化湿；嗜睡肢体沉重者，加石菖蒲、藿香、佩兰，芳香化浊开窍。

4. 瘀血阻络证

主症：头痛伴眩晕，头痛为跳痛、刺痛，兼见健忘失眠、面唇紫暗。舌暗或有瘀斑瘀点，苔白厚腻，脉弦涩。

治法：活血化瘀通窍。

方药：通窍活血汤加减。

处方：赤芍 9g、川芎 9g、桃仁 15g、红花 15g、老葱 9g、大枣 10g、麝香 0.1g、黄酒 250g。

神疲乏力，少气多汗者加黄芪；畏寒肢冷者，加附子、桂枝；天气变化加重或当风而发，重用川芎，加防风、白芷、荆芥、天麻以理气祛风。

5. 气血亏虚证

主症：头晕目眩，动则加剧，遇劳则发，面色苍白，神疲乏力，心悸少寐。舌淡苔薄白，脉细弱。

治法：补养气血，健运脾胃。

方药：归脾汤加减。

处方：黄芪 30g、党参 20g、白术 15g、龙眼肉 15g、酸枣仁 10g、茯苓 15g、当归 12g、远志 3g、木香 10g、甘草 6g。

加减：气虚卫阳不固，自汗时出，重用黄芪、加防风、浮小麦，益气固脉敛汗；气虚湿盛，泄减便溏者，加薏苡仁、泽泻、白扁豆；若中气不足，清阳不升，眩晕并见气短乏力，食欲缺乏神疲，便溏下坠，脉象无力者，可用补中益气汤补中益气，升清降浊。

6. 脾肾阳虚证

主症：头脑昏沉，困倦嗜睡，疲乏无力，食欲不佳，食后胀满，大便溏薄，进冷食后易腹泻，时有腹痛，畏寒肢冷，夜尿频，但排尿不爽，时有下肢水肿。舌淡体胖有齿痕，苔白腻，脉沉无力。

治法：温补脾肾，化湿利水。

方药：真武汤加减。

处方：茯苓 15g、白术 15g、芍药 10g、生姜 9g、炮附子 6g。

加减：嗜睡重者加郁金、石菖蒲、砂仁，化湿开窍醒脾；夜尿频、小便不爽者加菟丝子、山茱萸、桑螵蛸、金樱子、小茴香，补肾缩尿，软坚散结；水肿甚者加干姜、桂枝、车前子、猪苓，温阳利水。

（二）西医治疗

1. 目前常用的降压药物，可归纳为五大类 即利尿剂、钙通道阻滞剂、β 受体阻滞剂、血管紧张素转化酶抑制剂、血管紧张素 II 受体阻滞剂，均可以作为高血压病的起始及维持用药，α 受体阻滞剂在联合用药时亦可以考虑。

（1）利尿剂：适用于轻、中度高血压，尤其适用于老年人收缩期高血压、心力衰竭伴高血压的治疗。可单独使用，更适宜与其他类降压药合用。

氢氯噻嗪 12.5～25mg / 次，1～2 次 / d，口服。

螺内酯 20mg / 次，1～2 次 / d，口服。

呋塞米 20～40mg / 次，1～2 次 / d，口服。

（2）钙通道阻滞剂（CCB）：降压迅速，作用稳定为其特点，可用于中、重度高血压的治疗，尤其适用于老年人收缩期高血压。主要不良反应是起始治疗阶段可出现反射性交感神经活性增强，引起心率增快、面部潮红、头痛、下肢水肿等，包括维拉帕米、地尔硫革、二氢吡啶类三组化学结构不同的药物。

维拉帕米 40～80mg / 次，2～3 / 次 / d，口服。

维拉帕米控释、缓释剂 240mg / 次，1 次 / d，口服。

地尔硫倬 30mg / 次，3 次 / d，口服。

地尔硫革控释、缓释剂 90～200mg / 次，1 次 / d，口服。

硝苯地平控释剂 30～60mg / 次，1 次 / d，口服。

硝苯地平缓释剂 10～30mg / 次，2 次 / d，口服。

非洛地平控释、缓释剂 2.5～10mg / 次，1 次 / d，口服。

氨氯地平 5～10mg / 次，1 次 / d，口服。

（3）β 受体阻滞剂：降压作用缓慢，1～2 周内起作用，适用不同度高血压，尤其是心率较快的中青年患者或合并心绞痛、心肌梗死后的高血压患者。β 受体阻滞剂对心肌收缩力、窦性心律及房室传导均有抑制，不宜与维拉帕米、地尔硫倬合用。冠心病患者长期用药后不宜突然停药，可诱发心绞痛。急性心力衰竭、支气管哮喘、病态窦房结综合征、2～3 度房室传导阻滞和外周血管病禁用。主要有：

普萘洛尔 10～20mg / 次，2～3 次 / d，口服。

美托洛尔 25～50mg / 次，2 次 / d，口服。

比索洛尔 2.5～10mg / 次，1 次 / d，口服。

卡维洛尔 12.5～25mg / 次，1～2 次 / d，口服。

（4）血管紧张素转化酶抑制剂（ACEI）：对各种程度的高血压均有一定的降压作用，伴心力衰竭、左心室肥大、心肌梗死后、糖耐量减低或糖尿病肾病蛋白尿等合并症的患者尤为适宜。妊娠、高钾血症、双肾动脉狭窄者禁用。常用：

卡托普利 12.5～50mg / 次，2～3 次 / d，口服。

依那普利 5～10mg / 次，2 次 / d，口服。

培哚普利 4~8mg / 次，1 次 / d，口服。

贝那普利 10~20mg / 次，1 次 / d，口服。

福辛普利 10~20mg / 次，1 次 / d，口服。

（5）血管紧张素Ⅱ受体阻滞剂：降压作用平稳，可与大多数降压药物合用，包括血管紧张素转化酶抑制剂，不良反应同血管紧张素转化酶抑制剂。常用：

氯沙坦 25~100mg / 次，1 次 / d，口服。

缬沙坦 80~160mg / 次，1 次 / d，口服。

依贝沙坦 150~300mg / 次，1 次 / d，口服。

替米沙坦 40~80mg / 次，1 次 / d，口服。

坎地沙坦 4~8mg / 次，1 次 / d，口服。

（6）α 受体阻滞剂：选择性 α_1 受体阻滞剂通过阻断突触后膜的 α_1 受体，使血管扩张、血压下降。本类药物降压作用明确，对血糖、血脂代谢没有不良反应为其优点，可能出现直立性低血压、耐药性，而使应用受到限制。

哌唑嗪 0.5~2mg / 次，3 次 / d，口服。

特拉唑嗪 2mg / 次，1 次 / d，口服。

2. 降压药的应用

（1）用药选择

①合并心力衰竭者，宜选择利尿剂、血管紧张素转化酶抑制剂、血管紧张素 II 受体阻滞剂。

②老年人收缩期高血压，宜选用利尿剂、长效二氢吡啶类钙通道阻滞剂。

③合并糖尿病、蛋白尿或轻、中度肾功能不全（非肾血管性），可用血管紧张素转化酶抑制剂。

④心肌梗死后的患者，可选择无内在拟交感活性的 β 受体阻滞剂或血管紧张素转化酶抑制剂（尤其伴收缩功能不全者）。对稳定型心绞痛患者，也可选用钙通道阻滞剂。

⑤对伴有脂质代谢异常的患者可选用 α_1 受体阻滞剂，不宜用利尿剂、β 受体阻滞剂。

⑥对伴妊娠者，不宜用血管紧张素转化酶抑制剂、血管紧张肽 II 受体阻滞剂，可选用 β 受体阻滞剂。

⑦对合并支气管哮喘、抑郁症、糖尿病患者不宜用 β 受体阻滞剂；痛风患者不宜用利尿剂；合并心脏起搏传导障碍者不宜用 β 受体阻滞剂及非二氢吡啶类钙通道阻滞剂。

（2）降压目标及应用方法

①降压目标：有效的治疗必须使血压降至正常范围，即降到 140 / 90mmHg 以下，中青年患者血压降至 130 / 85mmHg 以下；合并糖尿病或肾脏病变高血压患者，治疗应使血压降至 130 / 80mmHg 以下。

②应用方法：原发性高血压诊断一旦确立，通常需要终身治疗。对于轻、中度高血压患者宜从小剂量或一般剂量开始，2～3 周后血压得到满意控制，可以逐渐减少降压药的剂量，但一般仍需长期用药，中止治疗后高血压仍将复发。如血压未能满意控制可增加剂量或换用其他类药物，必要时可用两种或两种以上药物联合治疗。

较好的联合用药方法有：利尿剂与 β 受体阻滞剂，利尿剂与血管紧张素转化酶抑制剂或血管紧张素 II 受体阻滞剂，二氢吡啶类钙通道阻滞剂与 β 受体阻滞剂，钙通道阻滞剂与血管紧张素转化酶抑制剂，α 受体阻滞剂与 β 受体阻滞剂。联合用药可减少每种用药剂量、减少不良反应而降压作用增强。

3. 高血压急症的治疗：迅速降压，高血压急症时必须使血压迅速下降，以静脉给药最为适宜。

（1）硝普钠：用于各种高血压急症，25～50mg 加 5% 葡萄糖注射液 500mL，开始以 10～25μg / min 静脉滴注。密切观察血压，根据血压反应每隔 5min 增加剂量 1 次，每次增加 10μg / min 左右，直至疗效满意。

（2）硝酸甘油：用于急性心力衰竭和急性冠脉综合征的高血压患者，25～50mg 加 10% 葡萄糖注射液 500mL，开始以 5～10μg / min 静脉滴注。密切观察血压，根据血压反应每隔 5min 增加剂量 1 次，每次增加 10μg / min，直至疗效满意。

（3）尼卡地平：用于高血压危象及急性脑血管的高血压急症，降压同时改善脑血流量，开始时从每分钟 0.5μg / kg 静脉滴注，逐步增加至 6μg / kg，根据血压调整计量。

（4）乌拉地尔：用于各种高血压急症，首剂 12.5～25mg，随后 100mg 加 5% 葡萄糖注射液 500mL，开始以 1～5μg / min · kg 静脉滴注，密切观察血压，根据血压反应每隔 5min 增加剂量 1 次，至疗效满意。

4. 几种常见高血压急症的处理原则

（1）脑出血：急性期血压明显升高是因应激反应和颅内压增高，原则上实施血压监控与管理，不实施降压治疗。血压极度升高的情况下，可在血压监测下进行降压治疗，但血压不能低于 160 / 100mmHg。

（2）脑梗死：患者在数天内血压常自行下降，而且波动较大，一般不需要做高血压急症处理。

（3）急性冠脉综合征：患者血压升高可能与疼痛、心肌缺血的应激反应有关。血压升高增加心肌耗氧量，加重心肌缺血和扩大梗死面积，可能增加溶栓治疗过程中脑出血发生率。应选择硝酸甘油或地尔硫革静脉滴注，也可选择口服 β 受体阻滞剂和血管紧张素转化酶抑制剂治疗。血压控制目标是疼痛消失，一般舒张压应＜ 100mmHg。

（4）急性左心室衰竭：降压治疗有较明显的独特疗效，硝普钠或硝酸甘油是较佳的选择，需要时还应静脉注射袢利尿剂。

第二节　动脉粥样硬化

动脉硬化以血管壁增厚变硬，失去弹性和管腔缩小为特点，常见动脉硬化有动脉粥样硬化、小动脉硬化和动脉中层钙化三种。小动脉硬化是小型动脉弥漫性增生性病变，主要发生在高血压患者。动脉中层钙化多累及中型动脉，常见于四肢动脉，在管壁中层有广泛钙沉积，多无明显症状，其临床意义不大。

动脉粥样硬化是动脉硬化中最常见、最重要的一种类型，特点是受累动脉的病变从内膜开始，先后有多种病变并存，包括局部有脂质和复合糖类积聚、纤维组织增生和钙质沉着，合并动脉中层的逐渐蜕变。继发性病变尚有斑块出血、斑块破裂和血栓形成。现代分子生物学技术显示，动脉粥样硬化病变具有平滑肌细胞增生，大量胶原纤维、弹性纤维和蛋白多糖等结缔组织基质形成，细胞内、外脂质积聚的特点。

中医学没有“动脉粥样硬化”病名，根据病因、临床表现及并发症，其相关论述散见于“偏枯”“胸痹”“眩晕”“中风”“痰症”“瘀症”“脱疽”等。

【病因病机】

动脉粥样硬化是多种因素作用于不同环节所致，主要危险因素有血脂异常、高血压、糖尿病和高胰岛素血症、血同型半胱氨酸增高、吸烟、性别、年龄、遗传及肥胖等，次要因素有不良的饮食生活习性、感染等。

本病发病机制复杂，目前较为认同的为损伤反应学说。该学说认为，以上各种因素对动脉内皮损伤，损伤后可表现为功能紊乱或解剖损伤，内皮的通透性增加，导致动脉壁的系列慢性炎症反应。血浆中脂类沉积血管壁后被氧化，内皮下层单核细胞分化成巨噬细胞吞噬高度氧化的低密度脂蛋白而形成泡沫巨噬细胞，泡沫巨噬细胞与迁入内膜的平滑肌细胞共同形成脂质条纹，进一步形成脂质纤维帽、粥样斑块。美国心脏病学会根据其发展过程将其细分为6型：

I型病变：为脂质点，又称起始病变，为小范围巨噬细胞含脂滴形成的泡沫细胞集聚而成。

II型病变：为脂质条纹，内膜出现黄色条纹，由成层巨噬泡沫细胞组成，内膜有平滑肌细胞也含脂质，细胞外间隙也含脂质。脂质成分为胆固醇酯、胆固醇和磷脂。

III型病变：为斑块前期。平滑肌细胞被大量细胞外脂质所形成的脂小池包围，尚未形成脂质核心。

IV型病变：为粥样斑块。细胞外脂质融合形成脂质核心，但脂核的纤维帽尚未形成。

V型病变：为纤维粥样斑块。在IV型的基础上有明显纤维增生，脂核与内皮之间形成纤维帽。Va型指纤维粥样斑块，纤维帽较薄；V_b型指有钙盐沉着的斑块；Vc型斑块已纤维化，IV型和Va型因斑块含脂量高而易破裂。

VI型病变：又称复合病变。VIa型病变指斑块破裂或溃疡，由IV型和Va型病变破溃而成；VIb型病变指壁内血肿，为粥样斑块中出血所致；VIc型病变指血栓形成，为粥样斑块破溃后粥样物质进入血流成为栓子。附壁血栓形成又加重管腔的狭窄甚至使之闭塞，在血管逐渐闭塞的同时，逐渐形成来自附近血管的侧支循环，血栓机化后又可以再通，从而使局部血流得以部分恢复。

动脉粥样硬化主要累及体循环系统的大型弹力型动脉（主动脉及其第一分支）和中型肌弹力型动脉（以冠状动脉、脑动脉罹患最多，髂动脉和肢体各动脉尤其下肢动脉、肾动脉和肠系膜动脉次之，脾动脉也可受累）。根据受累的动脉不同，表现为主动脉及其主要分支粥样硬化、冠状动脉粥样硬化、脑动脉粥样硬化、肾动脉粥样硬化、肠系膜动脉粥样硬化、四肢动脉粥样硬化等。

中医学认为，本病多由年老体弱、久病失养、饮食不节、情志失调导致心、肝、脾、肾功能紊乱，气滞痰浊瘀血，闭阻脉络发为本病。本病的病位在于脉络，兼及心、脑，病性为本虚标实，病机以气血阴阳亏虚为本，气滞、血瘀、痰热为标。

【诊断】

（一）症状

临床表现多因病变造成的血管狭窄引起，与受累器官有关。病程分为隐匿期、缺血期、坏死期和纤维化期。早期一般多无明显症状，有时可表现脑力和体力减退。按受累动脉部位表现为：

1. 主动脉粥样硬化：大多无特异症状。主动脉粥样硬化可形成主动脉瘤，腹主动脉瘤。胸主动脉瘤时可引起胸痛、气急、吞咽困难、咯血、声带因喉返神经受压而麻痹引起声音嘶哑、气管移位或阻塞、上腔静脉或肺动脉受压等表现。主动脉瘤一旦破裂，表现为剧烈胸或腹痛、血压下降、休克，可迅速致命。

2. 冠状动脉粥样硬化：病变轻可无症状，冠状动脉管腔狭窄导致明显缺血时，出现各种临床症状，如心绞痛、心肌梗死、心肌纤维化等表现。

3. 脑动脉粥样硬化：脑缺血可引起眩晕、头痛和昏厥等症状。脑动脉血栓形成或破裂出血时引起脑血管意外，表现头痛、眩晕、呕吐、意识障碍、肢体瘫痪、偏盲、失语等（参见“急性脑血管病”）。疾病后期脑萎缩可引起痴呆，表现精神变态、行为失常、智力和记忆力减退、性格变态等。

4. 肾动脉粥样硬化：临床不常见，可由于肾动脉狭窄而引起顽固性高血压，年龄在 55 岁以上而突发高血压者，应考虑本病的可能。如合并肾动脉血栓形成，出现肾区痛、发热、少尿等。长期肾缺血可引起肾萎缩而发展为肾衰竭。

5. 肠系膜动脉粥样硬化：出现消化不良、肠道张力减退、便秘和腹痛等症状。血栓形成表现剧烈腹痛、腹胀和发热。肠壁坏死时，可引起便血、麻痹性肠梗阻和休克等症状。

6. 四肢动脉粥样硬化：下肢多见，表现下肢发凉、麻木、间歇性跛行（行走时出现腓肠肌麻木、疼痛、痉挛，休息后消失，再行走时症状再次出现），严重者可表现持续性疼痛，下肢动脉尤其足背动脉搏动减弱或消失。动脉管腔如完全闭塞可产生坏疽。

（二）体征

早期无明显体征，触诊时可发现浅表动脉如颞动脉、桡动脉、肱动脉等增粗、纡曲、变硬。

1. 主动脉粥样硬化：收缩压升高而脉压增宽，桡动脉触诊可类似促脉。叩诊时可发现胸骨后主动脉浊音区增宽，主动脉瓣区第二心音亢进而带有金属音，合并收缩期杂音。形成主动脉瘤时腹部有搏动性肿块，腹壁上相应部位可听到杂音，股动脉搏动可减弱。

2. 冠状动脉粥样硬化：心浊音界可轻度至中度增大，血压升高，心率可增快，心尖区第一心音减弱，可出现第三、第四心音奔马律。

3. 脑动脉粥样硬化：早期无明显体征，脑动脉血栓形成或破裂出血时可出现生理反射减弱或消失及各种病理征。

4. 肾动脉粥样硬化：临床不常见，可由于肾动脉狭窄而骤然血压增高。

5. 肠系膜动脉粥样硬化：体重下降，部分腹部可听到收缩期血管杂音，发病早期腹痛、腹泻，肠鸣音增强，治疗不及时可导致肠肌麻痹，出现压痛、反跳痛、肠鸣音减弱等肠梗阻征象。

6. 四肢动脉粥样硬化：下肢多见，动脉搏动减弱或消失，血压降低或测不出。上肢病变两臂血压相差＞ 20mmHg，患肢动脉如部分阻塞则狭窄区可听到收缩期血管杂音（提示管腔减少≥ 70%）。少数患者可扪及动脉瘤，见于腋窝或腹沟韧带以下的股动脉部，皮肤颜色改变，患肢皮肤温度低。

（三）辅助检查

1. 血液检查：本病缺乏敏感而有特异性的早期实验室诊断方法。

（1）血脂：部分患者有脂质代谢异常，主要表现为总胆固醇（TC）、低密度脂蛋白胆固醇（LDL–C）、三酰甘油（TG）增高，高密度脂蛋白胆固醇（HDL–C）减低，载脂蛋白 A（ApoA）降低、载脂蛋白 B（ApoB）和脂蛋白 a（Lpa）增高。

（2）部分患者炎症标志，如血 C 反应蛋白、血同型半胱氨酸水平增高。

2. X 线检查：主动脉粥样硬化 X 线检查可见主动脉结向左上方凸出，主动脉影增宽与扭曲，有时可见片状或弧状钙质沉着阴影。主动脉粥样硬化形成主动脉瘤时 X 线检查可见主动脉的相应部位增大。

3. 多普勒超声：有助于判断颈动脉、四肢动脉和肾动脉的血流情况和血管病变。

4. 肢体电阻抗图、脑电阻抗图以及脑电图：判断四肢和脑动脉的功能情况。

5. X 线、CT 或磁共振断层显像：有助判断胸腹主动脉、肾动脉以及脑组织的病变情况。磁共振对动脉内膜、较大动脉的分支及夹层动脉瘤均能显像。

6. 放射性核素检查：有助于了解脑、心、肾组织的血供情况。

7. 动脉造影：动脉造影可显示主动脉、冠状动脉、脑动脉、肾动脉、肠系膜动脉、四肢动脉粥样硬化所造成的管腔狭窄或动脉瘤病变，病变的所在部位、范围、程度和侧支循环情况，有助于确定外科治疗的适应证和选择施行手术的方式。

8. 血管内超声显像和血管镜检查：侵入性血管内超声显像可从管腔内显示血管的横截面，直接观察粥样硬化病变本身，并根据病变的回声特性了解病变的性质、组成，较造影更敏感和准确；血管镜在识别粥样病变基础上的血栓形成方面有独特的作用。

【治疗】

（一）中医辨证论治

动脉粥样硬化早期多无症状，后期累及冠状动脉、脑动脉以及四肢动脉时才会出现各种证候，常见证候类型有：

1. 肝郁脾虚证

主症：胁肋胀痛，痛无定处，头痛目眩，心悸不宁，胸闷，善太息，大便溏薄，女子月经不调，乳房胀痛。舌淡苔白腻，脉弦滑。

治法：疏肝健脾，养血活血。

方药：逍遥散加减。

处方：柴胡 10g、川楝子 10g、白芍 10g、茯苓 10g、白术 l0g、当归 10g、薄荷 6g、炙甘草 6g。

加减：若胁肋疼痛明显者，加香附、延胡索，理气止痛；若郁久化热，烦躁易怒，烘热汗出者，加牡丹皮、栀子，清热除烦；血虚明显者，加熟地黄或生地黄以养血调经。

2. 痰浊阻滞证

主症：形体肥胖，痰多，心悸，健忘痴呆，心胸憋闷，时有隐痛，眩晕头重如蒙，脘腹痞满，纳呆呕恶，四肢倦怠，肢体困重。苔白腻，脉弦滑。

治法：健脾化痰，理气通络。

方药：二陈汤加减。

处方：陈皮 10g、半夏 10g、茯苓 10g、白术 15g、党参 15g、丹参 20g、郁金 10g、

甘草 10g。

加减：眩晕头重如裹者，加天麻、菊花、菖蒲，祛风化湿开窍；胸脘痞闷者，加瓜蒌、薤白，化痰泻浊；纳呆呕恶者，加白豆蔻、砂仁，芳香醒脾。

3. 瘀血阻络证

主症：胸闷胸痛，心悸怔忡，眩晕头痛，下肢疼痛，夜间尤甚，局部皮肤暗红或青紫，下垂时更甚，抬高时苍白，患肢动脉搏动消失，趾甲增厚，肌肤甲错，局部皮肤干燥无汗。舌暗红或有瘀斑、瘀点，苔薄白，脉弦涩结代。

治法：活血化瘀，理气通络。

方药：血府逐瘀汤加减。

处方：当归 10g、桃仁 10g、红花 10g、生地黄 10g、白芍 10g、川芎 10g、柴胡 10g、枳壳 10g、桔梗 10、g 牛膝 15g、甘草 10g。

加减：心悸怔忡失眠者，加酸枣仁、远志、夜交藤；下肢痛甚者，加全蝎、蜈蚣、丹参，活血止痛。

4. 痰热瘀阻证

主症：形体肥胖，胸闷痛或头昏胀痛，痛有定处，性情急躁，口苦心烦，咳吐黄痰，患肢疼痛，破溃流脓，麻木刺痛，间歇跛行，大便秘结。舌质红，舌边有瘀斑、点，苔黄腻，脉弦滑数。

治法：清热化痰，活血止痛。

方药：小陷胸汤合桃红四物汤加减。

处方：瓜蒌 20g、黄连 10g、半夏 10g、当归 20g、红花 10g、赤芍 20g、川芎 10g、桃仁 10g、甘草 6g。

加减：痰热偏重者，加胆南星、竹茹等，清热化痰；肢体溃烂者加金银花、紫花地丁、玄参，凉血解毒；瘀血较明显者，加丹参、鸡血藤等，活血化瘀；便秘者加大黄、芒硝，通腹泻热。

5. 气血两虚证

主症：心悸失眠，头晕目眩，动则尤甚。遇事善忘，面色无华，爪甲色淡，神疲倦怠，声低气短，患肢创面暗红或淡而不鲜，生长缓慢，久不愈合，皮肤干燥，肌肉萎缩，趾甲增厚。舌淡，苔薄白，脉细弱。

治法：补益气血，和血通络。

方药：十全大补汤加减。

处方：人参 10g、炙黄芪 30g、炒白术 30g、茯苓 30g、当归 15g、生地黄 15g、川芎 l0g、赤白芍各 15g、甘草 10g。

加减：失眠心悸者，加酸枣仁、龙眼肉、夜交藤，养血安身；创面久不愈合者，加鸡血藤、皂角刺，排毒活络。

6. 阴虚内热证

主症：眩晕耳鸣，失眠心悸，健忘胸闷，五心烦热，急躁易怒，腰膝酸软，患肢疼痛剧烈，入夜更甚，抱膝而坐，彻夜不眠，患肢干枯焦黑，口干咽燥。舌质红或绛少津，苔剥，脉细数。

治法：滋阴清热。

方药：知柏地黄丸加减。

处方：熟地黄 15g、山药 20g、山茱萸 15g、牡丹皮 15g、茯苓 10g、泽泻 10g、知母 15g、黄柏 10g。

加减：眩晕耳鸣者，加桑寄生、首乌、杜仲，补肾填精；阴虚火旺者，加桑白皮、地骨皮，清虚热；下肢枯焦溃烂者，上方合四妙勇安汤，清热解毒、活血通络。

7. 脾肾阳虚证

主症：胸闷胸痛，心悸气短，眩晕耳鸣，倦怠懒言，面白苍白，腰膝冷痛，畏寒喜暖，或肢体麻木疼痛，皮肤苍白、潮红、紫红，触之冰冷，足背动脉搏动减弱或消失，间歇性跛行，纳呆便溏。舌淡白，脉沉细或结代。

治法：温补脾肾。

方药：右归饮加减。

处方：熟地黄 15g、山药 20g、山茱萸 15g、枸杞子 15g、茯苓 10g、附子 10g、杜仲 10g、肉桂 5g、干姜 10g、甘草 10g。

加减：五更泄泻便溏者，加补骨脂、吴茱萸、白术，温肾健脾止泻；肢体冷痛，加桂枝、细辛、伸筋草，温阳散寒通络。

（二）西医治疗

1. 药物治疗

（1）扩张血管药物：

尼莫地平 20mg / 次，3 次 / d，口服，扩张脑血管较好。

硝苯地平缓释片 10~20mg / 次，2 次 / d，口服，扩张冠状血管较好。

已酮可砼 400mg / 次，3 次 / d，口服，扩张四肢血管较好。

（2）调节血脂药物：

调脂目标：总胆固醇（TC）＜ 4.68mmol / L、低密度脂蛋白胆固醇（LDL-C）＜ 2.6mm / L、三酰甘油（TG）＜ 1.7mmol / L。按血脂异常的具体情况选用下列调脂药：

①主要降低胆固醇，同时降低三酰甘油的药物：辛伐他汀 10~40mg / 次，1 次 / d，口服；普伐他汀 10~40mg / 次，1 次 / d，口服；氟伐他汀 20~40mg / 次，1 次 / d，口服；阿托伐他汀 10~80mg / 次，1 次 / d，口服。

②主要降低三酰甘油，同时降低胆固醇的药物：贝特类：吉非贝齐 300~600mg / 次，2 次 / d，口服；非诺贝特 100mg / 次，3 次 / d，口服；烟酸类：烟酸 100~500mg / 次，3 次 / d，口服；阿昔莫司 500mg / 次，3 次 / d，口服；不饱和脂酸类：包括从植物油提取的亚油酸和亚油酸乙酯等、从鱼油提取的多价不饱和脂酸如二十碳 –5– 烯酸和二十二碳 –6– 烯酸，如海鱼油制剂 5~10g / 次，2 次 / d，口服；多烯康丸 1.8g / 次，3 次 / d，口服。

③降低血胆固醇的药物：胆酸螯合树脂（考来烯胺）4~5g / 次，3 次 / d，口服；普罗布考 500mg / 次，2 次 / d，口服；降低肠道胆固醇吸收的药物：依折麦布 10mg / d；其他调脂药：如维生素 C 1g / d，口服；维生素 B_6 50mg / 次，3 次 / d，口服；维生素 E 100mg / 次，3 次 / d，口服。

（3）抗血小板药物：抗血小板黏附和聚集的药物，可防止血栓形成，可能有助于防止血管阻塞性病变发展。

①环氧酶抑制剂：肠溶阿司匹林 75~100mg / 次，1 次 / d，口服。

②抑制腺苷二磷酸活化血小板药物：

噻氯匹啶 250~500mg / 次，1~2 次 / d，口服；

氯比格雷 75mg / 次，1 次 / d，口服。

③血小板糖蛋白 IIb / IIIa 受体阻滞剂：阿昔单抗先注射 0.25mg / kg，后静脉滴注 10μg / kg · h，共使用 12h。

（4）溶栓和抗凝药物：适用于动脉内形成血栓导致管腔狭窄或阻塞者，以纤溶酶原激活剂激活血栓中的纤溶酶原，使其转为纤溶酶而溶解动脉内的血栓。

2. 手术治疗：对狭窄或闭塞的血管实施再通、重建或旁路移植等外科手术，以恢复动脉的供血。

3. 基因治疗：对细胞缺乏低密度脂蛋白受体而引起家族性高胆固醇血症，用含有低密度脂蛋白受体基因逆转录病毒转染自体肝细胞，输入患者体内，总胆固醇和低密度脂蛋白胆固醇明显下降，作用持续 16 周以上。

第三节　冠状动脉粥样硬化性心脏病

冠状动脉粥样硬化性心脏病是指冠状动脉粥样硬化使管腔狭窄或阻塞，和（或）冠状动脉功能性改变（痉挛）导致心肌缺血、缺氧或坏死而引起的心脏病，称为冠状动脉性心脏病，简称冠心病，亦称缺血性心脏病。根据冠状动脉病变的部位、范围、程度的不同，1979 年世界卫生组织（WHO）将本病分为五种临床类型：无症状型冠心病、心绞痛型冠心病、心肌梗死型冠心病、缺血性心肌病型冠心病、猝死型冠心病。

冠状动脉粥样硬化性心脏病中最常见的两种类型是心绞痛和心肌梗死，临床上以胸部憋闷疼痛，放射及肩背为主要特点，属中医学“胸痹”“厥心痛”“真心痛”范畴。

【病因病机】

冠状动脉粥样硬化是冠状动脉粥样硬化性心脏病的发病主因，劳累、情绪激动、饱食、受寒、急性循环衰竭等常为诱因。冠状动脉血流量不能满足心肌代谢的需要，引起心肌急剧的、暂时的缺血缺氧时，出现心绞痛。冠状动脉管腔内血栓形成、粥样斑块破溃、粥样斑块内或其下发生出血或血管持续痉挛，使冠状动脉完全闭塞，心肌严重而持久的急性缺血达 1h 以上，即可发生心肌坏死而致心肌梗死。

中医学认为，本病的病位在心，兼及肝、脾、肾，病性为本虚标实，气血阴阳亏虚为本，气滞、寒凝、瘀血、痰浊为标。

【诊断】

（一）心绞痛

1. 症状：典型心绞痛包括如下几个方面。

（1）部位：心绞痛部位多在胸骨后或左前胸，范围常不局限，可放射到颈部、咽部、颌部、上腹部、肩背部、左臂、左手指内侧等。

（2）性质：常呈紧缩感、绞榨感、烧灼感、胸憋、胸闷或有窒息感、沉重感，有的患者主诉胸部不适，或表现为气短乏力。

（3）持续时间：呈阵发性，约1~15min，一般时间3~5min。

（4）诱发因素：由体力劳动或情绪激动所激发，饱食、寒冷、吸烟、心动过速、休克等亦可诱发。

（5）缓解方式：停止原来诱发症状的活动或休息后，或舌下含硝酸甘油，1~3min内完全缓解。

2. 体征：患者平时一般无异常体征。心绞痛发作时，常见心率增快、血压升高、表情焦虑、皮肤冷或出汗，有时出现第四或第三心音奔马律，可有暂时性心尖部收缩期杂音。

3. 辅助检查

（1）心电图检查：是发现心肌缺血、诊断心绞痛最常用的检查方法。

①静息时心电图：约半数患者心电图正常，也可呈慢性冠状动脉供血不足，或陈旧性心肌梗死。

②发作时心电图：绝大多数患者可出现暂时性心肌缺血引起的ST段移位。心内膜下心肌缺血，常见ST段压低0.1mV以上，发作缓解后恢复，有时出现T波倒置。平时有T波持续倒置的患者，发作时可变为直立即所谓“假性正常化”。变异型心绞痛发作时，心电图上可见有关导联ST段一过性抬高。

③心电图连续监测：可发现缺血性ST-T改变，如心电图显示ST-T改变而同时患者无心绞痛为无痛性心肌缺血。

④心电图运动负荷试验：心电图改变主要以ST段水平型或下斜型压低≥0.1mv持续2min为阳性。

（2）超声心动图：了解心脏内部结构、室壁运动、心功能，部分患者出现局部收缩性室壁运动异常。不能耐受运动负荷的患者，可以做双嘧达莫、腺苷及多巴酚丁胺药物负荷试验。

（3）放射性核素检查：

① ^{201}T1或 ^{99m}Tc-MIBI-心肌显像或兼做负荷试验：^{201}Tl（铊）随冠状血流很快被正常心肌细胞所摄取。休息时铊显像所示灌注缺损主要见于心肌梗死后瘢痕部位区。在冠状动脉供血不足部位的心肌，明显的灌注缺损主要见于运动后缺血，变异型心绞

痛发作时心肌急性缺血区显示特别明显的灌注缺损。

②放射性核素心腔造影：可显示冠心病患者左心室射血分数及室壁局部运动障碍。

③正电子发射断层心肌显像（PET）：可判断心肌的血流灌注情况外，了解心肌的代谢情况，可准确评估心肌的活力。

（4）多层 CT 或电子束 CT：可检出冠状动脉钙化，并非所有钙化均为冠心病。

（5）CT 造影：为显示冠状动脉病变及形态的无创检查方法，有较高阴性预测价值。若 CT 冠状动脉造影未见狭窄病变，基本除外冠心病。

（6）冠状动脉造影：为有创检查，可以明确诊断及血管病变情况，并决定治疗策略及预后。

4. 心绞痛分类：

根据心绞痛的诱因、程度及发作频率可分为：

（1）劳力性心绞痛：由运动及心肌耗氧量增加诱发的心绞痛。可分为：

①稳定劳力性心绞痛：简称稳定型心绞痛，其临床表现在 1~3 个月内相对稳定，即每日、每周疼痛发作次数大致相同，诱发因素、每次发作疼痛的性质、疼痛部位无改变，疼痛时限（3~5min）及缓解方式相似。

②初发型劳力性心绞痛：指以前从未发生过心绞痛或有过稳定型心绞痛但已数月不发生心绞痛。

③恶化型劳力性心绞痛：原为稳定型心绞痛，在 1 个月内疼痛的频率、程度、时限、诱发因素经常变动，不易缓解，进行性恶化。此型可发展为心肌梗死或猝死，亦可逐渐恢复为稳定型。

加拿大心血管学会（CCS）将劳力性心绞痛严重度分级：

I 级：一般体力活动不引起心绞痛，例如行走和上楼，但紧张快速或持续用力可引起心绞痛的发作；

II 级：日常体力活动稍受限制，快步行走或上楼、登高、饭后行走或上楼、寒冷或风中行走、情绪激动可发作心绞痛或仅在睡醒后数小时内发作。在正常情况下以一般速度平地步行 200m 以上或登一层以上的楼梯受限；

III 级：日常体力活动明显受限，在正常情况下以一般速度平地步行 100~200m 或登一层楼梯时可心绞痛发作；

Ⅳ级：轻微活动或休息时即可以出现心绞痛。

（2）自发性心绞痛：疼痛发生与体力或脑力活动引起心肌需氧量增加无明显关系，与冠状动脉血流贮备量减少有关。

①卧位型心绞痛：指在休息或熟睡时发生的心绞痛，发作时间较长，症状较重，硝酸甘油的疗效不明显，或仅能暂时缓解。

②变异型心绞痛：临床表现与卧位型心绞痛相似，但发作时心电图示有关导联的ST段抬高，与之相对应的导联的ST段可压低，为冠状动脉突然痉挛所致。

③中间综合征：亦称冠状动脉功能不全，在休息或睡眠时发生，历时较长，达30min到1h或以上，但无心肌梗死的客观证据，介于心绞痛与心肌梗死之间、

④梗死后心绞痛：指在急性心肌梗死后不久或数周后发生的心绞痛。本型对急性心肌梗死患者的近期预后有一定影响，随时有再发梗死的可能。

（3）混合性心绞痛：其特点是患者既在心肌需氧量增加时发生心绞痛，亦可在心肌需氧量无明显增加时发生心绞痛。

（4）不稳定型心绞痛：初发劳累性心绞痛、恶化型心绞痛、自发性心绞痛及冠状动脉成形术后心绞痛、冠状动脉旁路术后心绞痛等均被称为不稳定型心绞痛，是稳定型劳累性心绞痛和心肌梗死之间的中间状态。

（二）心肌梗死

心肌梗死是指冠状动脉的闭塞、血流中断，使相应部位的心肌因严重、持久的急性缺血而发生坏死。

1. 症状

（1）先兆：部分患者在发病前数日有乏力、胸部不适，活动时心悸、气急、烦躁、心绞痛等前驱症状。心绞痛发作较以前频繁，性质较剧，持续较久，硝酸甘油疗效差，诱发因素不明显，疼痛时伴有恶心、呕吐、大汗和心动过速等。

（2）疼痛：疼痛部位、性质与心绞痛相同，但多发生于安静或睡眠时。多无明显诱因，程度较重，持续时间较长，可达数小时或数天，休息或含服硝酸甘油多不能缓解。患者常有烦躁不安、出汗、恐惧，或有濒死感。部分患者疼痛的部位不典型，如恶心、呕吐、呃逆和上腹胀痛等胃肠道症状。少数患者为无痛性心肌梗死，开始即表现为休克和心力衰竭，疼痛可能被其他严重症状掩盖，也可能患者对痛的敏感性降低，多见于老年和糖尿病患者。

（3）全身症状：发热、心动过速一般在疼痛发生后 24~48h 出现，程度常与梗死范围呈正相关，体温一般在 38℃左右，很少超过 39℃，持续约 1 周。

（4）心律失常：是急性期死亡的主要原因之一，以 24h 患者内最多见，可出现各种心律失常，以室性心律失常最多见。

（5）低血压和休克：疼痛时可见血压下降，出现收缩压＜ 80mmHg、烦躁不安、面色苍白、皮肤湿冷、脉细快、大汗淋漓、尿量少（＜ 20mL / h）、神志迟钝，甚至昏厥或休克等表现，以左室壁受损广泛达 40% 以上多见。

（6）心力衰竭：急性心肌梗死引起的心力衰竭称为泵衰竭。按 Killip 分级法可分为：I 级尚无明显心力衰竭；II 级有左心衰竭，肺部啰音＜ 50% 肺野；III 级有急性肺水肿，全肺大、中、小、干、湿啰音；IV 级有心源性休克等不同程度或阶段的血流动力学变化。泵衰竭的主要类型是急性左心衰竭，可在起病最初几天内发生，出现呼吸困难、咳嗽、发绀、烦躁等症状，甚至发生急性肺水肿，随后可发生颈静脉怒张、肝大、水肿等右心衰表现。右心肌梗死者早期可见右心衰竭表现。

2. 体征

（1）心脏体征：心浊音界可轻度至中度增大，心率可增快，心尖区第一心音减弱，可出现第三、第四心音奔马律；部分患者有心包摩擦音；二尖瓣乳头肌功能失调时心尖区可出现粗糙的收缩期杂音。

（2）血压：早期偶有血压升高，绝大部分患者都有血压下降。

（3）其他：可有心律失常、心衰、休克等相应体征。

3. 辅助检查

（1）实验室检查：

①血常规：发病一周内白细胞、中性粒细胞增多，嗜酸性粒细胞减少或消失。

②红细胞沉降率：增快，可持续 1~3 周。

③血心肌坏死标记物增高：肌红蛋白起病 2h 内升高，出现最早，敏感性好，特异性差。肌钙蛋白 I（cTnI）或 T（cTnT）起病 3~4h 后升高，出现稍迟，但特异性好。肌酸激酶同工酶 CK–MB 对早期诊断、判断溶栓是否成功很有价值。

④肌酸激酶、天门冬酸氨基转移酶、乳酸脱氢酶：特异性、敏感性均远不如上述心肌坏死标记物，有一定的参考价值。

⑤其他：血清肌凝蛋白轻链或重链、血清游离脂肪酸、血糖、C 反应蛋白在急性

心肌梗死后均增高。

（2）心电图：常有进行性改变，对心肌梗死的诊断、定位、估计病情演变和预后都有帮助。

①特征性改变

A.ST 段抬高性心肌梗死者心电图特点为：

I：ST 段明显抬高呈弓背向上型，在面向坏死区周围心肌损伤区的导联上出现。

II：宽而深的病理性 Q 波，在面向透壁性心肌梗死坏死区的导联上出现。

III：T 波倒置，在面向损伤区周围心肌缺血区的导联上出现。

IV：在背向心肌梗死区的导联上出现相反的改变，即 R 增高、ST 段压低和 T 波直立并增高。

B. 非 ST 段抬高性心肌梗死者心电图特点为：无病理性 Q 波，表现普遍性 ST 段压低＞ 10.1mV，但 aVR 导联 ST 段抬高，或有对称性 T 波倒置。

②动态性改变

A.ST 段抬高性心肌梗死者：

I：超急期改变，最初几小时，可尚无异常或出现高大两肢不对称的 T 波。

II：急性期改变，数小时后，ST 段明显抬高呈弓背向上型，与直立的 T 波相连，形成单相曲线。数小时至 2d 内出现病理性 Q 波、R 波同时减低，为急性期改变。

III：亚急性期改变，如不进行治疗干预，ST 段抬高持续数日至 2 周左右，逐渐回到基线水平，T 波则变为平坦或倒置，视为亚急性期改变。

IV：慢性期改变，数周至数月后，T 波呈 V 形倒置，两肢对称，波谷尖锐，为慢性期改变。T 波倒置可永久存在，也可逐渐恢复。

B. 非 ST 段抬高性心肌梗死：先是 ST 段普遍压低（除 aVR、V1 导联外），继而 T 波倒置，但始终不出现 Q 波。ST 段和 T 波改变持续存在数周或数月。

③心电图定位：ST 段抬高性心肌梗死的定位、范围可根据出现特征性改变的导联进行判断：前间壁梗死特征性改变出现于 V_1、V_2、V_3 导联；局限前壁梗死出现于 V_3、V_4、V_5 导联；广泛前壁梗死出现于 V_1~V_5 导联；下壁梗死出现于Ⅱ、Ⅲ、aVF 导联；前侧壁梗死出现于 I、aVL、V_5、V_6 导联；高侧壁出现于 I、aVL；后壁出现于 V_7、V_8、V_9。

④超声心动图检查：根据超声心动图上所见的室壁运动异常可对心肌缺血区域作出判断，评估心脏整体和局部功能、乳头肌功能不全、室壁瘤等。

⑤冠状动脉造影检查：明确梗死相关血管、指导治疗及预测转归。

⑥其他检查：放射性核素检查、心电向量等，均有助于诊断。

4. 并发症

（1）乳头肌功能失调或断裂：二尖瓣乳头肌因缺血、坏死等使收缩功能发生障碍，造成不同程度的二尖瓣脱垂或关闭不全甚至断裂。

（2）心脏破裂：少见，但严重，多发生猝死。

（3）栓塞：为心室附壁血栓或下静脉血栓破碎脱落所致，来自左心室，可产生脑、肾、脾或四肢等动脉栓塞；如栓子来自下肢深部静脉，可产生肺动脉栓塞。

（4）心室壁瘤：发生率 5%~20%，易发生心力衰竭、心律失常、栓塞。

（5）心肌梗死后综合征：心肌梗死后数周至数月内出现，可反复发生，表现为心包炎、胸膜炎或肺炎，表现发热、胸痛等症状，可能为肌体对坏死物质的过敏反应。

【治疗】

（一）中医辨证论治

1. 瘀血痹阻证

主症：心胸疼痛剧烈，如刺如绞，痛有定处，甚则心痛彻背，背痛彻心，入夜更甚，心悸不宁。舌暗红或紫暗，有瘀点瘀斑，脉弦涩或结、代、促。

治法：活血化瘀，通络止痛。

方药：血府逐瘀汤加减。

处方：当归 10g、川芎 10g、红花 10g、桃仁 10g、赤芍 10g、生地黄 10g、柴胡 10g、枳壳 10g、牛膝 10g、桔梗 10g、延胡索 10g、丹参 30g、甘草 10g。

加减：若瘀血痹阻重症，胸痛剧烈，可加五灵脂、蒲黄、莪术、三棱等，活血祛瘀；若血瘀气滞并重，可加延胡索、檀香、郁金等，辛香理气止痛：若气短乏力，汗出，气虚明显，加人参、黄芪，益气固表。

2. 气滞心胸证

主症：心胸满闷，胀痛时作，痛无定处，善太息，多因情志因素心痛发作或加重。苔薄白薄腻，脉弦。

治法：理气和血，通络止痛。

方药：柴胡疏肝散加减。

处方：柴胡 10g、白芍 10g、枳壳 l0g、陈皮 10g、青皮 10g、川芎 10g、香附 20g、

甘草 10g。

加减：若脘胀、嗳气等脾胃气滞之象，加用茯苓、片姜黄、郁金等，疏肝健脾；若中年女性，烦躁轰热，加当归、牡丹皮，养血柔肝；若气郁化热，心烦易怒者，加龙胆草、黄芩、栀子，泻肝清心。

3. 阴寒凝滞证

主症：胸痛彻背，咽痛彻心，多因气候骤冷而作或加剧，胸闷气短，面色苍白，手足不温，四肢厥冷。舌苔白，脉沉紧。

治法：辛温通阳，开痹散寒。

方药：瓜蒌薤白桂枝汤加减。

处方：瓜蒌 30g、薤白 10g、桂枝 10g、干姜 10g、丹参 20g。

加减：胸痛身寒著者加附子、细辛散寒通阳止痛，兼有瘀血征象，加当归、赤白芍药，养血活血，缓急止痛。

4. 痰浊闭阻证

主症：胸闷如窒，胸痛隐隐，或痛引肩背，体胖痰多，肢体沉重，倦怠乏力，纳呆便溏，口黏。苔白腻或白滑，脉滑。

治法：通阳化浊，豁痰开结。

方药：瓜蒌薤白半夏汤加减。

处方：瓜蒌 30g、薤白 10g、半夏 10g、枳实 10g、厚朴 10g、茯苓 15g、桂枝 10g、陈皮 10g、丹参 20g、甘草 10g。

加减：胸痛发作频繁时，加强活血化瘀予桃仁、红花、赤芍等；痰盛者加天竺黄、莱菔子等。

5. 湿热阻遏证

主症：憋闷伴疼痛，暑热阴雨天气发作或加重，心悸不宁，食欲缺乏，脘闷欲呕，小便黄，大便正常或便秘。舌暗红，苔黄厚腻，脉滑数或弦滑。

治法：清热利湿，宣痹通络。

方药：温胆汤加减。

处方：半夏 10g、枳实 10g、茯苓 15g、竹茹 10g、陈皮 10g、丹参 20g、红花 10g、甘草 10g。

加减：胸脘满闷，咳吐黄痰者，加黄芩、桑白皮、厚朴；便秘者加酒大黄，体质稍差者加全瓜蒌或熟大黄。

6. 心气不足症

主症：心胸阵阵隐痛，胸闷气短，动则益甚，心中动悸，倦怠乏力，自汗出，神疲懒言，面色㿠白。质淡红，舌体胖且边有齿痕，苔薄白，脉虚细缓或结代。

治法：补养心气，鼓动心脉。

方药：保元汤合甘麦大枣汤加减。

处方：黄芪 30g、人参 10g、麦冬 10g、肉桂 6g、生姜 10g、黄芪 30g、大枣 10g、浮小麦 30g。

加减：兼血虚者，加当归、茯苓、酸枣仁、远志等，补益心脾，益气生血；气阴两虚，加玉竹、黄精等，益气养阴之品；兼血瘀者，加丹参、三七粉、红花等，活血化瘀，不伤正气。

7. 心阴亏虚证

主症：心胸疼痛时作，或灼痛，或闷痛，心悸怔忡，五心烦热，口干咽燥，潮热盗汗。舌红少津，苔少剥脱有裂纹，脉细数。

治法：滋阴清热，养心通络。

方药：天王补心丹加减。

处方：生地黄 15g、麦冬 10g、五味子 10g、天冬 10g、玄参 10g、人参 10g、当归 10g、茯苓 l0g、丹参 15g、酸枣仁 30g、柏子仁 10g、远志 l0g、桔梗 10g。

加减：兼见头晕耳鸣，腰膝酸软者，加枸杞子、山茱萸、熟地黄等滋补肾阴；兼有气滞者，可选用绿萼梅、玫瑰花、佛手活血理气不伤阴。

8. 心阳虚衰证

主症：胸闷气短，甚至胸痛彻背，心悸汗出，畏寒肢冷，面色苍白，唇甲淡白或青紫。舌淡白或紫暗，脉沉细或沉微欲绝。

治法：益气温阳，活血通络。

方药：参附汤合四逆汤加减。

处方：人参 15g、附子（先煎）10g、桂枝 10g、甘草 10g。

加减：兼见阳虚水泛，水肿喘促心悸者，加茯苓、白术、泽泻等；寒凝心脉者，加干姜、吴茱萸、细辛等。

（二）西医治疗

1. 心绞痛

（1）一般治疗：发作时立刻停止活动；尽量避免各种诱发因素，如过度的体力活动、情绪激动、饱餐、寒冷等；治疗高血压、糖尿病、血脂异常、贫血和甲状腺功能亢进等相关疾病。

（2）药物治疗：根据 2007 年中华医学会心血管病学分会和中华心血管病杂志编辑委员会组成专家组制定的慢性稳定性心绞痛诊疗指南用药如下：

①抗血小板药物

阿司匹林：急性冠脉综合征 300mg / d，连续 3d，随后 50~100mg / d，口服，可以抑制血小板在动脉粥样硬化斑块上的聚集。

氯吡格雷：主要用于支架植入后、阿司匹林有禁忌证的患者，顿服 300mg，达到有效血药浓度后，维持剂量 75mg / d。

血小板糖蛋白 IIb / IIIa 受体阻滞剂：l0μg / kg·h，静脉滴注 12~24h。

②抗凝治疗：用于急性冠脉综合征。

肝素的推荐剂量是先给予 80U / kg 静脉推注，然后以 18U / kg·h 的速度静脉滴注维持，治疗过程中需调整肝素剂量，监测 Am 控制在 45~70s。

低分子量肝素：依诺肝素 40~60mg 或那曲肝素 0.4~0.6mL 或法安明 5000~7500U，皮下注射，每 12h1 次，急性期使用 5~7d。

③硝酸酯制剂：扩张冠状动脉，增加冠状循环的血流量外，同时还通过对周围血管的扩张作用，降低心脏前后负荷和心肌耗氧。如二硝酸异山梨酯：二硝酸异山梨酯普通 5~20mg / 次，3 次 / d，口服；缓释制剂 20mg / 次，2 次 / d，口服；单硝酸异山梨酯：多为长效制剂，20~50mg / 次，1~2 次 / d，口服；戊四硝酯：10~30mg / 次，3~4 次 / d，口服；硝酸甘油：心绞痛发作当时用 0.3~0.6mg，舌下含化，或 l0μg / min 泵入，或 2% 硝酸甘油膏或皮肤贴片涂或贴在胸前。青光眼、颅内压增高、低血压患者不宜使用。

④ β 受体阻滞剂：减慢心率、降低血压，减低心肌收缩力和氧耗量，从而缓解心绞痛的发作。如美托洛尔 12.5~50mg / 次，2 次 / d，口服；比索洛尔 2.5~10mg / 次，1 次 / d，口服。

注意本药与硝酸酯制剂有协同作用，因而始用剂量应偏小，以免引起直立性低血压等不良反应。停用本药时应逐步减量，如突然停药有诱发心肌梗死的可能。支气管哮喘及心动过缓者不用为宜，剂量应逐渐增加，注意个体差异。

⑤钙通道阻滞剂（钙通道阻滞剂）：

维拉帕米 80mg / 次，3 次 / d，口服。

维拉帕米控释、缓释剂 240mg / 次，1 次 / d，口服。

地尔硫革 30mg / 次，3 次 / d，口服。

地尔硫革控释、缓释剂 45~90mg / 次，2 次 / d，口服。

硝苯地平 10~20mg / 次，3 次 / d，口服。

硝苯地平缓释剂 20~40mg / 次，2 次 / d，口服。

治疗变异型心绞痛以钙通道阻滞剂的疗效最好。本类药物可与硝酸酯类同服，其中硝苯地平可与 β 受体阻滞剂同服，维拉帕米、地尔维生素 B_1 与 β 受体阻滞剂合用时有过度抑制心脏的危险。停用本类药物时也宜逐渐减量。

⑥调脂药物：调脂药物治疗冠状动脉粥样硬化并稳定斑块。用药以他汀类为主，参见“动脉粥样硬化”节。

⑦血管紧张素转换酶抑制剂：合并糖尿病、心力衰竭或左心室收缩功能不全的高危患者应该使用，不良作用见“原发性高血压病”。

卡托普利 12.5~50mg，3 次 / d，口服

福辛普利 10~20mg，1 次 / d，口服

贝那普利 10~20mg，1 次 / d，口服

⑧代谢类药物：临床已证实，曲美他嗪（万爽力）单用或与其他药物合用治疗稳定型心绞痛有效，通过改善缺血心肌的代谢起作用。

（3）血运重建治疗：主要包括经皮冠状动脉介入治疗和冠状动脉旁路移植术等，见“急性心肌梗死”治疗。

2. 心肌梗死：治疗原则是改善心肌代谢、增加供氧、减少氧耗、缩小梗死面积、尽可能多地保留有功能的心肌。

（1）监护和一般治疗：

①监护：冠心病监护病房行心电图、血压和呼吸的严密监测，严重泵衰竭者需监测肺毛细血管压、静脉压。

②吸氧：间断或持续通过鼻导管或面罩吸氧。

③休息：急性期12h卧床休息，无并发症24h后可适量活动。保持环境安静，防止不良刺激，缓解焦虑。

④解除疼痛：哌替啶50~100mg肌内注射或吗啡5~10mg肌内注射，但要注意呼吸功能的抑制。

（2）心肌再灌注疗法：起病3~6h，最多12h内，使闭塞的冠状动脉再通，心肌得到再灌注，濒临坏死的心肌可能得以存活或使坏死范围缩小，改善预后。

①经皮穿刺腔内冠状动脉成形术（PTCA）并支架植入术：是目前公认首选最安全有效的恢复心肌再灌注治疗手段。

A. 冠状动脉病变与梗死部位关系：

冠状动脉前降支闭塞：引起左心室前壁、心尖部、下侧壁、前间隔和二尖瓣前乳头肌梗死。

右冠状动脉闭塞：引起左心室膈面（右冠状动脉占优势时）、后间隔和右心室梗死，并累及窦房结和房室结。

左冠状动脉回旋支闭塞：引起左心室高侧壁、膈面（左冠状动脉占优势时）和左心房梗死，可累及房室结。

左冠状动脉主干闭塞：引起左心室广泛梗死。

B. 适应证：发病在12h内；具有溶栓治疗指征而又存在禁忌或经冠状动脉溶栓治疗再通后又再堵塞，或虽再通但仍有重度狭窄者；非ST段抬高心肌梗死。

②溶栓治疗：目前已成为治疗急性心肌梗死的最重要方法之一。

A. 适应证：持续性胸痛超过30min，相邻两个或更多导联ST段抬高＞0.2mV；发病6h以内者，若超过6h患者，仍有胸痛，并且ST段抬高导联有R波者；年龄在70岁以下者。

B. 禁忌证：14d内有活动性出血、外科手术、活体组织检查、大动脉穿刺、心肺复苏术及外伤者；高血压病患者血压＞180/110mmHg，或不能排除主动脉夹层者；一年内发生缺血性脑卒中、脑血管意外史；对扩容、升压药无反应的休克；妊娠、感染性心内膜炎；出血性疾病或有出血倾向者。

C. 常用药物应用：

尿激酶（UK）：150万~200万U，溶于葡萄糖注射液100mL中，半小时内静脉滴注。

链激酶（SK）：150 万 U，溶于葡萄糖注射液 100mL 中，1h 内静脉滴注。

重组组织型纤溶酶原激活剂（rt–PA）：先静脉滴注 15mg，继而 30min 内静脉滴注 50mg，其后 60min 内再给予 35mg。用药前先用肝素 5000U 静脉推注，然后肝素化，静脉滴注 48h，以后皮下注射 7500U，每 12h1 次，连用 3～5d。

用药过程中应注意出血倾向，用药前后需进行凝血方面的检查。

D. 溶栓再通指征：心电图抬高的 ST 段于 2h 内回降＞ 50%；胸痛于 2h 内基本消失或 2h 内出现再灌注性心律失常；血清 CK–MB 峰值提前出现在发病 14h 内。符合 2 项或以上者，考虑再通。

③外科冠状动脉旁路移植手术：冠状动脉造影显示高危病变（左冠状动脉主干或冠状动脉严重三支病变）；出现室间隔穿孔或乳头肌功能不全所引起的严重二尖瓣反流等并发症可急诊手术。

（3）药物治疗：详见心绞痛治疗。

（4）消除心律失常：参见心律失常节。

①发现室性期前收缩或室性心动过速，立即用利多卡因 50～100mg，静脉注射，每 5～10min 重复 1 次，继以利多卡因 1～3mg / min，静脉滴注维持。情况稳定后改用美西律 150mg 或妥卡尼 600mg，每 6h1 次口服维持。或用胺碘酮 150mg 加入 5% 葡萄糖注射液 500mL 内 10min 静脉滴注，继以 1～2mg / min 静脉滴注维持，稳定后 200mg / 次，每日 3 次，口服。

②发生心室颤动时，宜尽快采取非同步直流电除颤，室性心动过速药物疗效不满意时也应及早采用同步直流电复律。

③对缓慢的心律失常可用阿托品 0.5～lmg 肌内或静脉注射。

④房室传导阻滞发展至二度或三度，伴有血流动力学障碍者，宜用人工心脏起搏器作临时起搏治疗，待传导阻滞消失后撤除。

⑤室上性快速心律失常用胺碘酮、维拉帕米等药物治疗不能控制时，可考虑用同步直流电转复治疗。

（5）控制休克：根据休克纯属心源性或尚有周围血管舒缩障碍或血容量不足等因素存在，予以升压、扩容和应用血管扩张剂等处理。

（6）治疗心力衰竭：参见心力衰竭，主要是治疗急性左心衰，以利尿剂和血管扩张剂为主，可减轻左心室的负荷。洋地黄制剂可能引起室性心律失常，因此在梗死后

24h 内宜尽量避免使用洋地黄制剂。右心室梗死的患者应慎用利尿剂，宜补充血容量。上述无效可采用主动脉内球囊反搏术。

（7）其他治疗

①极化液疗法：促进心肌摄取和代谢葡萄糖，使钾离子进入细胞内，恢复细胞膜的极化状态，减少心律失常的发生，使心电图上抬高的 ST 段回到等电位线。氯化钾 1.5g+ 普通胰岛素 8～10U+10% 的葡萄糖液 500mL 静脉滴注，1～2 次 / d，7～14d1 个疗程，近年主张加入硫酸镁 5g。

②葡萄糖酐 40 或羟乙基淀粉 250～500mL 静脉滴注，1 次 / d，14d1 个疗程。可减轻红细胞聚集，降低血黏稠度，有助于改善微循环。

（8）非 ST 段抬高心肌梗死治疗　住院期病死率较低，再梗死率、心绞痛再发生率和远期病死率较高。治疗措施与 ST 段抬高心肌梗死基本相同，不建议使用溶栓疗法。

（9）右室梗死的处理　治疗措施与左心室梗死略有不同。下壁心肌梗死伴休克或低血压而无左心衰竭表现时，治疗宜补充血容量，如低血压仍未能纠正，可用正性肌力药物，不宜用利尿剂。伴有房室传导阻滞，可予临时心脏起搏。

（10）并发症的处理

①并发栓塞时，使用溶栓和抗凝疗法。

②心肌梗死后综合征可用糖皮质激素或阿司匹林、吲哚美辛等治疗。

③心脏破裂、乳头肌功能严重失调、心室壁瘤如影响心功能或引起严重心律失常都可考虑手术，但手术死亡率高。

第四节　心律失常

正常心律起源于窦房结，窦房结以一定的频率发出冲动，具有一定的传导速度，经正常的房室传导系统顺序激动心房、房室结、房室束和左右束支及其分支、心肌传导纤维到达心室肌。心律失常指心搏起源部位、心搏频率、节律以及激动传导等异常。按临床和心电图特点可分为冲动形成失常、冲动传导失常、冲动形成与传导均发生失常三类，根据冲动发生或传导失常的部位进一步分为窦性心律失常、房性心律失常、房室交界性（结性）心律失常、室性心律失常，心脏传导阻滞（包括窦房传导阻滞、房内传导阻滞、房室传导阻滞、室内传导阻滞）、预激综合征、起搏器介入性心律失常等。根据心室率的快慢可将其分为快速性心律失常和缓慢性心律失常。

心律失常临床表现多以心悸怔忡、胸闷气短、失眠多梦、头晕乏力、脉结代为特征，应属于中医学“心悸”“怔忡”“胸痹”“眩晕”“脉结代”的范畴。

期前收缩又称期前收缩、期外收缩，简称期前收缩，是指异位起搏点发出的过早冲动引起的心脏搏动，由心脏各部位（心房、心室、房室交界区）自律性增高、折返激动或触发活动所引起。按起源部位可以分为房性、房室交界区性和室性几种，其中以室性期前收缩最常见，房性次之。期前收缩可以偶发，也可频繁出现，可不规则或规律发生。患者常感心慌不适，各年龄段皆可发病，非器质性者多见于青年女性。

本病主属于中医学的“心悸”“怔忡”“结代脉”等范畴。

【病因病机】

期前收缩的发生机制可以为异位起搏点自律性增高、折返激动、触发活动和平行收缩。期前收缩可以见于正常人，更易出现于心脏病患者，如冠状动脉粥样心脏病、心肌病、原发性高血压病和瓣膜性心脏病等患者，电解质紊乱、应用某些药物后（洋地黄、奎尼丁）、心导管检查或心脏手术时的机械性刺激等都可以引起。期前收缩出现可无诱因，但与缺血、缺氧、情绪激动、精神紧张、疲劳、消化不良和吸烟等因素有关。

中医学认为，期前收缩的病位在心，多由于脏腑失调，气血亏损，心神失养，或情志所伤，心神受扰，或因痰因火致心神不安，表现为本虚标实，虚多于实。虚为心之气血阴阳亏损，实则多指痰饮、血瘀、气郁、火热等。

【诊断】

（一）症状

轻者可以无症状或者仅有心悸或心跳暂停感。患者是否有症状、症状的轻重和期前收缩的频发程度可无明确关系，频发或连续的期前收缩可因心排出量减少而引起无力、头晕等症状，原有心脏病可因此诱发或加重而出现心绞痛或心功能不全。

（二）体征

听诊可闻及一次心跳忽然提早出现，后有较长时间的间歇。期前收缩心室充盈量的减少致第一心音常增强，心搏量降低使第二心音减弱或消失。

（三）辅助检查

心电图检查改变如下：

1. 房性期前收缩：提前出现的房性 P′波，形态与窦性 P 波略有差异，P′–R ≥ 0.12s，P′波后可继以正常或变形的 QRS 波群（伴有室内差异传导），也可以不继以 QRS 波群称未下传房性期前收缩，代偿间歇多不完全，提早的 P′波可与前一心跳的 T 波相融合。

2. 房室交界区性期前收缩：提前出现的 QRS 波群而其前无相关的 P 波，逆行的 P′波可在提前出现的 QRS 波群之前或之后或其中，P′–R 间期＜ 0.12s，R–P′＜ 0.20s，代偿间歇多为完全性。

3. 室性期前收缩：提前出现的宽大、畸形的 QRS 波群而其前无 P 波，T 波宽大，与 QRS 波群的主波方向相反，多有完全代偿间歇。

【治疗】

（一）中医辨证论治

1. 心气不足症

主症：心悸气短，头晕，神疲乏力，动则尤甚，失眠多梦，面色不华，自汗，胸闷不舒。舌淡红苔薄白，脉细弱或结代。

治法：补益心气。

方药：炙甘草汤加减。

处方：炙甘草 10g、党参 10g、阿胶（烊化）10g、麦冬 10g、枣仁 10g、生姜 10g、桂枝 6g、生地黄 15g。

加减：若兼有血瘀，症见胸闷且痛，口唇紫暗的加用丹参 10g、檀香 10g；兼心阳不振，症见面色白，怯寒肢冷，乏力气短，加附子 6g、淫羊藿 10g；兼脾气虚，症见纳呆，腹胀，便溏者，加薏苡仁 15g、炒白术 10g、炮姜 4g，以健脾化湿。

2. 心血不足症

主症：心悸头晕，倦怠乏力，面色不华，少寐多梦。唇舌色淡，脉细或结代。

治法：养血安神。

方药：归脾汤加减。

处方：熟地黄 10g、龙眼肉 10g、党参 15g、炙黄芪 15g、酸枣仁 10g、炙甘草 10g。

加减：阴虚潮热，症见盗汗，心烦口干者，去熟地黄加生地黄 15g、玉竹 12g、麦冬 10g；兼心气虚怯，善惊易恐，少寐多梦者，加珍珠母（先煎）30g、远志 10g、生龙齿 20g。

3. 肝郁气滞证

主症：心悸胸闷，生气后加重，喜太息，情志抑郁或急躁易怒，失眠多梦，妇女可见月经不调，痛经甚至闭经，或见口干口苦，大便秘结。舌淡苔白，脉弦细或结代。

治法：疏肝理气。

方药：逍遥散加减。

处方：柴胡 10g、当归 10g、茯苓 12g、白术 10g、白芍 10g、甘草 6g、香附 10g、陈皮 10g。

加减：兼有化火伤阴，症见口干口苦，舌红苔黄，可加丹皮 10g、黄连 5g，清肝泻火；血瘀胸络，症见胸痛时作，舌紫暗，加桃仁 10g、红花 10g，活血化瘀；兼有痰热扰心，症见胸闷眩晕，痰多口苦，苔黄腻，脉滑，加竹茹 10g、黄连 3g、枳实 10g；兼有大便干结，加瓜蒌仁 10g、火麻仁 10g。

4. 痰热扰心

主症：心悸，胸闷，眩晕，恶心，失眠多梦，痰多，口苦，大便秘结。苔黄腻，脉结代或滑数。

治法：清热化痰，安神定悸。

方药：小陷胸汤加味。

处方：瓜蒌 10g、黄连 6g、半夏 10g、竹茹 10g、陈皮 10g、枳实 10g、紫石英 15g、灵磁石（先煎）30g、远志 6g。

加减：若兼气虚者，去竹茹、枳实，加党参 10g、白术 10g、石菖蒲 10g，益气豁痰；大便秘结甚者，加熟大黄 10g，泻火通便；兼食欲不振者，加砂仁 6g、焦三仙各 10g，醒脾开胃；舌苔黄厚腻，口中黏腻者，加藿香 10g、佩兰 10g、炒栀子 6g、石菖蒲 10g，以芳香清热化浊。

5. 心脉瘀阻

主症：心悸不安，胸闷不舒，心前区刺痛，入夜尤甚，或见唇甲青紫。舌质紫暗或有瘀斑，脉涩或结代。

治法：活血化瘀通络。

方药：血府逐瘀汤加减。

处方：桃仁 10g、红花 10g、川芎 10g、当归 10g、白芍 6g、生地黄 10g、枳壳 10g、柴胡 10g、桔梗 6g、牛膝 10g。

加减：兼气虚者，加党参 10g、黄芪 10g、黄精 10g，益气行血；兼阳虚者，加淫羊藿 10g、荜茇 6g、肉桂 6g，温经助阳通脉；兼血虚者，加炙黄芪 10g、龙眼肉 10g，健脾养血。

6. 气阴两虚

主症：心悸怔忡，虚烦多梦，气短乏力，汗多口渴。舌淡苔白，脉虚数或结代。

治法：益气养阴定悸。

方药：生脉散加味。

处方：党参 10g、麦冬 10g、五味子 10g。

加减：兼气滞者，加郁金 10g、枳壳 l0g、佛手 10g、香橼皮 10g，开胸理气；兼血瘀者，加丹参 10g、红花 10g、三棱 10 g、莪术 10g，活血化瘀；汗多者，加煅龙牡 30g、生黄芪 10g，固表敛汗；兼阴虚火旺者，加朱砂安神丸，滋阴降火；若五心烦热者，加女贞子 10g、枸杞子 10g、旱莲 10g，滋阴清热。

（二）西医治疗

1. 对于无器质性心脏病的患者，偶发期前收缩或无明显症状者，不必进行药物治疗。如症状明显，应解除患者的顾虑，纠正诱发因素。

2. 对于有器质性心脏病的患者，应加强病因治疗，如控制血压、改善冠脉供血和纠正心功能不全等，同时选用抗心律失常药。

3. 急性心肌梗死，不稳定型心绞痛等出现多源性室性期前收缩时，可应用胺碘酮 200mg / 次，3 次 / d，一周后减量为 200mg / 次，2 次 / d，一周后再减量为 200mg / 次，1 次 / d。

一、异位快速心律失常

凡起源于窦房结以外部位（如心房、房室结、希氏 – 浦肯野纤维或心室等）的快速心律失常，均称为异位快速心律失常。它包括房性、室性、结性心动过速，扑动、颤动、加速的自主心律等。

本病发作时，患者可突感心脏急剧跳动、惶惶不安、眩晕不宁、脉来急数，甚则喘促难卧、四肢厥冷，属于中医学“心悸”“胸痹”“眩晕”“厥证”等范畴。

【病因病机】

异位快速心律失常包括室上性心动过速、心房扑动、心房颤动、室性心动过速等。

室上性心动过速，包括房室结折返性心动过速、房室交界性心动过速、交界性自搏性心动过速、房室折返性心动过速、自律性房性心动过速、窦房结折返性心动过速。异位快速心律失常较多见于无器质性心脏病者，发病机制多数由于折返，少数由于异位灶自律性增强而引起。器质性心脏病，如心脏瓣膜病、高血压心脏病、冠状动脉硬化性心脏病、肺心病、心肌病等可导致心房异常负荷或病变所致的房性心动过速。

心房扑动和心房颤动大多数发生在有器质性心脏病的患者，以风湿性心脏病、冠状动脉硬化性心脏病、高心病最为常见，心肌病、甲亢以及其他心脏病也可引起本病。另外，还见于手术、感染、药物、脑血管意外等情况中。心房颤动和心房扑动的发生机制尚不十分清楚，目前主要学说有：①心房内同时存在数个异位节律点；②心房内有一异位节律点反复发出高频冲动；③冲动在心房内形成环形运动；④冲动在心房内形成多处微折返。

室性心动过速绝大多数见于器质性心脏病患者，如冠状动脉粥样硬化性心脏病、心肌梗死、心功能不全，或合并室壁瘤、扩张型心肌病、右心室心肌发育不良、心肌炎等。少数见于无器质性心脏病者，如原发性QT间期延长综合征、二尖瓣脱垂等。洋地黄过量的毒性反应、拟交感药物、低钾血症等也可以引起本病。

中医学认为，本病病位在心，可直接发病，亦可由其他疾病所并发，常与体质虚弱、情志所伤、饮食劳倦、外邪侵袭等因素有关。病变性质有虚有实，病理因素有痰火、瘀血。

【诊断】

（一）症状

1. 室上性心动过速的表现主要是突发突止，持续时间长短不一，症状包括心悸、胸闷、焦虑不安、头晕，少见有晕厥，心绞痛、心力衰竭和休克。症状的轻重取决于心室率快速的程度、持续时间，也与原发病的严重程度有关。若发作的时候心率过快，使心排血量或心动过速猝然终止，窦房结未能及时恢复自律性搏动导致心跳停顿，均可发生晕厥。

2. 心房扑动和心房颤动症状的轻重受心室率快慢的影响。心室率超过 150 次 / min 的时候可以发生心绞痛和心力衰竭，心室率不快的时候患者可无症状或表现心慌、胸闷等症状。心房扑动往往具有不稳定的特点，可恢复窦律或者进展为心房颤动，也可持续数年或者数月。按摩颈动脉窦能突然成比例地减慢房扑的心室率，停止按摩后又恢复原有心室率水平。本病也可引起房内血栓形成，部分血栓脱落或可引起循环动脉栓塞，临床上以脑栓塞最为常见。

3. 室性心动过速的临床症状轻重，因发作时心室率、持续时间、基础心脏病和心功能状态不同而异。非持续性室速（发作时间短于 30s，能自行终止）的患者通常没有症状。持续性室速（发作时间超过 30s，需要药物或者电复律能终止）常伴有明显的血流动力学障碍与心肌缺血，临床症状包括低血压、少尿、晕厥、气促、心绞痛等。

（二）体征

1. 室上性心动过速：听诊心率突然增快，心率 150~250 次 / min，心律恒定不变，也可出现血压升高或下降，双肺出现湿啰音等体征。

2. 心房扑动：可见快速的颈静脉博动，心率可以恒定不变。房室传导比率发生变动时，心率变化，第一心音强度也变化，有时能听到心房音。心房颤动听诊第一心音强度变化不定，心律极不规则，心室率快时可发生脉搏短绌。

3. 室性心动过速：听诊心律轻度不规则，第一、第二心音分裂，收缩期血压可以随之变化。当心室搏动逆传并持续夺获心房时，心房与心室几乎同时发生收缩。这种异常的同步收缩会进一步干扰心脏的正常泵血功能，导致血流动力学障碍加剧 。

（三）辅助检查

心电图检查改变如下：

1. 室上性心动过速

（1）连续 3 次以上的房性或交界性期前收缩，频率高在 160~220 次 / min，节律一般绝对规则。

（2）QRS 波群形态通常正常，亦可出现室内差异性传导而使 QRS 波群畸形、增宽。

（3）ST 段与 T 波可无变化。

（4）如确定异位 P 波存在，且 P′ –R 间期＞ 0.12s，则称为房性心动过速；如为逆行 P 波，P′ –R 间期＜ 0.12s 或 R–P 时期＜ 0.20s，则称为交界性心动过速；如果不能明确区分，可通称为室上性心动过速。

2. 心房扑动

（1）正常的 P 波消失，代之以一系列的快速而规律的锯齿状扑动波 –F 波，即心房扑动波，频率为 250~350 次 / min，房室传导比例为 2 ∶ 1 或 4 ∶ 1。

（2）QRS 波群形态通常正常，亦可出现室内差异性传导而使 QRS 波群畸形、增宽。

3. 心房颤动

（1）P 波消失，代之以杂乱无章的心心房颤动动波 –f 波，f 波形态与振幅均变化不定，频率 350~600 次 / min。

（2）心室率极不规则，R–R 间距不等。

（3）QRS 波群形态通常正常但不一致，亦可出现室内差异性传导而使 QRS 波群畸形、增宽。

4. 室性心动过速

（1）连续 3 次以上室性期前收缩，频率高在 150~220 次 / min，R–R 间距大致相等，室律可略有不齐。

（2）QRS 波群畸形、增宽，时间常＞ 0.12s，T 波方向与 QRS 波群主波方向相反。

（3）常没有 P 波，如能发现 P 波，则 P 波频率比 QRS 波群频率明显缓慢，且 P 波与 QRS 波群之间无固定关系。

（4）偶可发生心室夺获或室性融合波。

【治疗】

（一）中医辨证论治

本病辨治应以虚实为纲，虚证以心气虚弱为基础，兼有阴伤及阳虚甚则心阳虚脱，治疗分别予以益气、滋阴、温阳、回阳。实证以痰火扰心及瘀血内阻为多见，治疗分别予以清热豁痰、活血化瘀。因虚实每每互见，常需补虚与泻实同用，但应辨清二者的主次而相应施治。

1. 痰火扰心证

主症：心悸不安，胸闷烦躁，头晕失眠，痰多，口干苦。舌质红，舌苔黄腻，脉滑数。

治法：清热豁痰，宁心安神。

方药：黄连温胆汤加减。

处方：黄连 10g、法半夏 10g、枳实 10g、竹茹 10g、甘草 6g。

加减：热盛加山栀 10g、黄芩 10g；火郁伤阴，见舌红少津，脉细数者去枳实、半夏，加生地黄 10g、石斛 15g、麦冬 15g、五味子 10g；腑气不行，便结者加制大黄 10g、全瓜蒌 10g。

2. 瘀血内阻证

主症：心悸怔忡，胸闷或痛，呼吸气短。舌质紫暗，或有瘀血点，脉涩或促。

治法：活血化瘀。

方药：血府逐瘀汤加减。

处方：桃仁 10g、川芎 10g、郁金 10g、枳壳 10g、牛膝 10g、香附 10g、当归 15g、丹参 15g、延胡索 l0g、枣仁 10g、合欢皮 10g。

加减：兼气血不足，见乏力气短，面白无华，头晕目眩者加炙黄芪 15g、党参 10 g、龙眼肉 10g；兼有痰浊见胸闷明显，痰多，口黏者加枳实 10g、白术 10g；瘀从水化见心悸喘促不能平卧，小便短少者，可加汉防己 10g、车前子（包）10g。

3. 气阴两虚证

主症：心悸怔忡，虚烦多梦，气短乏力，汗多口渴。舌淡或红，苔薄白，脉虚数。

治法：益气养阴。

方药：生脉散加减。

处方：西洋参 5~10g、酸枣仁 10g、麦冬 15g、五味子 5g。

加减：阴虚火旺者，症见心悸不宁，口舌干燥，可加黄连 6g、百合 15g、莲子心 5g。肾阴不足，见腰膝酸软，目眩耳鸣，可加首乌 15g、枸杞子 15g；心脉瘀阻见胸闷刺痛，舌瘀点瘀斑，脉细数可加丹参 15g、苦参 15g、三七 6g；气虚之极，阴虚及阳，心阳虚脱可见心悸气促，四肢厥冷，冷汗淋漓，脉微欲绝，加红参 10g、附片 10g、煅牡蛎 30g。

4. 心阳虚脱

主症：心悸气促，四肢厥冷，面色苍白，脉微欲绝。

治法：益气回阳固脱。

方药：参附汤与生脉散合方。

处方：制附子 10g、红参 10g、白术 10g、炙甘草 10g、黄芪 10g、煅牡蛎 30g、麦冬 l0g、五味子 10g。

加减：若有阴伤，加玉竹 10g、天冬 10g，养阴生精；如胸闷如窒，加沉香 10g、檀香 10g，理气舒胸；若有痰浊闷痛，加陈皮 10g、枳壳 10g、胆南星 10g，理气化湿。

5. 阴虚火旺

主症：心悸不安，头晕目眩，胸中烦热，少寐多梦，口舌干燥。舌红少津，脉细数。

治法：滋阴降火。

方药：朱砂安神丸。

处方：黄连 18g、生地黄 8g、当归 8g、玄参 12g、莲子 15g、大枣 6 枚、甘草 6g。

加减：若兼见五心烦热，梦遗腰酸，可以合用知柏地黄丸。

（二）西医治疗

1. 阵发性室上性心动过速：绝大多数为旁路参与的房室折返性心动过速及慢快型房室交界区折返性心动过速，一般不伴有器质性心脏病，射频消融已成为有效的根治办法。

（1）急性发作期：如果患者心功能、血压正常者可用刺激迷走神经的手法终止发作。

压迫颈动脉窦：取卧位以免发生昏厥。医生用三个手指于甲状软骨上缘水平按压颈动脉窦，一般先压右侧，无效时再按压左侧，每次按压 10min，不可同时按压双侧，老年人合并脑动脉硬化者禁用。

瓦氏动作：深吸气以后紧闭声门、再用力做呼气动作、诱导恶心、将面部浸没于水中等方法可以终止发作。

若以上方法失败，可尝试药物治疗：

首选药物为腺苷 6~12mg 快速静推，如腺苷无效可用维拉帕米静脉注射首次 5mg，无效的时候隔 10min 再注 5mg，或地尔硫倬 0.25~0.35mg / kg，普罗帕酮 1~2mg / kg 缓慢静脉推注。如室上性心动过速终止则立即停止给药。维拉帕米、地尔硫革、普罗帕酮均有负性肌力作用、抑制传导系统功能的不良反应，故对有器质性心脏病、心功能不全、基本心律有缓慢型心律失常的患者应慎用。

毛花苷C静注0.4~0.8mg，因起效慢目前已少用，但是对有心衰的患者仍是不错的选择。β受体阻滞剂艾思洛尔50~200ug / kg·min也能有效地终止心动过速，应该避免应用于心力衰竭、支气管哮喘患者。

静脉注射胺碘酮可考虑使用，但终止阵发性室上性心动过速效率不高。在用药过程中，要进行心电监护，当室上性心动过速终止或出现明显的心动过缓和（或）传导阻滞时应立即停止给药。

经食管快速心房起搏法能有效地终止发作。患者出现严重的心绞痛、低血压、心力衰竭表现的，应该立即给电复律。

（2）防止发作：主要治疗是射频消融治疗，是否需要长期的药物预防，取决于发作频繁的程度以及发作的严重性。治疗药物：口服普罗帕酮初始剂量150mg / 次，1次 / 8h，3~4d后200mg / 次 / 8h，或口服地高辛0.125~0.25mg / 次，1次 / d，或口服维拉帕米240mg / 次，1次 / d或口服阿替洛尔12.5~25mg / 次，3次 / d，或口服美托洛尔25mg / 次，2次 / d。发作不频繁者不必长年服药。

2. 心房扑动治疗：主要是针对原发病的治疗，最有效终止房扑的方法是直流电复律（低于50J）。钙通道阻滞剂维拉帕米或地尔硫革可有效地减慢房扑的心室率，超短效的受体阻滞剂艾司洛尔200μg / kg·min可有效地减慢房扑的心室率。若上述方法无效，应先以洋地黄制剂、钙离子拮抗剂或β受体阻滞剂减慢心室率。如果房扑合并冠状动脉粥样硬化性心脏病、充血性心力衰竭时，因普罗帕酮可导致严重的心律失常、死亡，应该选用口服胺碘酮200mg / 次，3次 / d，一周后减量为200mg / 次，2次 / d，一周后再减量为200mg / 次，1次 / d。如果心房扑动持续发作，治疗目标是减慢心室率，保持血流动力学稳定。射频消融治疗可以根治心房颤动。

3. 心房颤动的治疗：除了病因和诱因的治疗以外，应考虑控制心室律、复律、预防复发和血栓栓塞。

（1）控制心室率：心房颤动发作或者持续性心房颤动的心室率增快时，一般需用药物控制心室率，以减轻症状，保护心功能。

洋地黄类和β受体阻滞剂是常用药物，若效果不佳也可换用维拉帕米或地尔硫革。心力衰竭者慎用维拉帕米，伴有预激综合征者禁用洋地黄类和维拉帕米，伴有病态窦房结综合征者应在电起搏基础上使用以上药物。

（2）复律：心房颤动发作伴有急性心力衰竭或血压下降者，应紧急同步电复律。

阵发性心房颤动48h后仍未自行转复者，或者持续性心房颤动病程1年以内而左心房增大不显著者，可考虑药物复律或同步电复律。心房颤动持续1年以上、伴有巨大的左心房、心室率缓慢（非药物影响）、合并病态窦房结综合征者、复律后难以维持窦性心律者，不宜复律。药物复律可选用Ⅰa（奎尼丁、普鲁卡因胺）、Ⅰc（普罗帕酮）、Ⅲ类（胺碘酮）抗心律失常药，合并器质性心脏病、心功能不全者首选胺碘酮，无器质性心脏病者可选用普罗帕酮、奎尼丁、索他洛尔等。对于持续性心房颤动以及慢性心房颤动的患者应该注意控制心室率、预防血栓栓塞。

（3）预防复发：复律后复发概率很高，常需长期服药维持窦性心律。复律的药物均可选用，但以小剂量胺碘酮疗效、患者耐受性最好。

（4）预防血栓栓塞：心瓣膜病导致的心房颤动，或非心瓣膜病但存在高危因素（原发性高血压病、糖尿病、心力衰竭、既往栓塞病史、老年人尤其是女性、冠状动脉粥样硬化性心脏病、左房大于50mm、左室功能下降者）均应接受长期抗凝治疗，首选华法林口服，维持凝血酶原时间国际标准化比值（INR）在2.0~3.0之间，不能耐受华法林者或无高危因素者，可改用阿司匹林口服。

4. 室性心动过速的治疗

（1）非持续性室性心动过速：发生于器质性心脏病患者的非持续室上性心动过速可能是恶性室性心律失常的先兆，应该认真评价预后，积极寻找可能存在的诱因。在治疗器质性心脏病，纠正如心衰、电解质紊乱、洋地黄中毒等诱因的基础上，应用β受体阻滞剂有助于改善症状和预后，也可口服胺碘酮预防发作。

（2）持续性室性心动过速：发生于器质性心脏病患者的持续性室性心动过速多预后不良，容易引起心源性猝死。除了治疗基础心脏病、认真寻找可能存在的诱发因素外，必须及时治疗室性心动过速本身。常见诱发因素包括心功能不全、电解质紊乱、洋地黄中毒等。

对持续性室性心动过速的治疗包括终止发作和预防复发：

终止室性心动过速：血流动力学障碍者立即同步电复律，情况紧急（如发生晕厥、多型性室速或恶化为室颤）也可非同步转复。

药物复律需静脉给药，利多卡因常用，但效果欠佳，剂量大时易出现消化道和神经系统不良反应，也会加重心功能不全，其优点是半衰期短，数分钟药物作用即可消失，便于继续使用其他药物。

胺碘酮静脉用药安全有效，先以胺碘酮 150mg 加入 5% 葡萄糖注射液 20mL，10min 静脉推注，继而 1mg / min 维持 6h，然后 0.5mg / min 维持。

心功能正常者也可使用普鲁卡因胺或普罗帕酮。

多形室速而 QT 正常者，先静脉给予 β 受体阻滞剂，常用美托洛尔 5~10mg 稀释后在心电监护下缓慢静注，室速中止立即停止给药。β 受体阻滞剂无效者，再使用利多卡因或胺碘酮。药物治疗无效应予电复律。

心率在 200 次 / min 以下的血流动力学稳定的单心室性心动过速可以置右心室临时起搏电极，抗心动过速起跳终止。

预防复发：可以排除急性心肌梗死、电解质紊乱或药物等可逆性或一过性因素所致的持续性室速是安置心脏起搏器的明确适应证。无条件安置心脏起搏器的患者可给予胺碘酮治疗，单用胺碘酮无效或疗效不满意者可以合用 β 受体阻滞剂。β 受体阻滞剂从小剂量开始，注意避免心动过缓。心功能正常的患者也可选用索他洛尔或普罗帕酮。注意索他洛尔有引起扭转性室速的可能，应在住院条件下开始用药，如用药前使用过胺碘酮，需待 QT 间期恢复正常后再使用。索他洛尔的 β 受体阻滞剂作用明显，需时刻警惕其减慢心率和负性肌力作用。普罗帕酮也可引起心功能不全，用药过程中要注意。

（3）无器质性心脏病基础的室速：亦称特发性室性心动过速，一般不合并有器质性心脏病，发作时有特征性心电图图形，据此可分为起源于右室流出道（偶可起源于左室流出道）的特发性室性心动过速、左室特发性室性心动过速。发作终止后，窦律时可出现电张调整性 T 波改变。

持续发作时间过长且有血流动力学改变者宜电转复。

药物治疗可分为：

发作时的治疗：对起源于右室流出道的特发性室性心动过速可选用维拉帕米、普罗帕酮、β 受体阻滞剂、腺苷或利多卡因；对左室特发性室性心动过速，首选维拉帕米静脉注射。

预防复发的治疗：对右室流出道室性心动过速，β 受体阻滞剂的有效率为 25%~50%，维拉帕米和地尔硫卓的有效率为 20%~30%，β 受体阻滞剂和钙通道阻滞剂合用可增强疗效。如果无效，可换用 Ic 类（如普罗帕酮、氟卡尼）或 Ia 类（如普鲁卡因胺、奎尼丁）药物，其有效率为 25%~59%，胺碘酮和索他洛尔的有效率为

50% 左右。对左室特发性室速，可选用口服维拉帕米 160~320mg / d。特发性室速可用射频消融根治，成功率很高。

二、缓慢性心律失常

指窦性心动过缓、窦性停搏、病态窦房结综合征、心脏传导阻滞（包括窦房传导阻滞、心房内传导阻滞、房室传导阻滞）等以心率减慢为特征的疾病。临床上常见的有窦性心动过缓、病态窦房结综合征、房室传导阻滞。

窦性心动过缓是指窦性心律小于 60 次 / min，常见于正常的年轻人，尤其是运动员；也见于窦房结功能低下者。

病态窦房结综合征是由窦房结及其邻近组织病变引起窦房结起搏功能和（或）窦房传导障碍的综合征。临床常见心悸、胸闷、乏力、头晕甚则昏厥等，多有缓慢心律失常，合并快速心律失常时，称为快 – 慢综合征。病因以冠状动脉粥样硬化性心脏病、心肌炎等较为多见，但不明原因者占相当比例。本病可累及各年龄组，以老年人为主，高峰发生年龄为 60~70 岁，也可能是青年人猝死的原因之一。

房室传导阻滞是指心房向心室传导阻滞，按阻滞程度的不同分为一、二、三度传导阻滞。

根据本病的发病特点和临床表现，主要与中医学的“心悸”“眩晕”“厥脱”相关。

【病因病机】

窦性心动过缓：常见于健康成年人，尤其以运动员、老年人和睡眠时多见，其他原因如颅内压力增加、血钾增高、甲状腺功能减退、低温，应用洋地黄、β 受体阻滞剂等药物引起。器质性心脏病如冠状动脉粥样硬化性心脏病、急性心肌梗死、心肌炎、心肌病所引起的窦房结病变也可引起。

病态窦房结综合征常见病因为冠状动脉粥样硬化性心脏病、心肌病、心肌炎，亦见于结缔组织病，代谢或浸润性疾患，最常见的病因为窦房结的非特异性退行性纤维化，其基本病理变化包括：①窦房结动脉病变；②窦房结细胞坏死、炎症、退行性改变及胶原纤维过度增生等，但以非特异性纤维化多见；③先天性窦房结发育不良；④窦房结周围心房肌损害累及窦房结，其病程发展大多缓慢，从出现症状到症状严重可长达 5~10 年或更长。少数急性发作见于急性心肌梗死和急性心肌炎。

房室传导阻滞是指房室交界区脱离了生理不应期后，心房冲动传导延迟或不能传导至心室。房室传导阻滞可以发生在房室结、希氏束以及束支等不同的部位。常见病因有心肌炎、急性下壁及前壁心肌梗死、冠状动脉粥样硬化性心脏病、心脏外科手术损伤、先天畸形、高血钾、洋地黄类药物中毒等，以及缺氧、迷走神经功能亢进等因素。

中医学认为，本病的病因或由时感邪毒，内犯于心，伤及气阳，耗损阴血，或由先后天不足，年迈脏腑自衰，阴阳气血功能减退。发病机制主要是阳气虚衰，病位在心，肾为次之。主要病机为心阳虚、心肾阳虚，或兼脾阳不足，阳虚的基础上还可夹有不同程度的血瘀、痰凝等病理因素，系气阳虚损，不能温煦鼓舞血脉，水湿气化失司所致。病程迁延日久，阳损及阴，出现阴阳两虚之重症。

【诊断】

（一）症状

如果心率不低于 50 次 / min，一般不会引起症状；如果心率低于 40 次 / min，常出现头晕、乏力、失眠、记忆力减退、短暂意识丧失甚至晕厥、出现阿 – 斯综合征。

（二）体征

主要表现是心率减慢，心律不齐，第一心音强弱不等。此外，还可以出现颈静脉搏动与心音不一致，心脏增大等体征。

（三）辅助检查

心电图改变如下：

1. 窦性心动过缓：窦性心率，心率在 40~60 次 / min 之间，常伴有窦性心律不齐，有时可能产生逸搏。

2. 病态窦房结综合征

（1）符合下列心电图表现至少一项即可确诊：窦性心动过缓（≤ 40 次 / min），持续≤ 1min；二度 II 型窦房传导阻滞；窦性停搏＞ 3.0s；窦性心动过缓伴短阵心房颤动、房扑、室上性心动过速，发作停止时窦性波动恢复时间＞ 2.0s。

（2）下列心电图表现之一为可疑：窦性心动过缓（≤ 50 次 / min），但未达上述标准者；窦性心率 60 次 / min，运动、发热、剧痛时心率明显少于正常反应；间歇或持续出现二度 I 型窦房传导阻滞、结性逸搏心律；显著窦性心律不齐，R–R 期间多次超过 2s。

如果可疑，可以评定窦房结功能，方法如下：

固有心率测定：先静脉注射普萘洛尔 10mg（0.2mg / kg），10min 后给阿托品 2mg（0.04mg / kg），然后检测心率，固有心率的正常值可参考以下公式计算：118.1-（0.57× 年龄）。病窦综合征的固有心率低于正常值。

食管调搏试验窦房结恢复时间：①最长窦房结恢复时间（SNRT）> 1500ms 为阳性，连续结性心律亦属阳性；②校正窦房结恢复时间（SNRTC）≥525ms，为阳性标准，有较大诊断意义；③如 SNRT 正常，但随后的 P-P 期间明显延长，称为继发性 SNRT 延长，是窦房传导阻滞的表现，属诊断病窦的阳性标准；④调搏频率≤ 130 次 / min，出现文氏型房室传导阻滞，可能合并房室结传导功能低下。

3. 房室传导阻滞

（1）一度房室传导阻滞：P-R 间期延长至 0.20s 以上，每个 P 波后有 QRS 波群。

（2）二度 I 型房室传导阻滞：P-R 间期逐渐延长，直至 P 波受阻与心室脱落，相邻的 R-R 间期进行性缩短，直至一个 P 波受阻与心室脱落阻滞。包含受阻 P 波在内的 R-R 间期小于正常窦性 P-P 间期的 2 倍。

（3）二度 II 型房室传导阻滞：心房冲动传导突然受阻，P-R 间期恒定不变，下传搏动的 P-R 间期大多正常。

（4）三度房室传导阻滞：心房与心室的活动各自独立、互不相关，心房率快于心室率，心房冲动来自窦房结或异位心房节律；心室起搏点通常在阻滞部位稍下方。

【治疗】

（一）中医辨证论治

1. 心阳气虚证

主症：心悸气短，动则加剧，或突然昏仆，汗出倦怠，面色㿠白，或形寒肢冷。舌淡苔白，脉沉弱或沉迟。

治法：温阳益气。

方药：人参四逆汤合苓桂术甘汤。

处方：红参 10g、制附片 9g、干姜 9g、炙甘草 10g、桂枝 9g、白术 12g、茯苓 12g。

加减：兼水肿，加防己 10g、益母草 15g；兼血瘀，症见胸闷而痛，唇甲青紫，舌质紫暗，有瘀点瘀斑，脉涩或结代，加丹参 10g、赤白芍各 15g、红花 9g。

2. 心肾阳虚证

主症：心悸气短，动则加剧，面色苍白，形寒肢冷，腰酸膝软，眩晕耳鸣，小便清长。舌质淡苔白，脉迟结代。

治法：温补心肾。

方药：参附汤合右归丸加减。

处方：党参 30g、黄芪 30g、炙附片 30g、补骨脂 30g、淫羊藿 12g、熟地黄 15g、桂枝 10g、枸杞 12g。

加减：兼脾虚或有痰湿者，症见纳少腹胀，大便稀薄，倦怠，少气懒言，舌淡苔白脉弱，加茯苓 15g、白术 15g；兼血瘀者，症见胸部刺痛，唇甲紫暗，舌紫有瘀点，脉涩，可加红花 10g、川芎 10g。

3. 气阴两虚证

主症：心悸气短，烦劳加重，倦怠乏力，头晕盗汗，自汗，口干，五心烦热。舌红少苔，脉细微或结代。

治法：益气养阴。

方药：生脉散加味。

处方：党参 24g、黄芪 24g、黄精 24g、太子参 15g、百合 15g、麦冬 12g、五味子 9g。

加减：兼血虚者，症见面色苍白，唇舌无华，舌淡苔白，脉细弱而迟，去五味子、百合，加当归 12g、熟地黄 15g；兼脾虚者，症见头晕倦怠，喜寐，腹胀便溏，加茯苓 10g、白术 10g；兼痰热而见口苦，烦热，舌红苔腻，脉濡，可加川连 10g、瓜蒌仁 10g，若血瘀重，兼有胸闷而痛，舌有瘀斑，加川芎 10g、红花 10g、赤芍 10g。

4. 痰瘀阻络证

主症：心悸气短，胸闷短气，胸痛彻背，或咳嗽有痰，头晕目眩。舌淡苔白滑，脉弦滑。或心胸刺痛，四肢厥冷，唇甲青紫。舌质紫暗有瘀点，脉涩或结代。

治法：温化痰湿，活血化瘀。

方药：六君子汤合瓜蒌薤白半夏汤加减。

处方：党参 30g、瓜蒌 30g、薤白 15g、白术 10g、半夏 12g、茯苓 12g、陈皮 10g、桂枝 10g、炙甘草 10g、砂仁后下 6g。

5. 元阳欲脱

主症：汗出如珠，面色青灰，呼吸气微，四肢厥冷，精神委顿，或昏厥。舌质淡，脉结代或微欲绝。

治疗原则：回阳固脱。

方药：参附汤。

处方：党参 10g、附子 10g、麻黄 6g、细辛 3g。

（二）西医治疗

首先应该针对不同的病因进行治疗，对于窦性心动过缓、一度房室传导阻滞、二度 I 型房室传导阻滞而心室率不太慢无需治疗。对于心率过慢的患者，有症状的患者应该考虑以下治疗方法：

1. 药物治疗

阿托品静脉滴注 0.5～2mg，可以提高房室阻滞的心率，适用于阻滞位于房室结的患者。

异丙肾上腺素 1～4μg / min 静脉滴注，适用于任何部位的房室传导阻滞患者，但应用于急性心肌梗死的时候应十分谨慎，因为可能导致严重的室性心律失常。

以上药物使用几天，往往效果不佳而且容易发生严重的不良反应，仅适用于无心脏起搏的应急情况。因此对于症状明显、心室率缓慢者，应该及早给予临时性和永久性起搏器治疗。

2. 起搏器治疗指征

①慢性病窦伴有阿 – 斯综合征发作或有明显晕厥先兆症状者。

②慢性病态窦房结综合征因心动过缓而伴有心衰或心绞痛发作者。

③快 – 慢综合征伴有阿 – 斯综合征或晕厥先兆者。

④慢性病窦合并二度 II 型以上房室传导阻滞伴有阿 – 斯综合征或晕厥先兆者。

第五节　急性心功能不全

心功能不全是在循环血量和血管舒缩功能正常的前提下，由不同病因引起的心脏舒缩功能异常，导致心脏输出的血液不能满足组织的需求，或者仅能依靠增高心室充盈压满足肌体的代谢需要，激活神经体液因子，参与肌体的代偿，形成具有血液动力功能异常和神经体液激活两方面特征的临床综合征。肌体的代偿机制使血容量、心室充盈量、心率和心肌重量增高，并使血液重新分布，短期维持重要脏器的血供，长期助长心功能不全的持续发展，导致症状加重，危及生命。

心功能不全临床分为无症状和有症状两个发展阶段；据发病的缓急，分为急性、慢性心功能不全；据循环系统代偿程度分为代偿性心功能不全、失代偿性心功能不全；据心室舒张功能情况，分为收缩性心功能不全、舒张性心功能不全。

急性心功能不全：是因急性的严重心肌损害或突然加重的负荷，使心功能正常或处于代偿期的心脏在短期内发生衰竭或使慢性心衰急剧恶化。临床急性左心衰较为常见，急性左心衰是本节讨论的内容。

根据典型急性左心衰的临床表现，应属于中医学“喘脱”范围。

【病因病机】

依据心衰部位不同分为急性右心衰、急性左心衰两类。急性心衰主要由急性弥漫性心肌损害、急性的机械性阻塞、急性心脏容量负荷增加、急性的心室舒张受限、严重的心律失常等原因引起。

中医学认为，本症是因心之气阳亏虚日久，肺肾虚极，致阳脱阴液外泄所致。

【诊断】

（一）症状

1. 心源性昏厥：因脑部缺血致患者发生短暂的意识丧失，持续时间数秒后可发作阿－斯综合征，症状持续时间大多短暂，患者意识常立即恢复。

2. 心源性休克：可见烦躁不安、面色苍白、皮肤湿冷，大汗淋漓、神志迟钝、尿少（20mL / h），甚至昏厥等休克症状，多伴有急性肺水肿、颈静脉怒张等表现。

3. 急性肺水肿：肺间质水肿阶段表现为气促、阵发性咳嗽。肺泡性肺水肿典型表现为：突然发作的严重气急，端坐呼吸，呼吸频率 30～40 次 / min，面色灰白，口唇发绀，大汗出，咳嗽，咳泡沫样痰，严重者可咳出大量粉红色泡沫样痰。

4. 心跳骤停：症状和体征依次表现为 ①心音消失；②脉搏扪不到、血压测不出；③意识突然丧失或伴有短暂抽搐；④呼吸断续，呈叹气样，以后停止；⑤昏迷；⑥瞳孔扩大。

（二）体征

心率增快，血压初期升高，随后降至正常或降低；颈静脉怒张。双肺满布干湿啰音，心尖部可闻及奔马律；合并心源性休克者，脉细而快，收缩压可低于 80mmHg。

（三）辅助检查

肺间质水肿阶段 X 线见上肺静脉充盈、肺门血管模糊不清、肺纹理增粗和肺小叶间隔增厚。肺泡性肺水肿 X 线片可见典型蝴蝶形大片阴影由肺门向周围扩展。

【治疗】

（一）中医辨证论治

病情危重，可以选用参附注射液、参附青注射液、生脉注射液等静脉推注或滴注。

1. 心阳虚脱证

主症：喘逆剧甚，张口抬肩，鼻翼翕动，端坐不能平卧，稍动则喘剧欲绝，心慌动悸，烦躁不安，四肢厥冷，面青唇紫，汗出如油。舌质淡而无华或干瘦枯萎，少苔或无苔。

治法：扶阳固脱，镇摄肾气。

方药：参附汤加减。

处方：人参 9g、附子 6g、紫石英 20g、灵磁石 30g、沉香 12g、蛤蚧 6g。

2. 气阴两竭证

主症：呼吸微弱，间断难续或叹气样呼吸，汗出如洗，烦躁内热，口干颧红。舌质红无苔，或舌光绛紫赤，脉细微而数，或散或芤。

治法：益气养阴防脱。

方药：生脉散加减。

处方：人参 9g、五味子 6g、麦冬 15g、生地黄 15g、生萸肉 15g。

加减：若汗多不敛者，加用龙骨、牡蛎；阴竭阳脱者，加用附子、肉桂。

（二）西医治疗

1. 心源性昏厥发作的治疗：发作时间大多短暂，应注意预防发作。发生于心脏排血受阻者，应取卧位或胸膝位休息、保暖和给氧常可缓解。治疗关键在于去除病因。

2. 心源性休克治疗

（1）一般处理和监护：吸氧、保暖，密切注意血压、尿量、中心静脉压、肺毛细血管压（肺楔嵌压）和心排出量的变化。

（2）补充血容量：中心静脉压低，在 5~10cmH_2O 之间，肺楔嵌压在 6~12cmH_2O 以下，心排出量低，提示血容量不足，可静脉滴注 10% 葡萄糖注射液，但应注意液体量及滴速。

（3）应用血管收缩药：收缩压低于 80mmHg，肺楔嵌压和心排出量正常时，可以选用血管收缩剂：①多巴胺 10~30mg 加入 5% 葡萄糖注射液 100mL 中静脉滴注。滴速＞75~100μg/min。②多巴酚丁胺20~25mg溶于5%葡萄糖注射液100mL中，以2.5~10μg/kg·min的剂量静脉滴注。与多巴胺比较，增加心排出量的作用较强，增快心率的作用较轻，无明显扩张肾血管的作用。

（4）应用血管扩张剂：上述处理血压不上升，肺楔嵌压增高，心排出量降低或周围血管收缩形成总阻力增高者，可见有四肢厥冷、发绀等表现。在血流动力学严密监测下谨慎应用，可选用硝酸甘油50~100μg/min静脉滴注或硝普钠50~400μg/min静脉滴注。

（5）纠正酸中毒和电解质紊乱：特别注意纠正低钾血症、低氯血症。

3.急性肺水肿治疗：为内科急症，治疗必须及时。治疗原则为减少回心血量、增加左室排出量、减少肺泡内液渗出。措施如下：

（1）取坐位或半坐位，两腿下垂，减少静脉回心血量。

（2）给氧：面罩给氧较鼻导管给氧效果好，适度加压给氧可以纠正缺氧，同时可以减少肺泡液体渗出，增加周围静脉压，以减少循环血量。

（3）镇静：静脉注射5~10mg吗啡可以迅速扩张小血管，减少静脉回心血量，同时减轻烦躁不安症状，减少患者耗氧量。必要时可每间隔15min重复一次，共2~3次。老年患者酌减剂量或肌内注射。

（4）硝酸甘油：患者收缩压在100mmHg以上，可先以10μg/min速度开始静脉注射，每10min调整一次滴速，每次增加5~10μg/min，直至症状缓解或收缩压降至90mmHg以下，病情稳定可以逐渐减量。硝酸甘油静脉滴注可以迅速降低左房压力，患者明显缓解症状，但应该注意防止低血压的发生。硝酸甘油静脉滴注有耐药性，使用3d以上应改为其他扩血管药物治疗。

（5）袢利尿剂的使用：可以快速减少循环血量，改善症状，但血压偏低患者慎用或减量应用。如呋塞米20~40mg静脉注射，2min注完，10min内起效，作用持续3~4h，4h后可重复使用一次。

（6）其他疗法

①静脉注射氨茶碱0.25g，用5%葡萄糖注射液40mL稀释，15~20min注完注射液。可缓解支气管痉挛、增强心肌收缩力、扩张血管。

②洋地黄制剂应用：可考虑毛花苷C静脉注射，最适合用于心房颤动伴有快速心室率、心室扩大伴左心室收缩功能不全患者。首剂给0.4~0.8mg，2h后可以酌情再给

0.2～0.4mg。急性心肌梗死24h内、二尖瓣狭窄致肺水肿者不宜使用，伴有心房颤动快可应用减慢心室率，以利于缓解肺水肿。

③高血压性心脏病致肺水肿者，可以静脉滴注硝普钠，一般剂量12.5～25μg/min，每5min增加5～10μg，直至症状缓解或收缩压降至100mmHg以下。

④伴低血压的肺水肿患者，宜先静脉滴注多巴胺2～100μg/kg·min，保持收缩压在100mmHg，再进行扩血管治疗。

⑤以上方法治疗无效的患者可以静脉穿刺放血300～500mL。

第六节　病毒性心肌炎

病毒性心肌炎是病毒感染造成的心肌炎症，临床表现轻微者可无症状，一般多有轻重不同的心慌、胸闷、气短、乏力等症，危重者可发生心力衰竭、心源性休克，乃至猝死。本病可见于各个年龄组，多见于青壮年。

根据病毒性心肌炎的发病特点和临床表现，属于中医学“心悸”“心痛”范畴。

【病因病机】

各种病毒都可以引起心肌炎，其中以肠道病毒和呼吸道病毒最为常见，包括柯萨奇病毒A、B组病毒，埃可病毒，脊髓灰质炎病毒等，尤其是柯萨奇病毒B组病毒最常见。此外，流感病毒、腺病毒、风疹病毒、单纯疱疹病毒、肝炎病毒等都可以引起心肌炎。过度劳累、营养不良等诱因可使肌体抵抗力下降，肌体对病毒易感而发病。

病毒性心肌炎的发病机制主要有以下两种：

（1）病毒直接作用：病毒感染心肌细胞以后产生溶细胞物质，使细胞溶解。

（2）免疫反应：有些患者的心肌中可发现抗原抗体复合物，提示免疫反应的存在，且病毒性心肌炎的免疫机能多低下。

病毒性心肌炎的病变范围大小不一，可为弥漫性或局限性，病理学检查必须多个部位切片，方可避免漏诊。典型的改变是以心肌细胞可有程度不等的变性、溶解、坏死，心肌间质增生、水肿以及充血，内有大量的炎性细胞浸润。

中医学认为，病毒性心肌炎是外感诱发的内伤疾病，发病涉及内、外因。本病多因外感邪毒，内因为正气虚弱、心气不足，其形成除了和体制有关以外，还和劳累有重要关系。病机为心气虚弱，肺卫功能失调，时邪病毒乘袭，邪毒得以入血循脉，客舍留心，心脏之气不得其正而发病。心气虚弱，日久伤阴，可见气阴两虚；心气虚弱，运血无力，可致瘀血阻滞；心病及脾，致心脾气血两虚或脾虚湿盛；若心虚及肺，卫外失固，可反复感受外邪，致使病毒性心肌炎反复发作，迁延难愈；若心病及肾，命门火衰，不能制水，水邪泛滥肌肤则水肿，凌心射肺则喘逆危症，若心阳暴脱可致猝死。

【诊断】

（一）症状

发病时临床表现因病变的广泛程度和病情轻重不同而有差异，可以完全没有症状，也可以出现猝死。起病前多数患者有呼吸道或肠道病毒感染的症状，如发热、咽痛、咳嗽、乏力、食欲不振、腹泻等，继而出现心悸、胸闷、乏力、食欲缺乏等心脏症状。临床上诊断的心肌炎中有 90% 的患者以心律失常为主诉或首见症状，重者可发生心力衰竭、心律失常、心源性休克，甚至猝死。

（二）体征

心界可正常或扩大，大多可见心动过速且与体温升高不相称，也有少数为心动过缓，各种心律失常，可以闻及第三心音或者杂音，心尖区可能有收缩期吹风样杂音或舒张期杂音。严重者出现静脉怒张、肺部啰音、肝大等心力衰竭体征或心源性休克体征。

（三）辅助检查

1. 血清学检查：白细胞计数可升高，部分患者血清肌钙蛋白（T 或 I）、心肌肌酸激酶以及同工酶、天冬氨酸氨基转移酶、乳酸脱氢酶升高；血沉增快和 C 反应蛋白增高；补体 C_3、CH_{50} 降低。

2. 病毒学检查：咽拭子或粪便或心肌组织中可分离出病毒，发病 3 周内，相隔 2 周的血清 CVB 中和抗体滴度呈 4 倍或者以上，或一次高达 1 ∶ 640，特异性 CVBIgM 高达 1 ∶ 320 等。

3. 心电图检查：显示 ST 段、T 波异常（ST 段压低，T 波平坦、双相或倒置）、各型心律失常（窦性心动过速，窦性心动过缓，房性、室性、房室交界区性期前收缩，室上性心动过速，室性心动过速，房室传导阻滞等）。如果合并心包炎可有 ST 段抬高，严重的心肌损害可有病理性 Q 波。

4. 超声心动图：可以正常，也可以出现左心室功能减退，阶段性或者弥漫性室壁运动减弱，心肌回声反射增强和不均匀，右室扩张和运动异常，左心室增大或者附壁血栓。

（四）诊断标准

1999 年全国心肌炎心肌病专题研讨会提出的成人急性心肌炎诊断参考标准如下：

1. 病史与体征：上呼吸道感染、腹泻等病毒感染后 3 周内出现心脏表现，如出现不能用一般原因解释的感染后严重乏力、胸闷、头晕（心排血量降低）、心尖第一心音明显减弱、舒张期奔马律、心包摩擦音、心脏扩大、充血性心力衰竭或阿 - 斯综合征等。

2. 上述感染后 3 周内出现下列心律失常或心电图改变者：

（1）窦性心动过速、房室传导阻滞、窦房阻滞或束支阻滞。

（2）多源、成对室性期前收缩，自主性房性或交界性心动过速，阵发或非阵发性室性心动过速，心房或心室扑动或颤动。

（3）两个以上导联 ST 段呈水平型或下斜型下移≥ 0.05mV 或 ST 段异常抬高或出现异常 Q 波。

3. 心肌损伤的参考指标：病程中血清心肌肌钙蛋白 I 或肌钙蛋白 T（强调定量测定）、CK-MB 明显增高。超声心动图示心腔扩大或室壁活动异常和（或）核素心功能检查证实左室收缩或舒张功能减弱。

4. 病原学依据：

（1）急性期：从心内膜、心肌、心包或心包穿刺液中检测出病毒、病毒基因片段或病毒蛋白抗原。

（2）病毒抗体：第二份血清中同型病毒抗体（如柯萨奇 B 组病毒中和抗体或流行性感冒病毒血凝抑制抗体等）滴度较第 1 份血清升高 4 倍（2 份血清应相隔 2 周以上）或一次抗体效价≥ 640 者为阳性，320 者为可疑（如以 1 ∶ 32 为基础者则宜以≥ 256 为阳性，≥ 128 为可疑阳性，根据不同实验室标准做决定）。

（3）病毒特异性 IgM：以≥ 1 ∶ 320 者为阳性（按各实验室诊断标准，需在严格质控条件下）如同时有血中肠道病毒核酸阳性者更支持有近期病毒感染。

注：同时具有上述（1）（2）的任何 1 项、3 项中的任何 2 项，在排除其他原因心肌疾病后临床上可诊断急性病毒性心肌炎。如具有第（1）项者可从病原学上确诊急性病毒性心肌炎；如仅具有（2）（3）项者，在病原学上只能拟诊为急性病毒性心肌炎。

如患者有阿–斯综合征发作、充血性心力衰竭伴或不伴心肌梗死样心电图改变、心源性休克、急性肾功能衰竭、持续性室性心动过速伴低血压发作或心肌心包炎等在内的一项或多项表现，可诊断为重症病毒性心肌炎。如仅在病毒感染后3周内出现少数前期收缩或轻度T波改变，不宜轻易诊断为急性病毒性心肌炎。

对难以明确诊断者，可进行长期随访，有条件时可做心内膜心肌活检进行病毒基因检测及病理学检查。

【治疗】

（一）中医辨证论治

所有患者，尤其是气阴两虚的患者可用生脉注射液20~60mL+5%葡萄糖注射液250~500mL，静点，1次/d，10~15d 1个疗程。气虚的患者可以使用黄芪注射液20~60mL+5%葡萄糖注射液250~500mL，静点，1次/d，10~15d 1个疗程。血瘀的患者可以使用丹参注射液20~60mL+5%葡萄糖注射液250~500mL，静点，1次/d，10~15d 1个疗程。出现期前收缩患者予黄杨宁3~6片，口服，3次/d。所有患者可给予补心气口服液，1支/次，2次/d，口服。

1. 风热邪毒入侵证

主症：发热恶寒，咽喉红肿疼痛，咳嗽，胸闷气短，心悸，小便黄，大便干等。舌尖红，苔薄白或薄黄，脉浮数或滑数。

治法：疏风清热解毒，养阴安神。

方药：银翘散加减。

处方：金银花30g、连翘20g、桔梗10g、牛蒡子10g、玄参10g、生地黄10g、板蓝根30g、丹参20g、柏子仁10g、五味子10g、珍珠母（先煎）30g、甘草10g。

加减：若热甚者，加生石膏20g、知母10g，清热；若咽喉肿痛明显的可以局部使用冰硼散或者双料散外敷；心悸严重者加灵磁石30g、远志6g、炒枣仁10g，以重镇安神。

2. 痰热内盛证

主症：发热身痛，心悸，心下痞满，恶心呕吐，腹胀腹痛或咳嗽，咳痰色黄，口干，小便黄赤，大便秘结。苔黄腻，脉滑数。

治法：清热化痰，兼解毒养心。

方药：温胆汤加味。

处方：陈皮 10g、半夏 10g、茯苓 10g、枳壳 10g、竹茹 15g、苏叶 10g、黄连 10g、金银花 30g、连翘 20g、丹参 20g、甘草 10g、远志 6g。

加减：若胸闷痛明显者，加川楝子 10g、延胡索 10g，理气活血止痛。

3. 热入血分证

主症：发热，皮肤有红斑或者出血点，口渴，心悸，胸闷胸痛，小便黄，大便干。舌质暗红有瘀斑，脉数。

治法：清热解毒，凉血活血。

方药：犀角地黄汤加减。

处方：水牛角 10g、丹参 10g、玄参 15g、赤白芍各 10g、牡丹皮 10g、连翘 10g、生地黄 10g、柏子仁 10g、麦冬 15g、甘草 6g、紫草 10g、紫花地丁 l0g。

加减：若发热重，皮肤红斑大而且多，可加用牛黄 10g、炒山栀 10g，清热凉血。

4. 气阴两伤，余热未清证

主症：心悸气短，胸闷隐痛，低热，面色潮红，乏力，自汗盗汗，心烦口干。舌红少苔，脉细数。

治法：益气养阴，清热解毒。

方药：生脉散加味。

处方：人参 10g、麦冬 10g、五味子 10g、黄芪 20g、黄精 20g、酸枣仁 15g、生地黄 15g、丹参 20g、甘草 10g。

加减：若阴虚明显者，加用沙参 20g 等，益气养阴。

5. 心阳不振证

主症：心悸气短，乏力倦怠，胸闷自汗，动则症状加重，形寒肢冷，面色苍白。舌淡苔白，脉沉迟无力。

治法：温阳益气，宁心安神。

方药：参附汤加味。

处方：人参 10g、附子 10g、黄芪 15g、白术 10g、干姜 10g、桂枝 10g、补骨脂 10g、丹参 20g、甘草 10g、细辛 3g。

加减：若阴气虚，水湿不化，夜卧憋醒下肢浮肿者，加车前草 10g、葶苈子 10g，利水消肿。

心肌炎后期以此型多见，常以益气养心安神及温阳益气养心安神为法治疗。在方中加桂枝通心阳、细辛通心阴，但偏于辛温易伤阴，故应观察舌质变化，如见舌尖发红，即可在方中加麦冬以养阴生津，免于燥热。

6. 气血两虚证

主症：胸闷气短，心悸，面色无华，头晕，乏力，少寝多梦，唇甲色淡，纳呆腹胀。舌质淡，苔淡白，脉细弱。

治法：健脾养心，益气补血。

方药：归脾汤（《济生方》）加减。

处方：党参 10g、黄芪 10g、白术 10g、茯苓 15g、酸枣仁 10g、龙眼肉 10g、木香 10g、炙甘草 10g、当归 10g、丹参 10g、远志 6g、生姜 10g、大枣 10g。

加减：若久病、热病之后，心阴受损而致心悸者，宜选用炙甘草汤（《伤寒论》）益气养血，滋阴复脉。

7. 气虚血瘀证

主症：心悸怔忡，心前区闷痛或刺痛，痛有定处，气短乏力。舌暗或紫暗有瘀斑瘀点，脉弦细或细涩结代。

治法：益气活血，通络止痛。

方药：冠状动脉硬化性心脏病Ⅱ号方加减。

处方：赤芍 15g、川芎 15g、红花 15g、丹参 20g、降香 10g、檀香 10g、蒲黄包 10g、五灵脂（包）10g、黄芪 20g、桂枝 10g、甘草 10g。

（二）西医治疗

1. 休息：目前对病毒性心肌炎尚缺乏特效治疗的情况下，急性期的卧床休息列为治疗手段的首位，休息直至症状消失，一般需 3~6 个月，这是非常重要的措施之一。并给予易消化、富含营养的食物。

2. 增加心肌营养，改善心肌代谢：常用药物有 ATP20~40mg，3 次 / d，口服，辅酶 A100~200U，3 次 / d，口服，肌苷 0.2~0.4g，3 次 / d，口服，辅酶 Q_{10}20~60mg / 次，3 次 / d，口服。维生素 C5~10g+10% 葡萄糖注射液 500mL，静脉滴注，1 次 / d，l0~15d 为 1 个疗程，果糖二磷酸钠 10g，静脉滴注，1 次 / d，10~15d 为 1 个疗程；极化液静滴 1 次 / d，10~15d 为 1 个疗程。

干扰素具有抗病毒、调节免疫等作用，但是价格昂贵，非常规用药。

3. 激素的治疗：目前认为一般患者不必使用，尤其是发病最初的 10d 内。对于重症和对其他方法治疗效果不佳的患者，仍宜使用激素。

4. 提高免疫功能的药物：免疫核糖核酸每周皮下注射 6mg 或胸腺素 10mg，每天 1 次肌内注射。

5. 对症治疗：

（1）出现心力衰竭时使用利尿剂、血管扩张剂、血管紧张肽转换酶抑制剂等。

（2）期前收缩频发或者有快速心律失常时，使用抗心律失常药物。

（3）高度房室传导阻滞、快速室性心律失常或窦房结功能受损而出现晕厥或明显的低血压是可以考虑使用临时起搏器。

（4）休克时积极抗休克治疗。

第七节　雷诺综合征

雷诺综合征是由血管神经功能紊乱引起肢端小动脉痉挛，以发作性指（趾）缺血为特征，表现为四肢肢端（主要是手指）对称的间歇发白、发绀和潮红等临床特点的疾病。雷诺综合征包括既往的雷诺病和雷诺现象，多因情绪激动和寒冷而诱发，青年女性居多，尤其是神经过敏者，患者男女比例为 1 ∶ 10。

本病可分为原发性与继发性两种类型。原发性无潜在疾病，肢端血管多无器质性病变，称雷诺病；后者继发于某种全身性疾病，肢端血管常有器质性病变，常称雷诺现象。

根据其典型的肢体端发白、发绀和潮红的临床表现，属于中医学“血痹”“手足厥寒”范畴。

【病因病机】

雷诺综合征的病因尚未完全明确，原发性雷诺综合征（雷诺病）可能与遗传、血管神经功能紊乱或内分泌功能失调等有关；继发性雷诺综合征（雷诺现象）是由已知的疾病如结缔组织病、阻塞性动脉疾病、原发性肺动脉高压、神经系统疾病、血液异常等，或震荡、锤击、冻伤等外力损伤以及砷、铅或药物中毒等引起的系列症状。根据患者指（趾）端血管有无器质性改变，可将本病分为痉挛型和梗阻型。

中医学认为，本病多素体血虚、阳气不足，兼感寒邪，或情志所伤，肝气不舒，气滞血瘀寒凝血脉，致营卫失和，血行不畅，四末失于温养，发为本病。病位在四末血脉，病性为本虚标实。

【诊断】

根据典型的临床表现：①发作由寒冷或情绪激动所诱发；②两侧对称性发作。③无坏死或只有很小的指（趾）端皮肤坏死，结合激发试验和指动脉压测定可鉴别痉挛型和梗阻型。通过特殊血液检查可找到发病的原因。单侧病变常提示为继发性疾病。

（一）症状

1. 多因寒冷、情绪波动、精神紧张而诱发。

2. 发作时手指肤色变白，继而发绀，常先从指尖开始；以后波及整个手指，甚至手掌，伴有局部冷、麻、针刺样疼痛或其他异常感觉，腕部脉搏正常。

3. 发作持续 3~10min 后自行缓解，皮肤转为潮红而伴有烧灼、刺痛感，然后转为正常色泽。症状往往两手对称，小指和环指最先受累，随即波及其他手指，拇指因血供较丰富多不受累，下肢受累者少见。发作间歇期，除手足有寒冷感外无其他症状。

4. 加温、揉擦、挥动上肢等可使发作停止。

5. 发作严重者可见浅表性溃疡。

（二）体征

局部手指肤色变白，继而发绀，缓解后转为潮红。如果为继发引起可伴见其他疾病的体征。

（三）辅助检查

1. 激发试验：①冷水试验。将指（趾）浸于 40℃左右的冷水中 1min，可诱发上述典型发作；②握拳试验。两手握拳 90s 后，在弯曲状态下松开手指，也可出现上述变化。

2. 指动脉压力测定：光电容积描记仪（PPG）测定指动脉压力同指动脉造影一样精确。如指动脉压低于肱动脉压＞ 40mmHg，则提示为梗阻型。

3. 指温与指动脉压关系测定：正常时，随着温度降低只有轻度指动脉压下降。痉挛型，当温度降到触发温度时指动脉压突然下降；梗阻型，指动脉压也随温度下降而逐渐降低，但在常温时指动脉压仍明显低于正常。

4. 指温恢复时间测定：浸冰 20s 手指降温后，指温恢复正常的平均时间为 15min 内，本病患者常延长至 20min 以上。

5. 指动脉造影和低温（浸冰水后）指动脉造影：通过做上肢动脉造影，可了解指动脉情况。

6. 其他：血液抗核抗体、类风湿因子、免疫球蛋白电泳、补体、抗 DNA 抗体、冷球蛋白以及 coomb's 试验检查，手部 X 线拍片检查等有助于寻找原发病。

【治疗】

（一）中医辨证论治

1. 阴寒凝滞证

主症：肢端间歇发白、发绀、潮红，四肢麻木、冷痛，遇寒即发，得温缓解，面色苍白，形寒肢冷。舌淡胖，苔白，脉沉细弱。

治法：温阳散寒，活血通脉。

方药：阳和汤加减。

处方：熟地黄 15g、鹿角胶 10g、肉桂 5g、麻黄 10g、白芥子 10g、乳香 10g、没药 10g、丹参 30g、甘草 10g。

加减：气虚明显者，加党参、黄芪；阳虚明显者，加炮姜、制附子；血虚面色无华者，加当归、鸡血藤等。

2. 肝郁气滞证

主症：肢端间歇发白、发绀、潮红，四肢麻木、冷痛，情绪改变诱发，烦躁易怒，胁肋胀满或疼痛，女子可见月经不调、少腹胀痛。舌淡，苔白，脉弦。

治法：疏肝解郁，理气通脉。

方药：四逆散加减。

处方：柴胡 10g、赤芍 10g、白芍 10g、枳实 10g、甘草 10g、川芎 10g、桂枝 10g。

加减：胁肋胀痛者，加香附、郁金、川楝子；血虚者加当归、茯苓，益气养血。

3. 瘀血内停证

主症：肢端间歇发白、发绀、潮红，四肢麻木、冷痛，青紫时间长，遇寒加重，夜间较甚。质暗红，边有瘀点瘀斑，苔白，脉沉细涩。

治法：活血化瘀，通脉止痛。

方药：桃红四物汤加减。

处方：红花 10g、桃仁 10g、当归 10g、生地黄 10g、川芎 10g、丹参 30g、甘草 10g。

加减：气虚者加黄芪、党参、白术；气滞者加柴胡、枳壳、香附等。

4. 瘀血化热证

主症：病变日久，郁而化热，肢端皮肤溃疡或坏疽，局部红肿热痛。舌红，苔黄腻，脉滑数。

治法：清热解毒，凉血活血。

方药：四妙勇安汤加减。

处方：金银花 60g、玄参 30g、当归 20g、连翘 20g、蒲公英 30g、紫花地丁 20g、牡丹皮 15g、乳香 10g、没药 10g、甘草 10g。

加减：疮疡溃烂，不易封口加黄芪益气托毒；湿热重者，加黄柏、苍术、车前子。

（二）西医治疗

1. 药物治疗：药物治疗用交感神经阻滞剂及其他血管扩张剂，以解除血管痉挛，降低周围血管对寒冷刺激的反应。

根据心率可选用：

（1）钙通道阻滞剂：双氢吡啶类钙通道阻滞剂是治疗本病最有效的药物。

硝苯地平对偶尔发作者可在接触寒冷环境前 0.5~1h 口服 10~20mg，发作频繁者予缓释制剂 30~90mg / d。

口服氨氯地平 2.5~10mg / d。

口服地尔硫䓬（对心率快者）口服 30~60mg / d，3~4 次 / d。

（2）α 肾上腺受体阻断剂

口服盐酸妥拉苏林 25~100mg，4 次 / d；

口服哌唑嗪 1~5mg，3 次 / d。

（3）血管紧张素转换酶抑制剂、血管紧张素受体阻断剂可用于上药无效者，制剂和剂量见“高血压”章。

（4）硝酸甘油软膏局部使用。

（5）前列腺素可静脉给药，如 PGE 剂量为 10mg / kg · min，静脉滴注数小时至 3 天，PGI7.5mg / kg · min，静脉滴注 5h，1 次 / 周，共 3 次。

（6）双氢麦角碱（海特琴）、甲基多巴、利血平、三碘甲状腺胱氨酸、胰血管舒缓素胺都可有效。烟酸和罂粟碱虽是扩血管药物，但无益处。

2. 血浆交换疗法：可降低血浆黏滞度，每天抽取血液 500mL，或 1~2 次抽取

350～1000mL，去除量1L以内可用人造血浆2～2.5L代替，去除量更大时必须用新鲜血浆或白蛋白等渗溶液。每周1次，共5次，疗效至少可维持6周。如用血细胞分离器进行时仅去除血浆，保留血细胞，疗效更佳。

3. 肢体负压治疗：患者取坐位，将患肢置入负压舱内。治疗压力为上肢65～100mmHg，下肢80～130mmHg。1次/d，每次10～15min，1～4次为1个疗程。

4. 手术治疗

（1）指征：病程＞3年；症状严重，影响工作、生活；药物治疗无效；免疫学检查无异常。

（2）方法：①交感神经切除术。上肢病变施行胸交感神经切除术，下肢病变施行腰交感神经切除术；②掌和指动脉周围微交感神经切除术。

5. 诱导血管扩张疗法：机制为通过条件反射，使患者再次暴露于寒冷环境中，肢端血管不再出现过度收缩反应。

6. 病因治疗：对原发病予以治疗。

第八节　静脉血栓形成

静脉血栓形成是静脉的一种急性非化脓性炎症，伴有继发性血管腔内血栓形成的疾病。病变主要累及四肢浅表静脉或下肢深静脉，临床特点为患肢局部肿痛、皮下可扪及有压痛的条索状物，或伴有病变远端浅表静脉曲张等静脉受阻现象。深静脉血栓易脱落而造成肺栓塞。

静脉血栓形成包括血栓性浅静脉炎和深静脉血栓形成。目前认为，二者是一种疾病的两个不同阶段，且二者可相互转变。

静脉血栓形成可发生于身体的各个不同部位，根据其不同的临床表现分别属中医学“脉痹”“恶脉”“骗病”“股肿”等范畴。

【病因病机】

促发静脉血栓形成的因素包括：静脉壁损伤、静脉血流缓慢、高凝状态，临床涉及以上三方面的因素均可导致静脉血栓形成。

常见因素有：手术、外伤、恶性肿瘤、妊娠、休克、长期卧床、静脉炎及经静脉介入诊断或治疗导致静脉损伤等。上述各种因素导致静脉血栓形成的机制并非单一的，往往是综合因素。

中医学认为，本病的病机关键在于湿热、瘀血滞涩脉络，实证居多，后期可有虚证表现。

【诊断】

（一）症状

1. 血栓性浅静脉炎：常见于大隐静脉、小隐静脉、头静脉、贵要静脉，病变静脉呈条索状红肿、疼痛、明显压痛，1~3 周炎症消退后遗留条索状物和色素沉着。

2. 深静脉血栓形成：有些患者无临床症状，而以肺栓塞为主要表现。症状轻重不一，取决于受累静脉的部位，阻塞的程度和范围。

（1）小腿静脉丛血栓形成：小腿疼痛、压痛、肿胀，行走时疼痛、肿胀加剧。

（2）髂静脉、股静脉血栓形成：患肢肿胀、疼痛较剧呈痉挛性痛、发绀，凹陷性水肿，出现股内侧及同侧下腹壁静脉曲张。

（3）腋静脉 – 锁骨下静脉血栓形成：较少见，表现为患侧肿胀、疼痛、发绀、静脉曲张。

（二）体征

1. 血栓性浅静脉炎：不明显，急性期可见皮温高、皮色红，后期为褐色色素沉着。

2. 深静脉血栓形成：患侧皮肤温度升高，肤色泛紫，水肿，静脉曲张，后期营养性改变呈脱屑、瘙痒、色素沉着、湿疹和溃疡等。小腿静脉丛血栓形成直腿伸踝试验（Homan）呈阳性和压迫腓肠肌试验（Neuhof）呈阳性。

（三）辅助检查

血栓性浅表静脉炎一般无须特殊实验室检查。

深部静脉血栓形成时可通过下列检查明确诊断：

1. 血液检查：D- 二聚体增高，阳性价值不大，但阴性预测值高达 97%~99%。

2. 静脉压测量：患肢的静脉压升高。站位时足背静脉弓的平均压力为 18.8mmH$_2$O，颈静脉压力为 7mmH$_2$O，平卧位上下肢的相当部位，下肢静脉压比上肢稍高。周围大静脉的正常压力平均为 6~12mmH$_2$O，患肢多大于 20mmH$_2$O。

3. 放射性核素检查

（1）放射性核素 ^{131}碘 – 纤维蛋白原摄取试验：血栓形成时 ^{131}碘 – 纤维蛋白原进

入血栓，患病部位放射性增高。适用于膝关节以下的静脉血栓的定位检查。

（2）^{99m}锝酸盐法：适用于骨盆及下肢深静脉血栓形成的诊断。

（3）^{99m}锝－大颗粒聚合白蛋白（MAA）或^{99m}锝－大颗粒微球体（MS）法检查：静脉有血栓时，阻塞部位有放射性降低或缺损区。

4. 超声血管检查：彩色血流多普勒实时显像法对膝以上深静脉血栓形成有良好的特异性和敏感性，可替代 X 线静脉造影检查。

5. 体积描记法：包括电阻抗体积描记法（IPG），应变体积描记法（SGP），静脉血流描记法（PRG）和充电体积描记法（PPG），适用于髂、股静脉的急性血栓形成，准确率可达 96%。

6. 皮肤温度测定检测深静脉血栓

（1）用扫描照相机检测红外线放射的方法进行下肢皮肤温度监测。

（2）液晶温度记录仪：可检出静脉炎所致的轻微皮温增高。

7. X 线静脉造影：是诊断深静脉血栓形成“金标准”，可显示静脉阻塞的部位、程度、范围及侧支循环血管的情况。

8. 磁共振静脉显像（MRV）：对近端主静脉（如下腔静脉、髂静脉、股静脉等）血栓的诊断有较高的准确率。

9. 螺旋 CT 肺血管造影检查：如阴性可以排除明显肺栓塞。

【治疗】

（一）中医辨证论治

1. 湿热瘀阻证

主症：患肢呈条索状红肿疼痛，按之痛甚；或发病前有手术、外伤史，肢体肿胀，按之凹陷，伴有发热、疼痛及压痛明显。舌红，有瘀斑，苔黄腻，脉弦数或滑数。

治法：清热化湿，活血止痛。

方药：四妙丸合四妙勇安汤加减。

处方：黄柏 10g、苍术 10g、薏苡仁 10g、当归 12g、金银花 30g、玄参 15g、泽泻 10g、丹参 20g、甘草 10g。

加减：发于上肢加桑枝；发于胸、腹壁加黄芩、延胡索；发于下肢加牛膝。

2. 血瘀阻络证

主症：患肢有条索状硬结，压痛，局部皮肤紫暗；或患肢胀痛或刺痛，痛有定处，压痛明显，皮肤暗红或紫红，肢体下垂颜色加深，肿胀加重。或有瘀斑，色素沉着，浅表脉络怒张。舌紫暗有瘀斑，苔薄白，脉沉涩。

治法：活血化瘀，通络止痛。

方药：桃红四物汤加减。

处方：桃仁 10g、红花 10g、生地黄 10g、当归 10g、川芎 10g、赤芍 15g、丹参 30g、地龙 15g、牛膝 30g、薏苡仁 30g。

加减：痛甚者加制乳香、制没药；肿胀皮肤光亮者加土茯苓、泽泻、苍术；条索硬结加蜈蚣、夏枯草活等，活血软坚散结。

3. 气虚血瘀证

主症：患肢有条索状硬结，压痛，局部皮肤淡暗，久而不愈；长期卧床，肢体肿胀或刺痛，压痛明显，皮肤暗红，或有瘀斑，色素沉着，浅表脉络怒张，劳累后肿胀加重，伴见乏力气短。舌淡暗有瘀斑瘀点，苔薄白，脉沉细涩。

治法：益气活血，通络止痛。

方药：补阳还五汤加减。

处方：黄芪 30g、党参 15g、桃仁 10g、红花 10g、生地黄 10g、当归 10g、川芎 10g、赤芍 15g、丹参 30g、地龙 15g。

加减：头晕乏力、面色苍白者加龙眼肉、大枣；肿甚者加白术、茯苓。

4. 脾虚湿阻证

主症：久病体虚，身疲乏力，患肢肿胀，朝轻暮重。腹胀便溏，食欲缺乏，皮肤温度不高或仅有微热，肤色正常或色暗，或伴静脉曲张，或伴小腿色素沉着、瘀积性皮炎，或起湿疹，或成溃疡。舌质淡暗，舌体胖有齿痕，苔白腻，脉缓或濡。

治法：健脾渗湿，活血化瘀。

方药：参苓白术散减。

处方：党参 15g、茯苓 15g、白术 15g、白扁豆 30g、山药 15g、红花 10g、桃仁 10g、当归 10g、丹参 30g、地龙 15g、鸡血藤 15g、川牛膝 10g、薏苡仁 30g、车前子 15g。

加减：食欲不振者，加砂仁、神曲；患肢发冷、肤色紫暗者加附子、桂枝。

（二）西医治疗

1. 血栓性浅静脉炎的治疗

（1）一般治疗：卧床休息，抬高患肢，局部热敷，必要时可穿弹力袜或弹性绷带包扎。避免久立或久坐。

（2）药物治疗：包括口服保泰松 0.1g，3 次 / d、口服吲哚美辛 25mg，3 次 / d、口服阿司匹林 0.5~1g，3 次 / d，一般不必用抗生素或抗凝剂治疗。

2. 深部静脉血栓形成的治疗

（1）一般治疗

①卧床休息，抬高患肢。

②保持大便通畅，以免用力排便使血栓脱落导致肺栓塞。

③起床后应穿有压差或无压差长筒弹力袜。

（2）溶栓疗法

①静脉溶栓疗法：适用于发病后 24h 内，链激酶 25 万 ~50 万 IU 静脉滴注，然后 10 万 IU 静脉滴注 24~72h、尿激酶 4400IU / kg 静脉注射，然后 4400IU / kg · h 静滴 24~72h；或用重组织型纤溶酶原激活剂（r–tPA），特别适用于合并肺栓塞时，总剂量 50~100mg，1~2min 静脉滴注 10mg，剩余剂量在 2h 内静脉滴注。

②介入溶栓疗法：适用于发病后 24h 内或合并肺栓塞时。

方法：尿激酶的剂量为 140 万 ~1600 万 U，平均用量为 400 万 U，静脉滴注时间 5~74h，平均 30h。血栓溶解后经导管滴注肝素 5000IU，然后以 800~1000IU / h 静脉滴注，以防血栓再形成。

尿激酶 4000U / min 连续静脉滴注，直至血运建立，再以 2000U / min 静脉滴注，直至血栓完全溶解，溶栓率可高达 88%。也可考虑应用相应剂量的链激酶溶栓。

（3）抗凝治疗

①急性期注射抗凝剂肝素（包括低分子量肝素）5~7d，可静脉或皮下注射。

②口服抗凝：开始或急症时应用肝素 5~7d 后，然后改用华法林与双香豆素，一般监测 INR 的值要达到 2~3 之间。

（4）祛聚疗法：低分子葡萄糖酐静滴 500mL / 次，1~2 次 / d，静脉滴注，应用 7~14d。

（5）手术治疗：上述治疗无效时，可考虑静脉血栓摘除术、导管取栓术等。

（6）介入治疗

①肺栓塞危险性高、因某些疾病原因不能继续使用抗凝剂或足量使用抗凝剂过程中反复出现血栓。这可能与患者的个体差异、遗传因素、基础疾病等多种因素有关。

对于这些患者，单纯依靠抗凝治疗可能无法有效控制病情，可考虑经皮下腔静脉内植入滤过器。

②慢性下肢静脉阻塞，主要针对髂静脉、下腔静脉等静脉造影明确狭窄部位后，从对侧股静脉插管至狭窄，用球囊扩张并置入支架。

（王春　吴军华　王相璞）

第四章　肾脏系统疾病

第一节　尿路感染

尿路感染是由微生物如细菌、真菌、衣原体、支原体和某些病毒、结核分枝杆菌等侵入尿路引起的尿路炎症，分为上尿路感染（肾盂肾炎、输尿管炎）和下尿路感染（膀胱炎、尿道炎），是一种常见疾病。本病控制不理想可导致肾功能不全。

本病属中医学“淋证”范畴，分为热淋、劳淋、血淋、膏淋、石淋等。

【病因病机】

本病最常见的致病菌是革兰阴性肠杆菌属，其中以大肠埃希菌最多见，占尿路感染的 70%，其次为变形杆菌、克雷白杆菌、粪肠球菌、绿脓杆菌和葡萄球菌属。本病 95% 以上由单一细菌引起，极少数为 2 种以上细菌混合感染。厌氧菌感染罕见，偶可发生于复杂性尿路感染。

肌体防卫机制受损，合并诱发因素时，方才可能发生尿路感染。本病的感染途径分为上行感染和血行感染两种，易感因素包括尿路梗阻、泌尿系统畸形或结构异常、尿路器械的使用、尿道内或尿道口周围炎症病灶、肌体抵抗力减弱等。各种原因引起的膀胱 - 输尿管反流、肾内反流是致病菌进一步上行引起肾盂肾炎的重要病理基础。

中医学认为，本病多由外感湿热、饮食不节、情志郁怒、年老体弱或它脏之热等导致膀胱湿热，甚至热伤血络，日久脾肾亏虚而成。病机多以肾虚为本，膀胱湿热为标。反复尿路感染的病机为本虚标实、寒热错杂，以肾虚为本，湿热之邪贯穿始终为主因，而内外寒邪也是影响该病发生、发展的重要因素。

【诊断】

（一）临床表现

1. 膀胱炎：占尿路感染的 60%，主要表现为尿频、尿急、尿痛、下腹部坠胀感，腰痛。约 30% 有血尿，偶可有肉眼血尿。

2. 急性肾盂肾炎：除有尿路刺激征外，可伴有腰痛、肋脊角压痛、叩痛和全身感染症状，如寒战、发热、头痛、恶心、呕吐、血白细胞计数升高等。

3. 反复尿路感染：发作期除以上症状，还有遇寒冷或遇劳易复发或加重，畏寒、喜暖或腰腹冷、手足不温等。

4. 无症状性细菌尿（隐匿性尿路感染）：患者有细菌尿而无任何尿路感染症状，可见于儿童、孕妇、老年人。本病发病率随年龄增长而增加，超过 60 岁妇女发病率可达 10%。

（二）实验室检查

1. 尿常规：尿沉渣中白细胞明显增多，白细胞＞ 5 个 / HP 称为脓尿。如发现白细胞变性，则有助于急性肾盂肾炎的诊断。尿红细胞可增加，40%~60% 急性尿感患者可有镜下血尿，极少数可有肉眼血尿。尿蛋白为阴性或微量，如尿蛋白增多则提示肾小球已有明显病变。

2. 血常规：急性肾盂肾炎白细胞升高，中性粒细胞核左移。

3. 尿细菌学检查：清洁中段尿含菌量≥ 10^5 / mL 为有意义的细菌尿，常为尿路感染；10^4~10^5 / mL 为可疑阳性，需复查，如两次清洁中段尿培养均为 10^5 / mL，且为同一菌种，应诊断为尿路感染。另外，平均每个视野≥ 1 个细菌为有意义的细菌尿。

4. 血沉：可见增快。

5. 尿生化检测：

（1）亚硝酸盐试验：试验结果受饮食硝酸盐成分的影响，尿液需在膀胱内停留 4h。尿路感染患者因频繁排尿，可使该试验呈假阴性。因并非所有致病菌都含有硝酸还原酶，对不含该酶的微生物，如葡萄球菌、粪肠球菌、绿脓杆菌等，该试验无法检测。

（2）尿酶：急性肾盂肾炎 NAG 活性＞慢性肾盂肾炎尿 NAG 活性＞膀胱炎 NAG 活性。

（3）尿 β_2 微球蛋白：上尿路感染易影响肾小管对小分子蛋白质的再吸收，尿 β_2 微球蛋白升高，下尿路感染 β_2 微球蛋白不升高。

【治疗】

（一）中医辨证论治

1. 湿热下注

主症：小便频数而急，短赤灼热刺痛，小腹拘急胀满，腰胁或腰腹胀痛，寒热往来，心烦、恶心，口干、口苦，大便秘结。舌红，苔黄腻，脉濡数。

治法：清热利湿，利尿通淋。

方药：八正散加减。

处方：车前子（包）30g、滑石（包）30g、扁蓄 15g、瞿麦 15g、山栀 l0g、大黄 10g、甘草梢 10g、淡竹叶 l0g、石韦 10g、白茅根 30g。

2. 热伤血络

主症：小便频数热涩刺痛，尿色深红或挟有血块，或发热、心烦。舌红，苔黄，脉滑数。

治法：清热通淋，凉血止血。

方药：小蓟饮子加减。

处方：小蓟 30g、生地黄 20g、藕节 10g、蒲黄（包）20g、山栀 10g、滑石 30g、木通 10g、当归 10g、甘草 10g。

3. 阴虚内热

主症：小便频数，尿痛涩滞不显著，尿色淡红，神疲乏力，腰膝酸软或五心烦热，面部潮红。舌红，少苔，脉细数或虚数。

治法：滋阴清热，补虚止血。

方药：知柏地黄汤加减。

处方：生地黄 20g、山药 20g、山茱萸 10g、茯苓 20g、泽泻 10g、牡丹皮 20g、知母 10g、黄柏 10g、墨旱莲 30g、小蓟 30g、阿胶（烊化）10g、杜仲 10g。

4. 脾肾阳虚

主症：小便频数、短涩，时轻时重，遇劳即发，神疲乏力，腰膝酸软，头晕耳鸣。舌淡，苔薄白，脉细弱。

治法：健脾补肾。

方药：五味山药丸加减。

处方：熟地黄 20g、山药 20g、山茱萸 20g、茯苓 20g、泽泻 10g、杜仲 10g、牛膝 30g、五味子 20g、菟丝子 30g。

5. 湿热内蕴

主症：小便浑浊不清，呈乳糜色，沉淀后如絮状，时有排尿不畅，灼热疼痛。舌红苔黄腻，脉弦细。

治法：清热除湿，分清降浊。

方药：革薢分清饮。

处方：革薢 10g、菖蒲 10g、黄柏 10g、车前子 10g、白术 20g、茯苓 20g、泽泻 20g、莲子心 10g、丹参 15g、柴胡 l0g、郁金 10g、龙胆草 6g、乌药 10g、白茅根 30g。

6. 肾精不固

主症：病程较长，缠绵难愈，反复发作，淋出如脂，涩痛不著，腰膝酸软，头昏乏力。舌淡苔腻，脉细数。

治法：补肾固涩。

方药：地黄丸合金锁固精丸。

处方：熟地黄 20g、山药 10g、山茱萸 10g、牡丹皮 10g、茯苓 10g、泽泻 10g、莲须 10g、沙苑蒺藜 15g、芡实 10g、龙骨 20g、牡蛎 20g。

7. 气阴两虚

主症：病程较长，缠绵难愈，时轻时重，遇劳加重，小便频数，滞涩不适，下腹微胀，倦怠乏力，口舌干燥，夜寐不安。舌红苔白或少，脉细。

立法：益气养阴，利尿通淋。

方药：经验方。

处方：生黄芪 20g、麦冬 10g、玄参 15g、生地黄 30g、当归 10g、牡丹皮 10g、枸杞子 10g、猪苓 30g、茯苓 30g、泽泻 20g、柴胡 10g、川楝子 10g、甘草梢 10g、沉香粉 3g、知母 10g。

8. 寒热错杂（热指湿热）

主症：反复发作的尿感，遇寒冷因素（天气变冷、接触冷水、冒雨涉水、过食生冷、用药偏凉等）或遇劳易复发或加重，尿急、尿痛、尿热、口干、口苦、心烦、大便干结，畏寒、喜暖或腰腹冷、手足不温。

治法：清热利湿，佐以温阳。

方药：经验方。

处方：莲子心 15g、车前草 10g、茯苓 10g、白花蛇舌草 60g、党参 10g、地骨皮 10g、柴胡 10g、麦冬 10g、生黄芪 10g、生甘草 6g、肉桂 3g、乌药 3g、益智仁 3g、附子 10g。

（二）西医治疗

1. 一般治疗：适当休息，多饮水，勤排尿，饮食宜清淡，忌食辛辣。祛除病因，如男性前列腺肥大、留置导尿、尿路梗阻以及控制原发疾病等。

2. 抗感染治疗

（1）急性膀胱炎

①初诊用药：单剂疗法或三日疗法适用于非复杂性膀胱炎的妇女。对男性及孕妇尿路感染、复杂性尿路感染、拟诊为肾盂肾炎者，均不宜用单剂疗法或三日疗法。

单剂疗法：服一次较大剂量的抗菌药物。如复方磺胺咪唑 2g 顿服、阿莫西林 3g 顿服。

三日疗法：服 3 天抗菌药物。如复方磺胺甲唑 2 片 / 次，2 次 / d，口服，氧氟沙星 0.2g / 次，2 次 / d，口服。

②复诊时处理：停服抗菌药 7d 后，复诊时患者可能表现为下述两种情况。

复诊时患者尿频、尿急、尿痛等临床症状消失，仍需做清洁中段尿细菌定量培养。若尿细菌定量培养结果阴性，说明患者为细菌性膀胱炎已治愈；若尿细菌定量培养结果阳性（≥ 105 / mL），且为同样的致病菌，则表示尿路感染复发，应给予 14d 的口服抗菌药物常规治疗，可根据药敏试验选用抗菌药物。

复诊时患者仍有尿频、尿急、尿痛表现，需做清洁中段尿细菌定量培养和尿常规。若有细菌尿、白细胞尿，应给予 14d 口服抗菌药物常规治疗。若未能使细菌尿转阴，必须根据药敏试验选用强有力的抗菌药物，使用允许范围内的最大剂量，静脉用药治疗 14d 后改口服用药 6 周。同时应做 X 线静脉肾盂造影检查（IVP），以了解尿路有无解剖上的异常，如果有则应设法解除，否则肾盂肾炎极难治愈。若已无细菌尿，但仍有白细胞尿，则可诊为感染性尿道综合征。若已无细菌尿，也无白细胞尿，但仍有尿频和排尿不适，则很可能为非感染性尿道综合征。

（2）急性肾盂肾炎

①轻型急性肾盂肾炎：经单剂疗法或三日疗法治疗失效的尿路感染，或有轻度发热、肋脊角叩痛的肾盂肾炎，宜给予 14d 的口服抗菌药物常规治疗。常用抗菌药：如复方磺胺甲唑 2 片 / 次，2 次 / d，口服；氧氟沙星 0.2g / 次，2 次 / d，口服。

②较严重型急性肾盂肾炎：发热超过 38℃、血白细胞升高等全身症状较明显者，宜采用肌内注射或静脉滴注抗菌药物治疗，患者退热 72h 后可改用口服有效抗菌药，

疗程2周。如阿米卡星0.2g / 次，2次 / d，肌内注射，头孢哌啶1~2g / 次，2~3次 / d，静脉滴注。

③重型肾盂肾炎：表现寒战、高热、血白细胞显著增高、核左移等严重的全身感染中毒症状，甚至出现低血压、呼吸性碱中毒。疑为革兰阴性细菌败血症患者多为复杂性肾盂肾炎，致病菌多为耐药的革兰阴性杆菌。可选用下列抗菌药联合治疗，即一种氨基糖苷类抗生素，再加一种半合成广谱青霉素或第三代头孢菌素。联合用药指征为单一药物治疗无效、严重感染（重症上尿路感染、出现菌血症或败血症的患者）、混合感染、耐药菌株出现（常规治疗效果欠佳或反复发作的患者）。如：阿米卡星0.4g / 次，2次 / d，静脉滴注，哌拉西林3g+0.9%生理盐水100mL，静脉滴注，3次 / d，头孢哌酮2g+0.9%生理盐水100mL，静脉滴注，2次 / d）。

（3）慢性肾盂肾炎：慢性肾盂肾炎急性发作者按急性肾盂肾炎治疗，反复发作者通过尿细菌培养确定菌型，明确此次再发是复发或重新感染。复发是由原发的致病菌再次引起尿路感染，通常在停药后6周内发生。重新感染是另一种新的致病菌侵入尿路引起的感染，重新感染表示尿路防御感染的能力差。

复发原因多见于：①尿路解剖、功能异常引起的尿流不畅；②抗生素选用不当或剂量和疗程不足；③病变部位瘢痕形成，血供差，病灶内抗生素浓度不足。如经短程抗菌药物疗法治疗失败（复查时仍有细菌尿，甚或有白细胞尿和尿频尿急），则应根据药敏试验改用较大剂量杀菌类抗生素治疗6周。若治疗不成功，可延长疗程或改为注射用药。对于每年发作超过2次者又称复发性尿路感染，应考虑长疗程低剂量抑菌疗法。如复方磺胺甲唑半片或1片 / 次，1次 / d，睡前排尿后服，疗程半年，氧氟沙星0.1g / 次，1次 / d，睡前排尿后服，疗程半年。

（4）妊娠期尿路感染：应积极治疗，与一般尿路感染的治疗相同，宜选用毒性较小的抗菌药，如呋喃妥因、阿莫西林或头孢菌素类。慎用喹诺酮类、复方磺胺甲唑、氨基糖苷类抗生素，不宜使用氯霉素、四环素。

（5）男性尿路感染

① 50岁以上患者因前列腺增生，易发生尿路感染，其治疗方法与复杂性尿路感染相同。

② 50岁以下男性尿路感染患者少见，常伴有慢性前列腺炎。可选用复方磺胺甲唑2片 / 次，2次 / d，口服，疗程12~18周，氧氟沙星0.2g / 次，2次 / d，口服，疗

程 12~18 周 。

③再发尿路感染患者，则应给予上述同样的治疗，或者选用长疗程低剂量抑菌疗法。

（6）留置导尿管的尿路感染：如有尿路感染症状者，应立即给予强有力的抗生素治疗，及时更换导尿管，必要时考虑改变引流方式；如无尿路感染症状，仅有无症状性细菌尿，暂时不予治疗，导尿管拔除后再治疗。

（7）无症状性细菌尿

①妊娠妇女的无症状细菌尿必须治疗，因治疗对保护母子均有益，治疗同妊娠期尿路感染。非妊娠妇女的无症状细菌尿不必治疗。

②学龄前儿童的无症状细菌尿，应予治疗。

③老年人无症状细菌尿不必治疗。

④尿路存在复杂情况的患者，常伴有无症状细菌尿，因难以根治而一般不予治疗。

3. 对症治疗

（1）发热：先予物理降温，体温持续高于 38.5℃，可予阿尼利定 2mL / 支，肌内注射或柴胡注射剂 4mL / 支，肌内注射。

（2）碳酸氢钠 1.0g，3 次 / d，口服，以碱化尿液。

第二节　急性肾小球肾炎

急性肾小球肾炎又称急性感染后肾小球肾炎、急性肾炎、急性肾炎综合征，是一种常见的肾脏疾病。本病急性起病，常见于链球菌感染之后，偶可见于其他细菌或病原微生物感染之后，以少尿、水肿、蛋白尿、高血压、血尿及氮质血症为主要临床表现。

本病属中医学“水肿”范畴。因感受风邪，且病情变化快，又可称为“风水”。

【病因病机】

本病系由甲型溶血性链球菌“致肾炎菌株”感染肌体，致病菌的某些成分刺激肌体产生相应抗体，抗原抗体结合形成免疫复合物，沉积在肾小球，引起变态反应性炎症。

中医学认为，本病主要由外感风邪或疮毒痈疡，内侵肺脾，导致肺失宣降，脾失健运，气化不利，津液输布失常，水液潴留，外溢肌肤而成。

【诊断】

（一）症状及体征

1. 病史

（1）先驱感染和潜伏期：发病前 1~3 周常有先驱感染史。潜伏期依不同致病原长短不一，链球菌在咽部感染多数为1~2 周，脓皮病常为 2~3 周。病毒感染者可短至数小时，平均 3.2d。

（2）致病源：细菌感染中以溶血性链球菌最为多见，多种病毒、立克次氏体、疟原虫、螺旋体均可致病。

2. 临床表现

（1）少尿：初期常有少尿，甚至无尿，严重少尿超过 1 周时，可有氮质血症甚至发生尿毒症，经 2~3 周后随尿量增多可自行恢复。

（2）尿异常：几乎全部患者均有肾小球源性血尿，约 40% 患者有肉眼血尿，可伴有轻、中度蛋白尿，少数患者可呈肾病综合征范围的大量蛋白尿。尿沉渣可有红细胞、白细胞、上皮细胞、颗粒管型和红细胞管型。

（3）水肿：典型者先出现眼睑、面部水肿及皮肤苍白，水肿迅速扩展到全身，甚至发生腹（胸）水和心包积液。少数患者特别是中老年人，可先出现或仅有下肢水肿。

（4）高血压：约 80% 患者出现一过性轻、中度高血压，血压增高常与水肿和血尿同时发生，与水钠潴留有关，一般持续 3~4 周。利尿后血压可逐渐恢复正常。少数患者可出现严重高血压，甚至高血压脑病，表现明显头痛、恶心、呕吐，严重者可见神志障碍。

（5）其他症状：可有腰酸、腰痛、头晕、鼻出血、心悸、乏力、纳呆、腹痛等症状，原发感染存在者伴有发热。

（6）并发症：可并发心力衰竭、高血压脑病、急性肾功能衰竭、继发感染等。

（二）实验室检查

1. 尿常规：尿蛋白阳性，1.0~3.0g / 24h，尿沉渣一定可见红细胞，尿中白细胞、上皮细胞亦增多，红细胞管型、颗粒管型有诊断意义。

特殊表现：①个别患者表现明显水肿、高血压，甚至发生急性肾功能衰竭，但尿常规检查可无异常。②无蛋白尿性肾炎，仅有血尿或伴管型尿，无蛋白尿。③单纯管型尿，多次尿常规检查，每次只能找到1~2条颗粒管型，余均正常。

2. 血清补体C_3、总补体多降低，1~2个月恢复正常。

3. 血沉常明显加速，部分患者特别是并发急性心力衰竭时可正常。

4. 咽部链球菌感染后肾炎抗链"O"往往增高，但皮肤感染者一般不升高。

5. 血纤维蛋白原降解产物（FDP）常升高，尿（FDP）可阳性。

6. 严重少尿或尿闭者，血尿素氮及肌酐升高，CO_2结合力可降低，在恢复期肾功能多恢复正常。

7. 肾病性肾炎血胆固醇升高，血浆白蛋白降低。

【治疗】

（一）中医辨证论治

1. 风邪郁肺

主症：先见眼睑及颜面浮肿，然后遍及全身。兼见恶风发热，咳嗽或咽部红肿疼痛。舌苔薄白，脉浮。

治法：疏风解表，宣肺行水。

方药：越婢加术汤加减。

处方：炙麻黄6g、白术10g、生石膏30g、茯苓皮10g、冬瓜皮10g 、苏叶10g、苏子10g、防风10g、杏仁10g、金银花15g、连翘15g、荆芥10g。

2. 痰热壅肺

主症：头面及四肢或全身水肿，咳嗽，痰色黄稠，胸闷气促，身热口渴，小便黄。舌苔黄，脉滑数。

治法：清肺化痰，利尿消肿。

方药：清金化痰汤加减。

处方：黄芩10g、知母10g、桑白皮10g、白茅根20g、瓜蒌仁10g、杏仁10g、桃仁10g、桔梗10g、茯苓15g、甘草10g。

3. 肺气虚寒

主症：头面或四肢浮肿，气短乏力，面色苍白，形寒畏冷，咳声无力，痰质清稀。舌淡苔白，脉象虚细。

治法：温阳散寒，宣肺行水。

方药：苓甘五味加姜辛半夏杏仁汤。

处方：干姜 10g、细辛 3g、半夏 10g、杏仁 10g、茯苓 20g、五味子 10g、泽泻 10g、甘草 10g、党参 10g、玄参 10g、麦冬 10g。

4. 湿毒浸淫

主症：身发疮痍，脓疮溃烂，或乳蛾化脓溃烂，头面四肢浮肿，尿少色黄，或发热。舌红，苔黄，脉滑数。

治法：清热解毒，利水消肿。

方药：麻黄连翘赤小豆汤合五味消毒饮加减。

处方：麻黄 10g、连翘 20g、赤小豆 10g、桑白皮 15g、金银花 30g、野菊花 30g、蒲公英 20g、紫花地丁 30g、赤芍 15g、车前子（包）30g、泽泻 20g。

5. 水湿浸渍

主症：肢体水肿，按之没指，小便短少，身重困倦，胸闷腹胀，纳呆恶心。苔白腻，脉沉缓。

治法：化湿健脾，通阳利水。

方药：五皮饮合胃苓汤加减。

处方：陈皮 15g、大腹皮 10g、桑白皮 15g、茯苓皮 30g、生姜皮 10g、猪苓 30g、泽泻 30g、白术 20g、桂枝 10g、苍术 10g、厚朴 15g、甘草 3g。

6. 下焦热盛

主症：头面及双足水肿，尿少赤涩，肉眼血尿，鲜红或如洗肉水样，心烦口渴。舌红，脉细滑数。

治法：清热泻火，凉血止血。

方药：小蓟饮子加减。

处方：小蓟 30g、生地黄 20g、玄参 30g、车前子（包）30g、当归 10g、蒲黄（包）15g、女贞子 20g、墨旱莲 30g、茜草 20g、鲜茅根 30g。

（二）西医治疗

1. 一般治疗

（1）起病后 2~4 周内应卧床休息，待症状基本消失，尿常规检查接近正常，可逐步起床活动。

（2）饮食：应限盐或忌盐，肾功能正常者不需限制蛋白质摄入量，而氮质血症时应限制蛋白质摄入量，以优质动物蛋白质为主。明显少尿的急性肾衰需限制液体入量。

（3）注意保暖，防止上呼吸道及其他部位感染。

2. 对症治疗

（1）血尿：可用抗纤溶药物，氨基己酸 4.0g+5% 葡萄糖注射液 100mL，静脉滴注。病程早期不应用止血药，使用活血化瘀的中草药。

（2）水肿：严重者可口服氢氯噻嗪或呋塞米，应注意血钾的平衡，适当加用钾制剂，或配合使用螺内酯。

（3）高血压和高血压脑病

高血压：可口服硝苯地平、哌唑嗪，含化硝酸甘油，或静脉点滴硝酸甘油、压宁定。

高血压脑病：利血平 1～2mg 肌内注射，无尿毒症者可用硝普钠 50mg+5% 葡萄糖注射液 250mL，静脉滴注。一般应同时合用利尿剂。

急性心力衰竭：首先应以利尿为主，使用呋塞米 100mg 静脉注射，其他治疗同急性左心衰。应注意本病易引起洋地黄中毒，使用时应根据肾功能情况适当减少用量。

（4）肾功能衰竭：按急性和慢性肾功能衰竭处理。

（5）防止感染：应选择对肾功能影响不大的抗生素，以青霉素为好。

3. 治疗感染灶：抗菌药物一般使用 10～14d。如青霉素 480 万 U / 次，2 次 / d，静脉滴注。

对反复发作的慢性扁桃体炎，待病情稳定后（尿蛋白＜ +，尿沉渣红细胞＜ 10 个 / HP）应考虑做扁桃体摘除。术前、术后 2 周内需注射青霉素。

第三节　慢性肾小球肾炎

慢性肾小球肾炎（慢性肾炎）是由多种原因、多种病理类型组成原发于肾小球的一组疾病，临床特点为病程长，病初可有一段时间的无症状期，呈缓慢进行性病程。尿常规检查有不同程度的蛋白尿，沉渣镜检常见幼红细胞，大多数患者伴有不同程度的高血压、肾功能损害。本病治疗困难，预后较差，最终将发展为慢性肾功能衰竭。

本病属中医学“水肿”“腰痛”范畴。

【病因病机】

慢性肾小球肾炎是因各种细菌、病毒或原虫等感染通过免疫机制、炎症介质因子、非免疫机制等引起的肾小球疾病。多数患者与链球菌感染无明确关系，仅少数慢性肾炎由急性肾炎发展所致（直接迁延或临床痊愈若干年后再发）。

本病多由饮食不洁、劳累过度或阳水失治、误治导致脾肾亏虚，水液运化输布失常，水泛肌肤而成。本病主要是由肺、脾、肾三脏对水液宣化、输布功能失调，导致体内水湿滞留，泛溢肌肤，引起头面、四肢、腹部，甚至全身水肿。患病日久，肾之阴阳受损，而腰为肾之府，故可出现腰痛。

【诊断】

（一）症状及体征

1. 起病缓慢，病情迁延，早期症状常不明显，表现面部轻度水肿、苍白、无力、头晕等。

2. 病程进展缓慢，病情多反复，症状时轻时重，常因上呼吸道感染或肠炎而致病情急剧加重或急性发作。表现为水肿、全身症状加重，氮质血症、严重酸中毒、电解质紊乱，可有高血压，甚至高血压脑病、心力衰竭。发作期间可无症状或症状轻微。

3. 尿液改变

（1）尿量多少随病情而异，水肿明显时多数＜100mL / d，肾功能不全代偿性多尿时，尿量可＞3000mL / d。

（2）尿比重：降低。

（3）尿蛋白：早期、间歇期可有微量蛋白，急性发作时尿蛋白可增至 1~3g / d。

（4）尿沉渣：可有较多颗粒管型、细胞。

4. 多数慢性肾炎患者肾功能呈慢性渐进性损害，肾功能损害进展快慢主要与病理类型相关（系膜毛细血管性肾小球肾炎进展较快，膜性肾病进展慢），并与是否合理治疗和注意保养等有关。本病迁延至晚期，可出现肾功能不全表现，如高血压、进行性贫血、全身虚弱、头晕头痛、视力障碍、恶心呕吐、出血倾向、昏迷、惊厥等症状。

5. 病程中有时一个阶段内表现肾病症状，全身明显水肿、尿量减少，血压不高或略高，少数患者起病即表现明显肾病症状。

（二）实验室检查

1. 尿常规检查：多为轻度尿异常，尿蛋白常在 1~3g / d，尿沉渣镜检红细胞可增多，可见管型。

2. 肾功能检查：血肌酐正常或轻度升高，尿素氮可有轻度或中度升高。

【治疗】

（一）中医辨证论治

1. 肾气（阳）不足

主症：腰痛喜按，双膝无力，遇劳更甚，卧则减轻，常反复发作，伴下肢水肿，面色黄白，手足不温。舌淡苔白，脉沉细。

治法：温补肾气（阳）。

方药：经验方。

处方：巴戟天10g、续断15g、菟丝子10g、杜仲10g、熟地黄20g、党参10g、黄芪15g、茯苓20g、猪苓30g、泽泻20g、川芎10g、柴胡10g、赤芍10g、白芍10g、附子6g、肉桂6g。

2. 肾阴不足

主症：腰酸乏力，遇劳更甚，心烦失眠，口燥咽干，面色潮红，手足心热。舌红，脉弦细数。

治法：滋养肾阴。

方药：经验方。

处方：生地黄20g、山萸10g、阿胶10g、知母10g、菟丝子10g、猪苓30g、牡丹皮10g、川芎10g、泽泻20g、柴胡10g、玄参10g、当归10g。

加减：若阴阳俱虚，可用杜仲丸，药物为杜仲、补骨脂、枸杞子、龟甲、五味子、芍药、黄芪、当归、知母、黄柏。

3. 血热血瘀

主症：患者通常无明显不适主诉，仅尿检化验提示尿红细胞和（或）蛋白尿阳性。舌红偏暗，脉偏滑偏数。

治法：清热凉血活血。

方药：犀角地黄汤加减。

处方：生地黄20g、水牛角片1g、小蓟15g、炒蒲黄9g、滑石12g、淡竹叶6g、藕节9g、桃仁12g、当归6g、山栀9g、炙甘草6g、金银花1g。

4. 风邪入肾

主症：平时易感风邪，辨证无肾阴肾阳之不足，无血热血瘀之征象，或上述治疗取效不明显时可选用本法。

治法：祛风活血。

方药：经验方。

处方：青风藤 30g、露蜂房 10g、海风藤 20g、蝉蜕 15g、僵蚕 15g、威灵仙 20g、生山药 30g、怀牛膝 20g、炒白术 lg、丹参 20g。

（二）西医治疗

慢性肾炎的治疗应以防止或延缓肾功能进行性恶化、改善或缓解临床症状及防治严重合并症为主要目的，并非以消除尿蛋白、红细胞为主要目标。一般主张采取综合性防治措施，对水肿、高血压或肾功能不全患者应强调休息，限制盐类和避免剧烈运动。

1. 一般治疗：

（1）休息：凡有明显水肿、大量蛋白尿、血尿、高血压或肾功能不全者都应卧床休息，避免剧烈活动。

（2）饮食：给予优质蛋白质饮食，每日 0.8～1g / kg，以动物蛋白质为主。水肿和高血压明显者，应给予低盐饮食，记录体重、尿量。

（3）预防感染，祛除病灶。

（4）利尿：水肿明显的患者，可用利尿剂。常用的有氢氯噻嗪 25mg，2～3 次 / d，口服，或呋塞米 20～40mg，1～2 次 / d，口服。使用利尿剂的同时，如果血钾正常或偏低，氯化钾缓释片 1.0g，2 次 / d，口服。

2. 高血压的处理：高血压对慢性肾炎的病情及预后影响很大，应及时控制血压，力争将血压控制在 130 / 80mmHg 以下。

（1）轻度高血压，经休息、限盐、利尿后，血压可恢复正常。

（2）血压高于 21.3 / 13.3kPa（160 / 100mmHg），要使用降压药，通常选择能延缓肾功能恶化、具有肾脏保护作用的降压药，单独或联合应用。血管紧张素转化酶抑制剂（ACEI）具有降低血压、减少尿蛋白和延缓肾功能恶化的肾脏保护作用。但肾功能不全患者应用 ACEI 要防治高血钾。血肌酐＞ 350μmol / L 的非透析治疗患者则不宜再用 ACEI。血管紧张素 II 受体阻滞剂具有与 ACEI 相似的肾脏保护作用。长效二氢吡啶类钙通道阻滞剂、非二氢吡啶类钙通道阻滞剂也具有一定的延缓肾功能恶化的肾脏保护作用。

（3）肾功能减退的患者，降压不宜过快、过低，一旦出现氮质血症应减少用量，使血压维持于正常高值水平。

3. 防止血小板凝集：如肠溶阿司匹林 75~150mg / 次，1 次 / d，口服，潘生丁 100mg / 次，3 次 / d，口服。

（江婷婷　段成胜　王宜海）

第五章　血液系统疾病

第一节　缺铁性贫血

贫血是指外周血中单位容积内血红蛋白浓度（Hb）、红细胞计数（RBC）和（或）血细胞比容（HCT）低于相同年龄、性别和地区的正常标准。

1. 贫血的病因

（1）根据红细胞形态特点分类　主要根据红细胞平均体积（MCV）及红细胞平均血红蛋白浓度（MCHC）将贫血分为正常细胞性贫血、小细胞低色素性贫血、大细胞性贫血三类。

①正常细胞性贫血：MCV= 80～100fl，MCHC= 320～350g / L。再生障碍性贫血、溶血性贫血及急性失血性贫血属于此类贫血。

②小细胞低色素性贫血：MCV ＜ 80fl，McHc ＜ 320g / L。缺铁性贫血、铁幼粒细胞性贫血及珠蛋白生成障碍性贫血均属于此类贫血。

③大细胞性贫血：MCV ＞ 100 f1，MCHC= 320～350g / L。巨幼红细胞性贫血属于此类贫血。

（2）根据贫血的病因和发病机制分类

①红细胞生成减少：包括缺乏造血原料（铁、叶酸、维生素 B_{12}）及骨髓疾病影响了造血。

红细胞成熟障碍：Hb 合成障碍（见于缺铁性贫血，铁幼粒细胞性贫血）、DNA 合成障碍（见于巨幼红细胞性贫血）、造血干细胞增生和分化异常（见于再生障碍性贫血、纯红细胞再生障碍性贫血、骨髓增生异常综合征、甲状腺功能减退症及肾衰时的贫血）、骨髓被异常组织浸润（见于白血病、骨髓瘤、转移癌等及骨髓纤维化、恶性组织细胞病）。

②红细胞破坏过多

红细胞内在缺陷：红细胞膜异常（见于遗传性球形细胞增多症、遗传性椭圆形细胞增多症、阵发性睡眠性血红蛋白尿）、红细胞酶缺陷（见于葡萄糖 -6- 磷酸脱氢酶缺乏、丙酮酸激酶缺乏）、血红蛋白异常（见于血红蛋白病）、卟啉代谢障碍（见于遗传性红细胞生成性卟啉病、红细胞生成性原卟啉病）。

红细胞外在因素：免疫性溶血性贫血（见于自身免疫性、新生儿免疫性、药物性溶血及血型不合输血）、机械性溶血性贫血（见于人工心脏瓣膜、微血管病、行军性血红蛋白尿）、其他（物理、化学、生物因素及脾功能亢进等）。

③失血：急性失血后贫血、慢性失血后贫血。

2. 贫血诊断：一般认为，在平原地区，成年男性 $Hb < 120g/L$。$RBC < 4.5 \times 10^{12}/L$，和（或）$HCT < 0.42$；女性 $Hb < 110g/L$，$RBC < 4.0 \times 10^{12}/L$，和（或）$HCT < 0.37$，即可诊断为贫血。但是应当除外人体血液浓缩或者水潴留时假性红细胞异常。儿童从出生 3 个月后到 15 岁前及妊娠妇女的血红蛋白浓度较正常成人低，久居高原地区居民的血红蛋白浓度正常值较海平面居民为高。

缺铁性贫血是指肌体对铁的需要与供给失衡，导致体内贮存铁的耗尽，继之红细胞内铁缺乏影响血红蛋白合成所引起的一种小细胞低色素性贫血，本症是贫血中最常见类型。

根据缺铁性贫血的临床表现，当属中医学“萎黄”“黄胖”“虚损”“虚劳”等范畴。

【病因病机】

在正常情况下，铁的吸收和排泄维持动态平衡。体内的铁呈封闭式循环，人体一般不会缺铁。只有在需要增加而铁的摄入不足及慢性失血等情况下，才会导致缺铁。造成缺铁的病因可分为铁摄入不足及慢性失血两类。

（一）铁摄入不足

成人每天铁需要量约为 1~2mg，孕妇及哺乳的妇女、婴儿及生长发育期的儿童、青少年的需要量增加，约为 2~4mg。食物中含铁量不足或吸收不良，就容易发生缺铁。

（1）食物的组成对铁的摄入量是否充足有很大影响：多数食物都含铁，以海带、发菜、紫菜、木耳、香菇及动物的肝、肉、血中铁的含量丰富。肉类食物中的血红素易于被吸收，蔬菜、谷类、茶叶中的磷酸盐、植酸、丹宁酸等可影响铁的吸收。

（2）药物或胃、十二指肠疾病可影响铁的吸收：金属（镓、镁）的摄入，抗酸药（碳酸钙、硫酸镁）以及 H_2 受体阻断剂等药物均可抑制铁的吸收；萎缩性胃炎、胃十二指肠术后会减少铁的吸收。

（二）慢性失血

慢性失血是缺铁性贫血常见的原因，尤以消化道慢性失血及妇女月经过多较为多见。

当体内铁缺乏时，会使血红蛋白合成降低而致贫血；含铁酶的活性下降，影响细胞线粒体的氧化酵解循环，运动后骨骼肌中的乳酸堆积较正常人多，使肌肉功能及体力下降；单胺氧化酶的活性降低，使患儿神经及智力发育受到影响；上皮蛋白质角化变性，胃酸分泌减少。

中医学认为，本病的形成多由饮食失调，脾胃虚弱，长期失血，劳累过度，妊娠失养等所致，终至气少血衰，出现气血亏虚之象。病位重在中焦脾胃。

【诊断】

（一）症状及体征

由贫血、组织缺铁及导致缺铁的基础病组成。

1. 贫血的表现：贫血的发生较缓慢，患者常能较好地适应，早期没有症状或症状很轻。常见症状有头晕、头痛、面色苍白、乏力、易倦、心悸、活动后气短、眼花及耳鸣等。

2. 组织缺铁的表现：儿童及青少年发育迟缓、体力下降、智商低、容易兴奋、注意力不集中、烦躁、易怒或淡漠、异食癖和吞咽困难。

3. 导致缺铁的基础病：溃疡病、钩虫病等。

4. 体征：皮肤黏膜苍白，毛发干燥，指甲扁平、失去光泽、易脆裂，部分患者呈勺状（反甲），或脾脏轻度大。

（二）实验室检查

1. 血常规：呈典型的小细胞低色素性贫血（MCV ＜ 80fl，MCHC ＜ 320g / L）。血片中可见红细胞体积小、中心淡染区扩大。网状红细胞大多正常或轻度增多。白细胞计数和血小板计数正常或轻度减少。

2. 骨髓象：骨髓涂片呈现增生活跃，幼红细胞数量增多，早幼红细胞和中幼红细胞比例增高，染色质颗粒致密，胞浆少。粒细胞和巨核细胞系统正常。骨髓涂片做铁染色后，铁粒幼细胞极少（＜ 15%）或消失，细胞外铁也缺少。

3. 生化检查：

（1）血清铁及转铁蛋白饱和度测定：血清铁（血清中与转铁蛋白结合的铁量）降低（＜ 8.95 μ mol / L），总铁结合力（能与 100mL 血清中全部转铁蛋白结合的最大铁量）升高（＞ 64.44 μ mol / L），转铁蛋白饱和度（血清铁 / 总铁结合力）降低（＜ 15%）。

（2）铁蛋白测定：血清铁蛋白降低（＜ 12 μ g / L）。

（3）红细胞内卟啉代谢（FEP）：FEP / Hb ＞ 4.5 μ g / gHb，表示血红素的合成障碍。（缺铁或铁利用障碍时，FEP 均会增高，需结合其他生化检查加以鉴别）

【治疗】

（一）中医辨证论治

中医治疗以补虚为主，健脾益气养血是治疗本病的基本原则。病久可损及肾脏，温补脾肾，益气养血是其治疗大法。

1. 脾气虚

主症：面色萎黄或发白，神疲乏力，食少便溏。舌质淡，苔薄腻。

治法：益气健脾。

方剂：香砂六君子汤合当归补血汤加减。

处方：党参 15g、白术 15g、茯苓 15g、半夏 10g、当归 10g、鸡内金 10g、六曲 10g、木香 10g、砂仁 6g、黄芪 15g。

2. 心脾两虚

主症：面色苍白或发白，倦怠乏力，头晕心悸，少气懒言，食欲不振，毛发干脱，爪甲裂脆。舌质淡胖，苔薄，脉濡细。

治法：益气补血，养心安神。

方药：归脾汤或八珍汤加减。

处方：党参 15g、黄芪 15g、白术 10g、当归 10g、熟地黄 15g、陈皮 10g、炙甘草 10g、大枣 10g。

加减：贫血严重者，加阿胶 12g、黄精 30g；心悸失眠者，加夜交藤 15g、合欢皮 15g、生龙牡各 20g。

3. 脾肾阳虚

主症：面色萎黄或苍白无华，形寒肢冷，唇甲淡白，周身水肿，甚则可有腹水，心悸气短，耳鸣眩晕，神疲肢软，大便溏薄或五更泻，小便清长，男子阳痿，女子经闭。舌质淡或有齿痕，脉沉细。

治法：温补脾肾。

方药：实脾饮合四神丸。

处方：黄芪 15g、白术 10g、茯苓 15g、甘草 10g、附子 10g、大腹皮 10g、厚朴 10g、补骨脂 10g、菟丝子 15g、肉桂 6g、鹿角胶（烊化）15g、当归 10g。

加减：腹泻严重者加炒山药 15g、炒扁豆 10g；水肿明显者，加猪苓 10g、泽泻 10g。

4. 虫积

主症：贫血症状外，尚有腹胀或嗜食异物，善食易饥，恶心呕吐，大便干结或溏薄，神疲肢软或其他虫积见证。苔薄，脉虚弱。

治法：杀虫消积。

方药：化虫丸或榧子杀虫丸。

处方：榧子 10g、槟榔 10g、苦楝根皮 15g、红藤 15g、百部 10g、雄黄 1g。

加减：腹痛重者加杭白芍 15g、延胡索 12g。

（二）西医治疗

1. 病因治疗：尽可能地除去导致缺铁的病因。

2. 补充铁剂：铁剂的补充以口服铁剂为首选。

（1）口服铁剂：目前常用的有富马酸亚铁、葡萄糖酸亚铁、硫酸亚铁、琥珀酸亚铁等。每天口服元素铁 150~200mg 即可，于饭后服用，以减少药物对胃肠道的刺激。铁剂忌与茶、牛奶、鞣酸蛋白、碳酸氢钠、抗酸药、四环素类同服，否则铁不易被吸收。网织红细胞于服药后逐渐上升，7d 左右达高峰。血红蛋白于 2 周后上升，1~2 个月后恢复正常。在血红蛋白恢复正常后，仍需继续补充铁剂，或待血清铁蛋白＞ 50μg / L 后再停药。

（2）肌注铁剂：肌注铁剂适用于对口服铁剂不能耐受者。常用的有葡萄糖酐铁、山梨醇铁等。用药总剂量的计算方法是：所需补充铁（mg）=[150 一患者 Hb（g / L）]× 体重（kg）×0.33。首次肌内注射剂量为 50mg，如无不良反应，第二次可增加至 100mg，以后每周注射 2~3 次，直至总量注射完。

第二节　巨幼红细胞性贫血

巨幼红细胞性贫血是由于维生素 B_{12} 或叶酸缺乏所致或某些影响核苷酸代谢的药物导致细胞脱氧核糖核酸（DNA）合成障碍所致的贫血。此类贫血的幼红细胞 DNA 合成障碍，故又称之为红细胞增殖异常性贫血。

中医学中无“巨幼细胞性贫血”这一病名，根据此病的临床症状，可分属“血虚”“虚劳”“舌痛”“舌光”“舌红”“不仁”及“痹症”范畴。

【病因病机】

（一）病因

叶酸和（或）维生素 B_{12} 缺乏。

1. 叶酸缺乏的原因

（1）摄入量不足

①食物中缺少新鲜蔬菜，过期蒸煮或腌制食物可使叶酸丢失。

②乙醇干扰叶酸代谢，酗酒者会有叶酸缺乏。

③小肠炎症、肿瘤、手术切除后，热带口炎、腹泻均可导致叶酸的吸收不足。

（2）需要量增加：妊娠、哺乳、慢性反复溶血、慢性炎症、感染、甲亢及白血病、恶性肿瘤等，叶酸的需要量都会增加，如补充不足就会导致叶酸缺乏。

（3）药物影响：氨甲蝶呤、乙胺嘧啶、苯妥英钠、苯巴比妥及柳氮磺吡啶等均可影响叶酸吸收。

2. 维生素 B_{12} 缺乏的原因：多与胃肠道疾病或功能紊乱有关。

（1）摄入减少：饮食上绝对素食、老年人、萎缩性胃炎患者容易有维生素 B_{12} 摄入减少。由于维生素 B_{12} 的需要量极少（2~5μg），且可由肠肝循环再吸收，维生素 B_{12} 缺乏的发生常需若干年后才出现。所以由于膳食中维生素 B_{12} 摄入不足而致贫血者较叶酸为少。

（2）内因子缺乏：主要见于恶性贫血患者和全胃切除术后。恶性贫血患者常有特发性胃黏膜萎缩和内因子抗体存在，致使内因子缺乏，对食物中维生素 B_{12} 及胆汁中维生素 B_{12} 的重吸收均发生障碍，故易导致维生素 B_{12} 缺乏。

（3）回肠疾病或细菌、寄生虫感染、外科手术后的盲袢综合征等均可影响维生素 B_{12} 的吸收。

（4）其他：如先天性转钴蛋白 II 缺乏、长期接触氧化亚氮均可影响维生素 B_{12} 的血浆转运和细胞内转运、利用。

（二）发病机制

叶酸和维生素 B_{12} 都是 DNA 合成过程中的重要辅酶。当叶酸或维生素 B_{12} 缺乏时，细胞核中 DNA 的合成速度减慢，胞浆内的 RNA 仍继续成熟，RNA 与 DNA 的比例失调，造成细胞核、浆发育不平衡，细胞体积大而核发育较幼稚。这种巨幼变也可发生在粒细胞和巨核细胞。巨幼变的细胞大部分在骨髓内未成熟就被破坏，称为无效性造血。

此外，维生素 B_{12} 缺乏时，还会使甲基丙二酰辅酶 A 无法转变成琥珀酰辅酶 A，导致大量丙二酰辅酶 A 堆积，影响神经髓鞘形成，出现神经系统症状。

中医学认为与饮食欠缺、饮食偏颇、脾胃虚弱等因素有关。各种因素致气血生化不足，内不能养五脏，外不能固表，引起本病。

【诊断】

（一）症状及体征

1. 贫血：起病大多缓慢，特别是维生素 B_{12} 缺乏者。由于叶酸在体内贮存量少，当有胃肠道疾病、孕妇或长期肠外营养患者，也会有急性发作。临床上表现为中度至重度贫血。除一般贫血症状，如乏力、头晕、活动后心悸、气短外，部分患者可出现黄疸。

2. 胃肠道症状：食欲不振、腹胀、便秘或腹泻。舌红，舌乳头萎缩而致表面光滑（牛肉舌）。

3. 神经系统症状：维生素 B_{12} 缺乏患者可出现神经系统症状。主要是由于周围神经、脊髓后侧束联合变性或脑神经受损，表现为手足对称性麻木、深感觉障碍、共济失调，部分腱反射消失及锥体束征阳性。老年患者可出现精神异常、无欲、抑郁、嗜睡等，有时神经系统症状可于贫血之前出现。

（二）实验室检查

1. 血常规：属于大细胞性贫血（MCV ＞ 100fl）。可呈现全血细胞减少。血涂片中红细胞大小不等，以大卵圆形红细胞为主。中性粒细胞分叶过多，可有 6 叶或更多分叶。网状红细胞正常或轻度增多。

2. 骨髓象：骨髓增生活跃，以红细胞最为显著。各系细胞均可见到“巨幼变”。

细胞体积增大，核发育明显落后于胞浆。巨核细胞减少，也可见体积增大及分叶过多。骨髓铁染色增多。

3. 生化检查

（1）叶酸缺乏所致的贫血：血清维生素 B_{12} 水平正常，血清叶酸降低低于 6.8 μmol / L，红细胞叶酸水平降低低于 227nmol / L。

（2）维生素 B_{12} 缺乏所致贫血：血清叶酸水平正常，维生素 B_{12} 水平降低低于 74nmol / L，红细胞叶酸水平降低。

（3）血清铁及转铁蛋白饱和度：正常或高于正常。

（4）血清胆红素：可稍增高。

4. 内因子抗体测定：内因子抗体阳性者为恶性贫血。

5. 血清甲基丙二酸水平：如果升高（＞ 270nmol / L）提示巨幼红细胞性贫血是由于维生素 B_{12} 缺乏，若在正常范围（70～270nmol / L）提示巨幼红细胞性贫血是由于叶酸缺乏。

【治疗】

（一）中医辨证治疗

1. 心脾两虚

主症：面色苍白，疲乏无力，食少纳呆，腹胀便溏，心悸怔忡，少眠多梦，口干舌燥。舌质红干，少苔或无苔，脉细数。

治法：健脾益气，养血安神。

方药：归脾汤加减。

处方：黄芪 20g、党参 20g、白术 10g、炒枣仁 15g、当归 12g、龙眼肉 10g、熟地黄 12g、白芍 10g、五味子 10g、甘草 10g。

加减：阴虚火旺明显者加牡丹皮、白薇、生地黄；脾虚不运，食少便溏，腹胀明显者加砂仁、陈皮、木香、焦三仙。

2. 气血两虚

主症：疲乏无力，面色苍白，头晕耳鸣，眼花心悸，肌肤甲错，头发稀疏枯槁，月经失调，经量过少。舌质淡或质红无苔，或镜面舌，脉细数无力。

治法：补气养血。

方药：八珍汤加减。

处方：党参 20g、白术 10g、茯苓 15g、甘草 10g、当归 12g、熟地黄 12g、白芍 12g、五味子 10g、陈皮 10g、大枣 10g。

加减：血虚明显而现阴虚者，加生地黄、枸杞子；气虚明显者可加黄芪；肌肤甲错明显伴痒者，可加赤芍、浮萍、防风。

3. 脾肾两虚

主症：头晕耳鸣，心悸气短，腰酸腿软，畏寒肢冷，腹胀便溏，尿频，夜尿多，或下肢麻木不仁。舌质淡，苔薄或无苔，脉沉细。

治法：健脾益肾。

方药：十四味健中汤（《和剂局方》）加减。

处方：党参 20g、黄芪 20g、茯苓 15g、白术 10g、熟地黄 12g、白芍 12g、麦冬 10g、肉桂 6g、附片 10g、肉苁蓉 12g、制半夏 10g、甘草 10g。

加减：腰痛下肢不仁者加桂枝、鸡血藤；腹胀便溏者加补骨脂、吴茱萸。

（二）西医治疗

1. 治疗基础病，去除病因。

2. 补充叶酸或维生素 B_{12}，原则上应该是缺什么补什么。

（1）叶酸的补充：

①叶酸：5~10mg / 次，3 次 / d，口服，直至血红蛋白恢复正常。

②四氢叶酸钙：5~10mg / 次，1 次 / d，肌内注射，直至血红蛋白恢复正常。

（2）维生素 B_{12} 补充：

①维生素 B_{12}；100μg / 次，1 次 / d，肌内注射，直至血红蛋白恢复正常。以后 100μg / 次，1~2 次 / 周，肌内注射，以补充储备。

②对恶性贫血或胃切除的患者需终生用维生素 B_{12} 维持治疗，100μg / 次，1 次 / 月，肌注。

3. 叶酸及维生素 B_{12} 补充治疗后，应注意钾盐及铁的补充。

（1）部分老年有心脏疾病者对血红蛋白恢复后血清钾降低不能耐受，特别是进食较差者，应注意及时补充。

（2）营养性叶酸或维生素 B_{12} 缺乏患者往往同时缺铁，如果补充治疗后血象开始改变显著，以后改变缓慢或无改变，要考虑有缺铁的可能，应及时予以补充。

第三节　再生障碍性贫血

再生障碍性贫血是一组由于化学、物理、生物因素及不明原因引起的骨髓造血功能衰竭，以造血干细胞损伤、外周全血细胞减少为特征的疾病。

中医学认为，根据此病的临床症状，当属中医学“虚劳”“虚损”“血虚”和“血证”范畴。

【病因病机】

（一）病因

现代医学认为，病因主要有以下几个方面：

1. 化学因素：包括各类可引起骨髓抑制的药物（氯霉素、合霉素及抗肿瘤药、磺胺类）和工业用的化学物品（苯）。这类化学物质中一部分对骨髓的抑制作用与其剂量有关（苯、抗肿瘤药），只要接受了足够的剂量，任何人都会发生再障。抗生素、磺胺药及杀虫剂等引起再障与剂量关系不大，而和个人的敏感性有关。

2. 物理因素：X 线、镭、放射性核素等可因阻挠 DNA 复制而抑制细胞的有丝分裂，从而使造血干细胞数量减少，干扰骨髓细胞生成。

3. 生物因素：包括病毒性肝炎及各种严重感染也能影响骨髓造血。

4. 其他不明因素：约半数以上的患者找不到明确的病因。

（二）发病机制

大量的临床及实验研究表明，再障是一组异质性疾病。可能的发病机制包括：①造血干细胞内在缺陷；②异常免疫反应损伤造血干细胞；③造血微环境支持功能缺陷；④遗传倾向。

中医学认为，本病主要由于先天禀赋不足、外感六淫邪毒、内伤饮食劳倦及医药等因素，使营血为热毒所伤，日久脾肾亏损，继而累及各脏而成。

【诊断】

（一）症状及体征

主要临床表现为贫血、出血和感染。根据症状发生的急缓、贫血的严重程度可分为急性重型再障和慢性再障。

1. 急性重型再障：起病急，进展迅速。常以出血和感染为首发。贫血进行性加重，伴明显的乏力、头晕及心悸等。出血部位广泛，除皮肤、黏膜外，常有深部出血

（如颅内出血、子宫出血），危及生命。皮肤感染、肺部感染多见，严重者可发生败血症，病情险恶，一般常用的对症治疗不易奏效。

2. 慢性再障：成人较儿童多见。起病及进展较缓慢。贫血往往是首发和主要表现。出血较轻，以皮肤、黏膜为主。除妇女易有子宫出血外，很少有内脏出血。感染以呼吸道多见，合并严重感染者少。

（二）实验室检查

1. 血常规：全血细胞减少。三种细胞减少的程度不一定平行，网状红细胞计数降低明显。重型再障的血象降低程度更为严重（网织红细胞＜0.0l，绝对值＜5×10^9/L，中性粒细胞绝对值＜0.5×10^9/L，血小板＜20×10^9/L）。

2. 骨髓象：骨髓穿刺物中骨髓颗粒很少，脂肪滴增多。大多数患者多部位穿刺涂片呈现增生不良，粒系及红系细胞减少，淋巴细胞、浆细胞、组织嗜碱细胞相对增多。巨核细胞很难找到或缺如。

【治疗】

（一）中医辨证论治

1. 热伤营血（急性再障或慢性再障合并感染）

主症：高热恶寒，头痛身痛，衄血紫斑。舌淡，脉虚数。

治法：清热解毒，凉血化瘀止血。

方剂：清瘟败毒饮加减。

处方：生地黄 15g、水牛角 30g、赤芍 10g、牡丹皮 10g、石膏 30g、知母 10g、黄芩 10g、黄连 10g、山栀 10g、连翘 15g、玄参 15g、三七粉（冲服）3g、甘草 10g。

2. 气血两虚

主症：面色萎黄，身倦乏力，头晕心悸。舌淡，脉细弱。

治法：益气养血。

方剂：八珍汤加减。

处方：人参 10g、白术 10g、茯苓 10g、黄芪 30g、当归 10g、熟地黄 10g、白芍 10g、川芎 10g、龙眼肉 10g、甘草 10g。

3. 脾肾阳虚

主症：面色萎黄或苍白无华，神疲乏力，头晕心悸，腰酸，畏寒肢冷，纳呆便溏。舌淡胖，脉沉细。

治法：温补脾肾。

方剂：右归丸加减。

处方：熟地黄 20g、山药 20g、山茱萸 20g、鹿角胶 10g、菟丝子 15g、枸杞子 15g、附子 10g、肉桂 5g、杜仲 10g、当归 10g。

4. 肝肾阴虚

主症：面色萎黄或苍白无华，神疲乏力，头晕心悸，视物模糊，腰酸盗汗，五心烦热。舌淡红少苔，脉细数。

治法：滋补肝肾。

方剂：左归丸加减。

处方：熟地黄 20g、山药 20g、山茱萸 20g、鹿角胶 10g、菟丝子 15g、枸杞子 15g、龟甲胶 10g、牛膝 10g、当归 10g、白芍 10g。

（二）西医治疗

1. 支持及对症治疗

（1）注意个人卫生：特别是皮肤及口腔卫生。血象过低（中性粒细胞绝对值＜ $0.5 \times 10^9 / L$）时，应采取保护隔离。

（2）对症治疗：包括成分输血、止血及控制感染。

2. 雄激素：大剂量可以刺激骨髓造血，其发生疗效时间往往在服药 2~3 个月后，所以对慢性再障疗效较好而对急性重型再障无效。常选用司坦唑醇（司坦唑醇），2mg / 次，2~3 次 / d。

3. 免疫抑制剂：抗淋巴细胞球蛋白或抗胸腺细胞球蛋白是目前治疗重型再障的主要药物。可单用，也可与其他免疫抑制剂（环孢素）同时使用。临床上还常用大剂量甲泼尼龙、大剂量丙种球蛋白治疗再障。环孢素也可用于慢性再障。

4. 造血细胞因子：主要用于重型再障，用于免疫抑制剂同时或以后，有促进血象恢复的作用，是必不可少的支持治疗。

（1）红细胞生成素（EPO）：开始剂量为 50~150U / kg，3 次 / 周，静脉滴注。如 4 周内，血细胞比容等未见明显增加，可小幅度增加剂量；如在任何 2 周内血细胞比容增加超过 4%，应减少剂量。维持量一般在 25U / kg，3 次 / 周。

（2）重组人粒细胞集落刺激因子（rhG-CSF）：一般 5μg / kg · d，皮下注射或静脉滴注。

（3）重组人粒细胞巨噬细胞（粒一单系）集落刺激因子（rhG-M-CSF）：一般5μg/kg·d，皮下注射或静滴。

5. 骨髓移植：主要用于重型再障。

（王臻　张立超　王文东）

第六章　内分泌及代谢性疾病

第一节　糖尿病

糖尿病是因胰岛素分泌和（或）作用缺陷导致的以血糖升高为主要特征的代谢性疾病。糖尿病早期无临床症状，症状期可出现多尿、烦渴、多食及体重减轻等临床表现，病情严重或肌体处于应激状态时可发生急性代谢紊乱，如酮症酸中毒、高渗性昏迷等。长期血糖控制不佳的糖尿病患者，可导致身体器官病变，尤其是眼部、心脏、血管、肾脏、神经系统损害，甚至脏器功能不全或衰竭，导致患者残废或者早亡。

根据糖尿病的典型症状，属于中医学“消渴病”的范畴。

【病因病机】

引起各类糖尿病的病因可归纳为遗传因素及环境因素两大类，不同类型糖尿病中此两类因素在性质、程度上明显不同。最常见的1型糖尿病、2型糖尿病则是遗传因素与环境因素共同呈正性或负性参与以及相互作用的结果。

糖尿病的发病机制可归纳为不同病因导致胰岛B细胞分泌缺陷和（或）周围组织胰岛素作用不足。胰岛素分泌及作用不足的后果是糖、脂肪及蛋白质等物质代谢紊乱。依赖胰岛素的周围组织即肌肉、肝及脂肪组织的糖利用障碍、肝糖原异生增加导致血糖升高，脂肪组织的脂肪酸氧化分解增加，肝酮体形成增加及合成三酰甘油增加，肌肉蛋白质分解速率超过合成速率以致负氮平衡，这些代谢紊乱是糖尿病及其并发症、伴发病发生的病理生理基础。

中医学认为，本病多由过食肥甘醇酒、五志过极、热病伤津、年老肾虚等导致肺燥、胃热、肾虚，肺胃肾功能失常引起本病。病久因虚致瘀，络脉不通。糖尿病为食、郁、痰、湿、热、瘀交织为患，病机演变基本按照郁、热、虚、损四个阶段发展。发病初期以六郁为主，病位在肝，在脾胃；继则郁久化热，以肝热、胃热为主，亦可兼肺热、肠热；燥热既久，壮火食气，燥热伤阴，阴损及阳，终至气血阴阳俱虚，脏腑受损，病邪入络，络损脉损，变证百出。

【诊断】

（一）症状

临床表现可归纳为糖、脂肪及蛋白质代谢紊乱症候群和不同器官并发症、伴发病的功能障碍两方面表现。初诊时糖尿病患者可呈现以下一种或几种表现：

1. 慢性物质代谢紊乱：多尿，烦渴，多饮，乏力，体重减轻，视物模糊，易饥，多食，儿童尚可见生长发育受阻。

2. 急性物质代谢紊乱：呈酮症酸中毒或非酮症性高渗综合征。

3. 器官功能障碍：患者可因眼、肾、神经、心血管疾病等并发症或伴发病导致器官功能不全等表现方式就诊而发现糖尿病。

4. 感染：患者可因并发皮肤、外阴、泌尿道感染或肺结核就诊而发现糖尿病。

5. 无糖尿病症状：患者无任何糖尿病症状，仅在常规健康检查、手术前或妊娠常规化验中被发现。必须指出，糖尿病流行病学调查表明，至少约半数糖尿病患者无任何症状，仅在检测血糖后方可确诊。

（二）实验室检查

1. 血糖测定：糖尿病的诊断标准如下：

糖尿病症状 + 任意时间血浆葡萄糖水平 ≥ 11.1mmol / L（200mg / dL），或空腹血浆葡萄糖（FPG）水平 ≥ 7.0mmol / L（126mg / dL），或 OGTT、试验中 2h PG 水平 ≥ 11.1mmol / L（200mg / dL）。

无糖尿病症状，不同时间两次的任意时间血浆葡萄糖水平 ≥ 11.1mmol / L（200mg / dL），或空腹血浆葡萄糖（FPG）水平 ≥ 7.0mmol / L（126mg / dL），或 OGTT 试验中 2h PG 水平 ≥ 11.1mmol / L（200mg / dL）。

2. 尿糖测定：尿糖阳性是诊断糖尿病的重要线索，但尿糖阴性不能排除糖尿病的可能。尿糖的自我监测是血糖自我监测不能实行时的替代方法，尿糖的控制目标是阴性。

3. 葡萄糖耐量试验：当血糖高于正常范围而又未达到诊断糖尿病的标准者，即空腹血糖（FPG）在 6~7mmol / L，需进行口服葡萄糖耐量试验（OGTT）。OGTT 是指以 75g 无水葡萄糖为负荷量，溶于水内口服（如为含 1 分子水的葡萄糖则为 82.5g），测定 2 小时血浆葡萄糖（2HPG），2HPG ＜ 7.8mmol / L 为正常；7.8~11.1mmol / L 为糖耐量减低；2HPG ＞ 11.1mmol / L 考虑糖尿病。

4. 糖化血红蛋白测定：HbAlC 已被当作评价糖尿病患者所采用的血糖控制方案的金标准，可反映 8~12 周内的血糖平均水平，不能作为检测血糖控制的指标。血糖控制达到目标的糖尿病患者应每年检查 2 次 HbAlc，血糖控制未达到目标或治疗方案调整后的糖尿病患者应每 3 个月检查 1 次 HbAlC。

5. 血浆胰岛素和 C 肽的测定：血浆胰岛素和 C 肽的测定对评价胰岛 B 细胞功能有重要意义。胰岛素水平正常为 5~25mU / L，l 型糖尿病者减少或不能测得，2 型糖尿病者偏低、正常或略高。基础血浆 C 肽水平正常为 400pmol / L，1 型糖尿病者减少或不能测得，2 型糖尿病者正常或偏低。

（三）糖尿病临床分型

糖尿病分型包括临床阶段及病因分型两方面：

1. 临床阶段：指无论病因类型，在糖尿病自然病程中患者的血糖控制状态可能经过以下阶段：

（1）正常血糖 - 正常糖耐量阶段。

（2）高血糖阶段又分为两个时期：①糖调节受损；②糖尿病。

糖尿病在病情进展过程中可以依次经过不需使用胰岛素阶段、为控制糖代谢而需使用胰岛素阶段、为了生存而需使用胰岛素阶段三个过程。患者在病情进展过程中可在上述三阶段间逆转（如经生活方式或药物干预后）、可进展或停滞于某一阶段。糖尿病患者可毕生停滞于病情的某一阶段，不一定未必最终进展为均进入需使用胰岛素维持生存的阶段状态。

2. 病因分型：根据目前对糖尿病的病因的认识，将糖尿病分为四大类型，即 1 型糖尿病，2 型糖尿病、其他特殊类型糖尿病、妊娠糖尿病。其中 1 型糖尿病又分为 2 个亚型，其他特殊类型糖尿病有 8 个亚型。

3. 妊娠糖尿病（GDM）：是糖尿病的一种特殊类型，也是 2 型糖尿病的一种后备状态。临床资料数据显示，有 2%~3% 的女性在怀孕期间会发生糖尿病，多发生于妊娠的中晚期，且多见于肥胖和高龄产妇。妊娠糖尿病患者发生早产、低体重儿、难产、巨大儿、先天畸形等的几率明显高于无糖尿病的孕妇的胎儿。由于大多数妊娠期糖尿病症状轻微或无症状，孕妇自身不易识别，因此具有上述妊娠期糖尿病高危因素的孕妇应警惕患病的可能性。

（四）并发症的诊断

1. 糖尿病酮症酸中毒：是糖尿病最常见的急性并发症，常见于1型糖尿病，多发生于代谢控制不良、伴发感染、严重应激、胰岛素治疗中断以及饮食失调等情况。2型糖尿病如代谢控制差、伴有严重应激时亦可发生。常见诱因有感染、胰岛素治疗中断或不适当减量、饮食不当、创伤、手术、妊娠和分娩。在幼龄或高龄、昏迷或低血压的患者死亡率更高。

临床表现：①酮症发展期，多尿、烦渴、无力加重；②酮症酸中毒代偿期，食欲不振、头痛，可有恶心呕吐，上腹部不适或疼痛，呼吸较深；③酮症酸中毒失代偿期，脱水明显，呼吸深大，呼气有烂苹果气味，口唇发红，脉速，神志障碍程度不等，严重者昏迷。最后血压下降，循环衰竭。

实验室检查：血糖多数在16.7～33.3mmol / L，有时可达55.5mmol / L；血酮体升高，多在4.8mmol / L以上；CO_2结合力下降，轻者13.5～18.0mmol / L，重者在9.0 mmol / L以下；$PaCO_2$降低，pH $<$ 7.35；血白细胞、中性粒细胞比例升高，即使无合并感染也可达10×10^9 / L；尿糖、尿酮体强阳性。当肾功能严重损害而阈值严重增高时，尿糖、尿酮体阳性程度与血糖、血酮体数值不相称。可有蛋白尿和管形尿。

2. 糖尿病非酮症性高渗综合征：是糖尿病急性代谢紊乱的另一临床类型。多见于老年人，好发年龄为50～70岁，约2 / 3患者于发病前无糖尿病史，或仅有轻度症状。常见诱因有感染、急性胃肠炎、胰腺炎、脑血管意外、严重肾病、不合理限制水分，以及某些药物（糖皮质激素、免疫抑制剂、噻嗪类利尿剂和β受体阻滞剂等），有时在病程早期因误诊而输入葡萄糖，或口渴而大量饮用含糖饮料等诱发或促使病情发展恶化。本综合征病死率极高，即使在大医院死亡率仍可高达15%。

临床表现：起病时常先有多尿、多饮，但多食不明显，或反而食欲减退而常被忽视。失水随病情进展逐渐加重，出现神经精神症状，表现为嗜睡、幻觉、定向障碍、偏盲、上肢拍击样粗震颤、癫痫样抽搐等，最后陷入昏迷。就诊时常已有显著失水甚至休克，无酸中毒样深大呼吸。

实验室检查：血糖常高达33.3mmol / L以上，一般为33.3～66.6mmol / L；血钠升高达155mmol / L；血浆渗透压显著增高达350～460mmol / L，一般在350mmol / L以上；尿糖强阳性，但无酮症或较轻，血尿素氮及肌酐升高。

3. 乳酸性酸中毒：本病主要是体内无氧酵解的糖代谢产物乳酸大量堆积，导致高乳酸血症，进一步出现血 pH 降低，即为乳酸性酸中毒。糖尿病合并乳酸性酸中毒的发生率不高，但病死率很高。大多发生于伴有肝、肾功能不全，或伴有慢性心肺功能不全等缺氧性疾病患者，尤其见于同时服用苯乙双胍者。

4. 心血管并发症：心血管疾病是糖尿病患者致残、致死，造成经济损失的主要原因，2 型糖尿病是冠心病的独立危险因素。糖尿病动脉内皮细胞功能障碍、动脉内皮损伤，继之对血管损伤的反应提早发生和加速动脉粥样硬化是增加冠心病事件及死亡的重要原因。同时，糖尿病心肌病，左室舒张功能障碍，易发生充血性心力衰竭和心脏自主神经病变所致的心律失常，亦为增加心血管疾病死亡的重要原因。血管内皮功能障碍与损伤及动脉粥样硬化的发生基础，是糖尿病胰岛素抵抗及其相伴的多种危险因素。作为心血管疾病多危险因素的代谢综合征不仅见于糖尿病期，而且见于糖尿病前期，如糖耐量受损阶段即已存在。因此，处理糖尿病时，应有效地进行早期的干预防治，以最大限度地降低心血管疾病的发生率与死亡率。

5. 糖尿病脑血管病：糖尿病脑血管病以脑动脉粥样硬化所致缺血性脑病最为常见，糖尿病血管病中的脑血栓形成多发生于大脑中动脉，腔隙性脑梗死则多见于脑内深穿支的供血区，如壳核、内囊、丘脑及脑桥基底等。由于糖尿病高血压发生率甚高（20%~60%），亦可发生出血性脑病。糖尿病者脑血管病发生率较非糖尿病者明显增高，女性尤甚。

糖尿病脑血管病的危险因素包括高血糖、高血压、血脂异常、血液流变学异常、吸烟以及慢性炎症状态等。其中高血压尤为重要，为糖尿病缺血性脑病的独立危险因素。在缺血性脑卒中患者中，77% 的患者血压未控制，因此降压治疗对降低脑卒中的发病率十分重要，这也为 UKPDS 及其他降压治疗的临床试验，如 HOPE、HOT、LIFE 等试验所证实。老年人心肌梗死亦为脑卒中的危险因素，国外研究 121432 例 65 岁以上的急性心肌梗死住院患者，出院后发生脑卒中的危险性较无心肌梗死者高 2.5 倍。

6. 糖尿病眼病：糖尿病患者眼的各部位均可出现病变，如角膜异常、虹膜新生血管、视神经病变等，糖尿病患者青光眼和白内障的患病率高于相同年龄非糖尿病患者。糖尿病视网膜病变是糖尿病患者失明的主要原因，各型糖尿病的视网膜病变患病率随患病时间和年龄的增长而上升。99% 的 1 型糖尿病和 60% 的 2 型糖尿病，病程在 20 年以上者几乎都有不同程度的视网膜病变。10 岁以下患糖尿病的儿童则很少发生视网膜病变，青春期后糖尿病视网膜病变的危险性上升。

7. 糖尿病肾病：大约 20%~30% 的 1 型或 2 型糖尿病患者发生糖尿病肾病，其中一部分进展为终末期肾病。如未进行特别干预，在有持续性微量白蛋白尿的 1 型糖尿病患者中约 80% 的人于 10~15 年内发展为临床肾病，此时可出现高血压。一旦临床肾病发生，如不进行有效干预，几年之内肾小球滤过率逐渐下降，10 年后 50%、20 年后 75% 以上的患者将发展为终末期肾病。2 型糖尿病患者糖尿病确诊后，不少人即出现微量白蛋白尿，甚至显性肾病，如无特殊干预，其中 20%~40% 的患者进展为临床肾病，20 年后约 20% 进展为终末期肾病。因 2 型糖尿病患者的数量大，故目前在西方国家进行透析的肾病患者中一半以上为糖尿病患者。1 型或 2 型糖尿病患者微量白蛋白尿的出现，不仅标志着早期肾病的存在，而且极大地增加心血管疾病患病率及死亡危险性，应予以高度重视。

8. 糖尿病神经病变：糖尿病性神经病变部位以周围神经病变最常见，其次为自主神经病变。

（1）周围神经病变：临床表现为对称性多发性周围神经病变和非对称性多发性单神经病变。前者常见症状为两下肢麻木伴有针刺样、烧灼样感觉异常，四肢远端对称性“手套、袜套型”感觉障碍；后者常见症状为运动障碍，肌无力、肌痛、肌萎缩，感觉障碍多不明显。

（2）自主神经病变：临床表现常有瞳孔改变，多汗或少汗，直立性低血压，胃排空延迟，腹泻，便秘，尿失禁、尿潴留、阳痿等。

9. 糖尿病足：是糖尿病下肢血管病变、神经病变和感染共同作用的结果，轻者只有脚部微痛、皮肤表面溃疡；中度者可以出现较深的穿透性溃疡合并软组织炎；严重者在溃疡同时合并软组织脓肿、骨组织病变，脚趾、脚跟或前脚背局限性坏疽，甚者可以出现全脚坏疽。

10. 糖尿病骨关节病：发生率约为 0.1%~0.4%，主要系神经病变所致，感染可加重其损伤。本病发生率虽然不高，但可致关节脱位、畸形，严重影响关节功能，使患者生活质量降低。

11. 糖尿病与口腔疾病：糖尿病患者肌体对细菌的抗感染能力下降，口腔颌面部组织及口腔内的牙龈和牙周组织易发生感染，可引起齿槽溢脓、牙槽骨吸收、牙齿松动。发生在颌面部软组织的感染起病急，炎症扩展迅速，发病初期就可以使全身情况突然恶化，治疗不及时可引起死亡。

【治疗】

（一）中医辨证论治

1. 糖尿病期：多由糖尿病前期发展而来，气滞痰阻、脾虚痰湿或气滞阴虚者皆可化热，热盛伤津，久之伤气，形成气阴两虚，甚至阴阳两虚。由于损伤脏腑不同，兼夹痰浊血瘀性质有别，可出现各种表现形式。

（1）痰（湿）热互结证

主症：形体肥胖，腹部胀大，口干口渴，喜冷饮，饮水量多，脘腹胀满，易饥多食，心烦口苦，大便干结，小便色黄。舌质淡红，苔黄腻，脉弦滑。

治法：清热化痰。

方药：小陷胸汤加减。

处方：全瓜蒌 30g、半夏 10g、黄连 6g、枳实 12g。

加减：口渴喜饮加生石膏、知母；腹部胀满加炒莱菔子、焦槟榔；偏湿热困脾者，治以健脾和胃，清热祛湿，用六君子汤加减治疗。

（2）热盛伤津证

主症：口干咽燥，渴喜冷饮，易饥多食，尿频量多，心烦易怒，口苦，溲赤便秘。舌干红，苔黄燥，脉细数。

治法：清热生津止渴。

方药：消渴方或白虎加人参汤加减。

处方：天花粉 15g、石膏 30g、黄连 6g、生地黄 15g、太子参 15g、葛根 10g、麦冬 15g、藕汁 30g、甘草 6g。

加减：肝胃郁热，大柴胡汤加减；胃热，三黄汤加减；肠热，增液承气汤加减；热盛津伤甚，连梅饮加减。

（3）气阴两虚证

主症：咽干口燥，口渴喜饮，神疲乏力，气短懒言，形体消瘦，腰膝酸软，自汗盗汗，五心发热，心悸失眠。舌红少津，苔薄白干或少苔，脉弦细数。

治法：益气养阴。

方药：玉泉丸或玉液汤加减。

处方：太子参 15g、黄芪 30g、麦冬 15g、天花粉 15g、葛根 10g、茯苓 15g、生地黄 15g、乌梅 10g、甘草 6g。

加减：倦怠乏力甚重用黄芪；口干咽燥甚重加麦冬、石斛。

2. 并发症：2 型糖尿病日久均可导致肝肾阴虚或肾阴阳两虚，出现各种慢性并发症，严重者发生死亡。

（1）肝肾阴虚证

主症：小便频数，浑浊如膏，视物模糊，腰膝酸软，眩晕耳鸣，五心烦热，低热颧红，口干咽燥，多梦遗精，皮肤干燥，雀目，或蚊蝇飞舞，或失明，皮肤瘙痒。舌红少苔，脉细数。

治法：滋补肝肾。

方药：杞菊地黄丸或麦味地黄丸加减。

处方：枸杞子 15g、菊花 10g、熟地黄 15g、山茱萸 15g、山药 15g、茯苓 15g、牡丹皮 10g、泽泻 15g、女贞子 15g、墨旱莲 15g。

加减：视物模糊加茺蔚子、桑椹子；头晕加桑叶、天麻。

（2）阴阳两虚证

主症：小便频数，夜尿增多，浑浊如膏如脂，甚至饮一溲一，五心烦热，口干咽燥，神疲，耳轮干枯，面色黧黑；腰膝酸软无力，畏寒肢凉，司职欠温，阳痿，下肢水肿，甚则全身皆肿。舌质淡，苔白而干，脉沉细无力。

治法：滋阴补阳。

方药：金匮肾气丸加减，水肿用济生肾气丸加减。

处方：制附子 15g、肉桂 3g、熟地黄 15g、山茱萸 15g、山药 15g、茯苓 15g、牡丹皮 10g、泽泻 15g。

加减：偏肾阳虚，选右归饮加减；偏肾阴虚，选左归饮加减。

3. 兼夹证

（1）兼痰浊

主症：形体肥胖，嗜食肥甘，脘腹胀满，肢体沉重，呕恶眩晕，恶心口黏，头重嗜睡。舌质淡红，苔白厚腻，脉弦滑。

治法：理气化痰。

方药：二陈汤加减。

处方：姜半夏 12g、陈皮 12g、茯苓 15g、炙甘草 6g、生姜 5 片、大枣 5 枚。

加减：脘腹满闷加广木香、枳壳；恶心口渴加砂仁、荷叶。

（2）兼血瘀

主症：肢体麻木或疼痛，下肢紫暗，胸闷刺疼，中风偏瘫，或语言蹇涩，眼底出血。唇舌紫暗，舌有瘀斑或舌下青筋显露，苔薄白，脉弦涩。

治法：活血化瘀。

方药：一般瘀血用桃红四物汤加减，也可根据瘀血的部位选用王清任五个逐瘀汤加减。

处方：桃仁 10g、红花 10g、全当归 15g、生地黄 15g、川芎 12g、枳壳 10g、赤芍 12g、桔梗 6g、炙甘草 6g。

加减：瘀阻经络加地龙、全蝎；瘀阻血脉加水蛭。

（二）西医治疗

1. 饮食：饮食治疗是所有糖尿病治疗的基础，是糖尿病自然病程中任何阶段预防和控制糖尿病必不可少的措施，不良的饮食习惯还可导致相关的心血管危险因素如高血压、血脂异常和肥胖。饮食治疗的目标和原则如下：

（1）膳食总热量的 20%~30% 应来自脂肪和油料，其中少于 1 / 3 的热量来自饱和脂肪，单不饱和脂肪酸和多不饱和脂肪酸之间要达到平衡。如患者的低密度脂蛋白胆固醇水平≥ 100mg / dl（2.6mmol / L），应使饱和脂肪酸的摄入大量少于总热量的 10%。食物中的胆固醇含量应＜ 300mg / d。如患者的低密度脂蛋白胆固醇水平≥ 100mg / d（2.6mmol / L），食物中的胆固醇含量应减少至＜ 200mg / d。

（2）碳水化合物所提供的热量应占总热量的 55%~65%，应鼓励患者多摄入复合碳水化合物及富含可溶性食物纤维素的碳水化合物和富含纤维的蔬菜。对碳水化合物总热量的控制比控制种类更重要。在碳水化合物总热量得到控制的前提下，没有必要严格限制蔗糖的摄入量。

（3）蛋白质不应超过需要量，即不多于总热量的 15%。微量白蛋白尿的患者，蛋白质的摄入量应限制在低于 0.8~1.0g / kg 之内。显性蛋白尿的患者，蛋白质的摄入量应限制在低于 0.8g / kg 体重。

（4）限制饮酒，特别是肥胖、高血压和（或）高三酰甘油血症的患者。酒精可引起应用促胰岛素分泌剂或胰岛素治疗的患者出现低血糖。为防止酒精引起的低血糖，饮酒的同时应摄入适量的碳水化合物。

（5）可用无热量非营养性甜味剂。

（6）食盐限量在 6g / d 以内，尤其是高血压患者。

（7）妊娠的糖尿病患者应注意叶酸的补充以防止新生儿缺陷。钙的摄入量应保证 1000~1500mg / d，以减少发生骨质疏松的危险性。

2. 运动：具有充沛体力活动的生活方式可加强心血管系统的功能和体能感觉，改善胰岛素的敏感性、改善血压和血脂。经常性的运动可改善血糖的控制并减少降糖药物的用量。因此，运动治疗应成为所有糖尿病患者糖尿病管理方案中的一个必不可少的组成部分，所有患者均应在制订运动计划之前进行医学检查。

运动治疗的原则是适量、经常性和个体化。运动计划的制订要在医务人员的指导下进行。以保持健康为目的的体力活动为每日至少 30min 中等强度的活动，如慢跑、快走、骑自行车、游泳等。但是，运动项目要和患者的年龄、健康状况、社会、经济、文化背景相适应，即运动的项目和运动量要个体化。应将体力活动融入日常的生活中，如尽量少用汽车代步和乘电梯等。

3. 口服降糖药治疗：降糖药物包括口服降糖药、胰岛素和胰岛素类似物。目前批准使用的口服降糖药包括促胰岛素分泌剂（磺脲类药物、格列奈类药物）和非促胰岛素分泌剂（α－糖苷酶抑制剂、双胍类药物和格列酮类药物）。上述药物降糖的机制各不相同。促胰岛素分泌剂刺激胰岛素分泌胰岛素，提高体内胰岛素的水平。双胍类药物主要抑制肝脏葡萄糖的产生，还可能有延缓肠道吸收葡萄糖和增强胰岛素敏感性的作用。α－糖苷酶抑制剂延缓和减少肠道对淀粉和果糖的吸收。格列酮类药物属胰岛素增敏剂，可通过减少胰岛素抵抗而增强胰岛素的作用。

（1）决定降糖药物选择的因素：肥胖，特别是向心性肥胖是胰岛素抵抗的主要决定因素，也是选择降糖药物的重要参考指标。其他决定药物选择的因素包括药物是否在市场上供应、不良反应、过敏反应、年龄、其他健康状况如肾病和肝病。2 型糖尿病是进展性的疾病，多数患者在采用单一的口服降糖药物治疗一段时间后都可出现治疗效果的下降。因此，常采用两种不同作用机制的口服降糖药物进行联合治疗。如口服降糖药物的联合治疗仍不能有效地控制血糖，可采用胰岛素与一种口服降糖药物联合治疗。三种降糖药物之间的联合应用虽然可在两种药物联合应用的基础上进一步改善血糖，但这种联合治疗方法的安全性和成本－效益比尚有待评估。

严重高血糖的患者应首先采用胰岛素降低血糖，减少发生糖尿病急性并发症的危险性。待血糖得到控制后，可根据病情重新制订治疗方案。

（2）肥胖或超重的2型糖尿病患者的药物选择和治疗程序：肥胖或超重的2型糖尿病患者在饮食和运动不能满意控制血糖的情况下，应首先采用非胰岛素促分泌剂类降糖药物治疗（有代谢综合征或伴有其他心血管疾病危险因素者应优先选用双胍类药物或格列酮类，主要表现为餐后高血糖的患者也可优先选用α－糖苷酶抑制剂）。两种作用机制不同的药物间可联合用药。如血糖控制仍不满意可加用或换用胰岛素促分泌剂。如在使用胰岛素促分泌剂的情况下血糖仍控制不满意，可在口服药基础上开始联合使用胰岛素或换用胰岛素。

（3）体重正常的2型糖尿病患者的药物选择和治疗程序：非肥胖或超重的2型糖尿病患者在饮食和运动不能满意控制血糖的情况下，可首先采用胰岛素促分泌剂类降糖药物或仅一糖苷酶抑制剂。如血糖控制仍不满意可加用非胰岛素促分泌剂（有代谢综合征或伴有其他心血管疾病危险因素者优先选用双胍类药物或格列酮类，α 糖苷酶抑制剂适用于无明显空腹高血糖而餐后高血糖的患者）。在上述口服药联合治疗的情况下血糖仍控制不满意，可在口服药基础上开始联合使用胰岛素或换用胰岛素。

（4）2型糖尿病控制目标

①血糖控制

A. 空腹血糖：理想情况下应低于7.0mmol / L，有建议认为应控制在6.1mmol / L以下。

B. 非空腹血糖（如餐后两小时血糖）：应低于10.0mmol / L，也有建议认为餐后两小时血糖应控制在7.8mmol / L以下。

C. 糖化血红蛋白：作为反映过去2~3个月平均血糖水平的指标，应低于7.0%。

②血压控制

目标血压应小于130 / 80mmHg，以降低心血管疾病的风险。

③血脂控制

A. 总胆固醇：应小于4.5mmol / L。

B. 高密度脂蛋白胆固醇（HDL–C）：男性应大于1.0mmol / L，女性应大于1.3mmol / L。但需注意，也有指南建议HDL–C应大于0.9mmol / L。

C. 甘油三酯：应小于1.7mmol / L。

D. 低密度脂蛋白胆固醇（LDL–C）：未合并动脉粥样硬化性心血管疾病的患者应小于2.6mmol / L，合并该疾病的患者应小于1.8mmol / L。

④体重控制

体重指数（BMI）应小于 $24kg/m^2$，对于超重或肥胖的患者，减重是重要的治疗目标之一。通过控制体重，可以降低胰岛素抵抗，改善胰岛素敏感性。

⑤生活方式调整

A. 饮食：应均衡饮食，控制总能量的摄入，避免高糖、高脂饮食，增加纤维素和低血糖指数食物的摄入。

B. 运动：建议每周至少进行 150 分钟的中等强度有氧运动，以提高身体的代谢率，增加胰岛素敏感性，有助于血糖的控制。

⑥其他

A. 戒烟限酒：戒烟和限制饮酒也是维持身体健康的重要措施，可以预防心脑血管疾病的发生。

B. 定期监测与筛查：除了上述指标外，2 型糖尿病患者还需要定期监测血糖水平、血压和血脂等，并遵循医生的治疗方案和药物使用指导，定期进行体检和筛查检查。

（5）治疗糖尿病口服药物分类

①磺胺类：

第一代：甲苯磺丁脲，氯磺丙脲；

第二代：格列苯脲，格列奇特，格列吡嗪，格列喹酮；

第三代：格列苯脲。

②非磺脲类胰岛素促分泌剂：瑞格列奈，那格列奈。

③双胍类：苯乙双胍，二甲双胍。

④ a 糖苷酶抑制剂：阿卡波糖，伏格列波糖，米格列醇。

⑤胰岛素增敏剂——噻唑烷二酮类：罗格列酮，吡格列酮。

（6）口服降糖药物适应证：用于治疗 2 型糖尿病饮食控制及运动治疗，血糖控制不达标者。

（7）磺脲类药物：

①作用机制：刺激胰岛 β 细胞分泌胰岛素；可与 β 细胞膜上的 SU 受体特异性结合关闭 K^+ 通道，使膜电位改变开启 Ca^{2+} 通道，细胞内 Ca^{2+} 升高，促使胰岛素分泌；部分磺脲类药物有外周作用；减轻肝脏胰岛素抵抗；减轻肌肉组织胰岛素抵抗。

②主要不良反应：低血糖（最常见的为格列苯脲）、体重增加（高胰岛素血症）。

③磺脲类药物总结：适用于 β 细胞功能尚存的 2 型糖尿病患者；临床应用时根据每种药物的特点选择；主要不良反应为低血糖，尤以格列苯脲多见；肾功能不全的患者大多数药物禁忌使用；诺和龙没有肾功能不全的禁忌证。

（8）非磺脲类胰岛素促泌剂：降糖作用快而短，模拟胰岛素生理性分泌，主要用于控制餐后血糖。

①常用药物：瑞格列奈、那格列奈。

②剂量及用法：推荐起始剂量（单独或联用），餐前即可服用瑞格列奈 0.5~4mg / 次，1 次 / d，最大剂量 16mg / d；那格列标，常用剂量 120mg / 次，每餐前口服。

（9）双胍类药物

①种类：二甲双胍、苯乙双胍。

②作用机制尚未完全阐明，包括减少肝脏葡萄糖的输出；促进外周葡萄糖利用，尤其是肌肉降低脂肪和葡萄糖的氧化；减少小肠葡萄糖的吸收。

③二甲双胍常用剂量 1.5~2.0g / d，最大剂量 2.5g / d；二甲双胍缓释片：起始剂量 500mg / d，最大剂量 2000mg / d。

④不良反应：常见有消化道反应（恶心、呕吐、腹胀、腹泻）、乳酸性酸中毒（多发于老年人，缺氧，心肺、肝、肾功能不全的患者尤要注意）。

⑤特点：因作用特点，故不增高血胰岛素水平，不增加体重，临床适用于肥胖患者；乳酸性酸中毒在苯乙双胍相对多见，二甲双胍在治疗剂量使用时少见；单独使用不会引起低血糖。

（10）胰岛素增敏剂——噻唑烷二酮类

①种类及用法：罗格列酮 4~8mg（1~2 次 / d）口服；吡格列酮 15~45mg（1~2 次 / d）口服。

②不良反应：头痛、乏力、腹泻；与磺脲类及胰岛素合用，可出现低血糖；部分患者的体重增加；可加重水钠潴留；可增加心脏负荷，2 级以上心功能不全患者禁忌使用；可引起贫血和红细胞减少。

（11）α 葡萄糖苷酶抑制剂：常见有阿卡波糖、伏格列波糖用法为 50~100mg / 次，3 次 / d，同第一口饭嚼服；伏格列波糖用法为 0.29g / 次，3 次 / d，进食第一口食物后服用。主要不良反应为消化道反应，结肠部位未被吸收的碳水化合物经细菌发酵导致腹胀、腹痛、腹泻个别患者出现黄疸。

（12）口服药联合应用的目的和意义：单药治疗疗效有限；继发失效；2型糖尿病不同的发病机制，作用机制不同的药物联合应用疗效相加。

（13）口服药联合应用的益处：改善糖代谢，长期良好的血糖控制；保护细胞功能，延缓其衰竭；减轻胰岛素抵抗；延缓、减少并发症的发生和死亡；减少不良反应。

4. 胰岛素治疗：正常人胰岛素的生理性分泌可分为基础胰岛素分泌和餐时胰岛素分泌。基础胰岛素分泌占全部胰岛素分泌的40%~50%，其主要的生理作用是调节肝脏的葡萄糖输出速度以达到与大脑及其他器官对葡萄糖需要间的平衡。餐时胰岛素的主要生理作用为抑制肝脏葡萄糖的输出和促进进餐时吸收的葡萄糖的利用和储存。

（1）1型糖尿病患者的胰岛素替代治疗：1型糖尿病患者因体内自身胰岛素分泌的绝对缺乏，基本或完全需要靠外源性胰岛素替代来维持体内血糖的代谢和其他体内需要胰岛素的生命活动。因此，无论是采用多次的胰岛素注射还是连续皮下胰岛素输注来补充，均要模拟体内生理的胰岛素分泌方式。目前，常采用中效或长效胰岛素制剂提供基础胰岛素（睡前和早晨注射中效胰岛素或每日注射1~2次长效胰岛素），采用短效或速效胰岛素来提供餐时胰岛素。如无其他的伴随疾病，1型糖尿病患者每日的胰岛素需要量约

为0.5~1.0U/kg体重。在出现其他的伴随疾病时（如感染等），胰岛素的用量要相应增加。儿童在生长发育期对胰岛素的需要量相对增加。

（2）2型糖尿病的胰岛素补充治疗：2型糖尿病患者的基本病因之一为胰岛B细胞功能的缺陷且进行性减退。在2型糖尿病病程的早期，因高血糖导致的葡萄糖毒性可抑制B细胞的胰岛素分泌，体内可出现严重的胰岛素缺乏。如患者对饮食控制和药物治疗效果不佳，可采用短期的胰岛素强化治疗使血糖得到控制并减少葡萄糖对B细胞的毒性作用。随后，多数2型糖尿病患者仍可改用饮食控制和口服药物治疗。但随着病程的进展，大多数2型糖尿病患者需要补充胰岛素来使血糖得到良好的控制。在口服降糖药效果逐渐降低的时候，可采用口服降糖药和中效或长效胰岛素的联合治疗。当上述联合治疗效果仍差时，可完全停用口服药，改用每日多次胰岛素注射治疗或连续皮下胰岛素输注治疗（胰岛素泵治疗），此时胰岛素的治疗方案同1型糖尿病。有些患者因较严重的胰岛素抵抗需要使用较大量的胰岛素（如每日1U/kg体重），为避免体重明显增加和加强血糖的控制，可加用二甲双胍、格列酮类或α糖苷酶抑制剂药物。

（3）胰岛素使用适应证：1型糖尿病；2型糖尿病，口服药无效者；急性并发症或严重慢性并发症；应激情况（感染、外伤、手术等）；严重疾病（如结核病）；肝肾功能衰竭；妊娠糖尿病；各种继发性糖尿病（胰腺切除，肾上腺皮质激素增多症，慢性钙化性胰腺炎等）；对合理的饮食治疗和口服降糖药治疗后血糖仍然未达标的患者；口服降糖药治疗继发失效，可予胰岛素联合治疗；对难以分型的消瘦患者（BMI＜18.5），考虑使用胰岛素治疗。

（4）胰岛素强化治疗初始剂量的确定

按病情轻重估计：全胰切除患者日需要40~50单位，多数患者可从每日18~24单位。国外主张，1型患者按0.5~0.8U / kg体重，不超过1.0 U / kg体重，2型初始剂量按0.3~0.8U / kg体重。胰岛素强化治疗，胰岛素一日量分配：早餐，RI 25~30%；中餐，RI 15%~20%；晚餐，RI20%~25%，睡前NPH20%。

第二节　代谢综合征

代谢综合征（metabolic syndrome，MS）是指伴有胰岛素抵抗的一组疾病的聚集，又称胰岛素抵抗综合征（IRS）、多代谢综合征（MMS）、富裕综合征等。胰岛素抵抗（IR）是代谢综合征的重要中心环节，中心性肥胖通过影响胰岛素的敏感性参与IR的形成和发展。

2002年美国国家胆固醇教育计划成人治疗专家组提出了对MS的新定义：①空腹血糖≥110mg / dl（6.1mmol / L）；②血压≥130 / 85mmHg；③三酰甘油≥150mg / dl（1.65mmol / L），男性HDL-C＜40mg / dl（1.04mmol / L），女性HDL-C＜50mg / dl（1.30mmol / L）；④腹型肥胖：腰围男性＞102cm，女性＞88cm。具有上述3点者即可诊断。

2005年国际糖尿病同盟对代谢综合征提出了新定义：①中心性肥胖，腰围值；②再加上以下4种因素的任何2项：TG水平升高，＞150mg / d（1.7mmol / L）或因该项异常进行了相应治疗；HDL-C水平下降，男性＜40mg / d（0.9mmol / L），女性＜50mg / d（1.1mmol / L）或因该项异常进行了相应治疗；血压升高，收缩压130mmHg或舒张压85mmHg或因已诊断而接受治疗；空腹血糖升高，＞100mg / d

（5.6mmol / L）或已诊断为 2 型糖尿病。

根据代谢综合征的临床表现，应属于中医学“肥胖”“消渴”“眩晕”等范畴。

【病因病机】

引起 MS 的原因是多方面的，主要是遗传易感性和环境因素相互作用的结果，不良的生活方式（高热量、高脂肪饮食、体力活动减少等）是主要的环境因素。

中医学认为，本病是由于饮食不节，过少运动，造成脾失健运，肝失疏泄，热毒内生，痰瘀互结所致。

【诊断】

（一）症状

早期可无明显症状，一般多有肥胖，糖耐量异常及糖尿病患者有多饮、多食、多尿、体重下降等症状，高血压患者可有头晕、头痛、颈项板紧、疲劳、心悸等症状。

（二）体征

体型肥胖，或腰围增大，高血压患者听诊时可有主动脉瓣区第二心音亢进，收缩期杂音或收缩早期喀喇音，少数患者在颈部或腹部可听到血管杂音。

（三）实验室检查

血糖升高，空腹血糖常＞ 110mg / dl（6.1mmol / L），血脂代谢异常，三酰甘油≥ 150mg / dl（1.65mmol / L），男性 HDL–C ＜ 40mg / dl（1.04mmol / L），女性 HDL–C ＜ 50mg / dl（1.30mmol / L）。

【治疗】

（一）中医辨证论治

1. 肝胃郁热证

主症：形体壮实、面色隐红、口干、口渴、口苦、口臭、多饮、多食、急躁易怒、两胁胀满、小便黄赤、大便干结。舌质红，苔黄，脉弦实有力。

治法：开郁清热。

方药：大柴胡汤加减。

处方：柴胡 12g、半夏 10g、大黄 10g、枳实 15g、黄芩 10g、芍药 10g。

2. 瘀热互结

主症：面色隐红、口干、口渴、口苦、口臭、急躁易怒、两胁胀满、小便黄赤、大便干结。舌质暗红或隐紫，可有瘀斑瘀点，舌底脉络瘀滞等。

治法：清热活血。

方药：加味三黄汤。

处方：生大黄 12g、黄芩 10g、黄连 8g、水蛭 10g、地龙 10g、赤芍 15g。

3. 脾虚痰湿

主症：饮食量并不很大，面虚浮，皮肤细白，肌肤较松弛，形体胖而不壮，可以没有明显不适感，也可能出现口淡无味、食后腹胀、易疲劳、头部昏沉欠清爽等症。舌质一般较淡，苔白腻，脉滑。

治法：健脾利湿。

方药：六君子汤。

处方：党参 15g、茯苓 10g、炒白术 10g、陈皮 10g、清夏 10g、炙甘草 8g。

（二）西医治疗

1. 饮食和运动：改变不良生活方式、合理膳食、加强体育锻炼。

2. 严格控制血糖：即使是糖耐量异常也应干预，特别是餐后高血糖应使之正常化，可使用二甲双胍、α－糖苷酸抑制剂或噻唑烷二酮类胰岛素增敏剂。

3. 降压：尽可能降低血压至 130 / 80mmHg 以下，可选用血管紧张素转换酶抑制剂、血管紧张素 II 受体拮抗剂、钙通道阻滞剂等。

4. 调脂：可选用他汀类和贝特类降脂药，可明显地改善代谢综合征患者的代谢紊乱状况，使 VLDL、LDL 降低，HDL 升高。

5. 降低体重：根据患者个体情况，以控制热量摄入，增加体力活动（行为干预）为基础。必要时可选用一些有效药物减重，如赛尼可等。

6. 抗血小板治疗：实验显示，阿司匹林的治疗可以使糖尿病并发心肌梗死的相对危险度降至 0.72。

7. 降低高胰岛素血症：可用胰岛素增敏剂噻唑烷二酮衍生物，如罗格列酮、匹格列酮及二甲双胍。近年来一些研究显示，噻唑烷二酮衍生物对其他和胰岛素抵抗有关心血管的危险因素也有干预作用，可降低血压、提高心肌功能、降解纤维蛋白的抗原。

第三节　高脂血症及高脂蛋白血症

由于脂代谢或转运异常使血浆中一种或几种脂质高于正常称为高脂血症，可表现为高胆固醇血症、高三酰甘油血症或两者兼有（混合性高脂血症）。脂质不溶或微溶于水，必须与蛋白质结合以脂蛋白形式存在，才能在血液循环中转运，因此高脂血症常为高脂蛋白血症的反映。高脂血症常与心血管疾病，尤其与冠心病的发生和发展密切相关，是代谢综合征的组成成分之一。

高脂血症虽不见于古代文献中，但类似本病的记载很多，散见于“心悸”“眩晕”“胸痹”“中风”“消渴”“痰浊”“痰瘀”等病证之中。

【病因病机】

高脂血症的常见原因有摄入过多、运动过少等不良生活习惯，遗传性脂代谢紊乱，继发于糖尿病、饮酒、甲状腺功能减退症、肾病综合征、透析、肾移植等。

中医学认为，饮食不节，脏腑功能失调，水津停而成饮，凝聚成痰，精化为浊，痰浊水湿内聚，表现为血脂升高，发病与肝、脾、肾功能失调密切相关，痰湿、痰热、痰瘀内生，气滞淤积阻塞脉道，清阳不升，浊阴不降，产生本病。

【诊断】

（一）症状

血脂紊乱可在相当长的一段时间内无症状，主要临床表现有两个方面：一是脂质在真皮内沉积引起黄色瘤；二是脂质在血管内皮沉积引起动脉粥样硬化、冠心病、脑血管病和周围血管病。

（二）体征

常有黄色瘤、角膜环和高脂血症眼底改变。

（三）实验室检查

1. 血脂：常规检查血浆 TC 和 TG 水平，目前认为中国人血清 TC $>$ 5.72mmol / L（220mg / d1），TG $>$ 1.70mmol / L 为升高。

2. 脂蛋白：LDL–C $>$ 3.64mmol / L 为升高，HDL–C $<$ 0.9lmmol / L 为降低。

【治疗】

（一）中医辨证论治

1. 痰浊内阻

主症：形体肥胖，胸闷憋气，心前区隐痛，头重如裹，肢麻沉重，眩晕。舌苔滑腻，脉弦滑。

治法：豁痰宽胸，通阳活血。

方药：栝蒌薤白半夏汤合失笑散加减。

处方：栝蒌 15g、薤白 10g、半夏 10g、生蒲黄 10g、五灵脂 10g、丹参 15g、生山楂 15g、泽泻 10g。

2. 肝肾阴虚

主症：头晕耳鸣，肢体麻木，口苦咽干，五心烦热，腰膝酸软，健忘不寐，盗汗。舌红少苔，脉细数。

治法：滋补肝肾，益阴养血。

方药：杞菊地黄丸合二至丸加减。

处方：枸杞子 15g、菊花 10g、泽泻 10g、牡丹皮 10g、生地黄 10g、熟地黄 10g、山茱萸 10g、首乌 10g、黄精 10g、女贞子 10g、墨旱莲 10g、生山楂 10g。

3. 脾肾阳虚

主症：头目昏眩，完谷不化，腰酸膝冷，小便不利或夜尿频繁，五更泄泻。舌淡苔白，脉细而沉。

治法：补肾健脾，温阳化浊。

方药：金匮肾气丸合理中汤加减。

处方：制附子 6g、肉桂 6g、党参 10g、干姜 8g、炙甘草 6g、淫羊藿 10g、藿香 10g、佩兰 10g、炒苍术 10g、薏苡仁 10g、茯苓 10g、木香 10g、泽泻 10g。

（二）西医治疗

1. 饮食、运动治疗：减除过多的总热量，脂肪入量＜ 30% 总热量，饱和脂肪酸占 8%~10%，每日胆固醇入量＜ 300mg，积极参加体育活动，减轻体重。

2. 药物治疗：

他汀类：主要适用于高胆固醇血症，对轻、中度高三酰甘油血症也有一定疗效。常用剂量有洛伐他汀 20~80mg / d，辛伐他汀 10~80mg / d 普伐他汀 10~40mg / d，氟伐他汀 20~40mg / d。

贝特类：主要适用于高三酰甘油血症或以高三酰甘油升高为主的混合性高脂血症。常用制剂有：氯贝丁酯 0.25g~0.5g / 次，3 次 / d，口服；苯扎贝特 0.2g / 次，3 次 / d，口服；非诺贝特 0.1g / 次，3 次 / d，口服；吉非贝特 0.6g / 次，3 次 / d，口服。

胆酸螯合树脂类：仅适用于单纯高胆固醇血症，对高三酰甘油血症无效。如考来烯胺 4~5g / 次，3 次 / d，口服；考来替泊 4~5g / 次，3 次 / d，口服。

烟酸及其衍生物：烟酸可降低 TC、TG、LDL-C，还可升高血 HDL-C 水平，开始 0.1g / 次，3 次 / d，口服。

鱼油制剂：w-3 脂肪酸：二十碳五烯酸和二十二碳六烯酸，有轻度降低三酰甘油和升高 HDL-C 作用，主要适用于轻度的高三酰甘油血症。

3. 其他：如外科治疗，血浆净化，基因治疗等。

（江婷婷　王文东　王臻　郝玉贵）

第七章　神经系统疾病

第一节　脑梗死

脑梗死，指因脑部血液循环障碍，缺血、缺氧所致的局限性脑组织的缺血性坏死或软化从而产生相应的脑功能缺损的表现。血管壁病变、血液成分病变和血流动力学改变是引起脑梗死的主要原因，占全部脑卒中的60%~80%。

脑梗死以突然昏仆、半身不遂、口舌歪斜、言语謇涩或不语、偏身麻木为主症，归属于中医学“中风”范畴。

【病因病机】

动脉粥样硬化和高血压性小动脉硬化为其最常见的原因。由于动脉粥样硬化斑块破裂或形成溃疡，血小板、血液中其他有形成分及纤维素粘附于受损动脉的粗糙内膜上，形成附壁血栓；在血压下降、血流缓慢、血流量减少、血液黏度增加和血管痉挛等情况下，血栓逐渐增大，最后导致动脉管腔的完全闭塞。糖尿病、高脂血症、高黏度血症和高血压等均可加速脑动脉粥样硬化的发展。由于动脉粥样硬化好发于大血管的分叉处及弯曲处，故脑血栓形成好发于颈总动脉、颈内动脉、基底动脉下段、椎基底动脉交界处、大脑中动脉主干、大脑后动脉及大脑前动脉等部位。非特异性动脉炎、钩端螺旋体病、动脉瘤、胶原性病、真性红细胞增多症、高凝状态和头、颈部外伤等病因，亦可引发脑梗死。脑栓塞栓子来源常为心源性、动脉源性，也可见脂肪栓等。腔隙性脑梗死是脑穿支小动脉闭塞引起的深帮脑组织较小面积的缺血性坏死，主要原因是高血压和脑动脉硬化。好发于基底节区和丘脑区，也可发生于脑干和小脑等区域，可多发。

中医学认为，本病是由于脏腑功能失调，正气虚弱，在情志过极、饮食不节、用力过度、气候骤变的诱因下，导致瘀血阻滞，痰热内生，心火亢盛，肝阳暴亢，风火相煽，气血逆乱，上冲犯脑而形成本病。病位在脑，病机归纳为风（肝风）、火（肝火、心火）、痰（风痰、湿痰、痰热）、气（气逆）、虚（阴虚、气虚、血虚）、瘀（血瘀）。病性为本虚标实，上盛下虚，本为肝肾阴虚，气血虚弱，标为风火相煽，痰湿壅盛，气逆血瘀。

【诊断】

（一）症状及体征

1. 多数在静态下急性起病，动态起病者以心源性脑梗死多见，部分病例在发病前可有 TIA 发作。

2. 病情多在几小时或几天内达到高峰，部分患者症状可进行性加重或波动。

3. 临床表现决定于梗死灶的大小和部位，主要为局灶性神经功能缺损的症状和体征，如偏瘫、偏身感觉障碍、失语、共济失调等，部分可有头痛、呕吐、昏迷等全脑症状。

（1）颈内动脉系统血栓形成

①颈内动脉：临床表现复杂多样。以颈总动脉分歧和颈动脉管外口处的血栓形成最常见。可见病灶对侧偏瘫、偏身感觉障碍和同向偏盲（三偏）症状和精神症状，以及病灶侧的视力障碍、Homer 征和视网膜动脉压力下降。颈动脉有触痛和呈条索状，搏动减弱或消失，并可闻及血管杂音。主侧病变尚可有不同程度的失语、失读、失写、失认及失用。

②大脑中动脉：最为多见。主干闭塞时可有三偏症状，主侧半球病变时还有失语。大脑中动脉表浅支的前中动脉闭塞时，可有对侧中枢性面、舌瘫，主侧半球受累时可出现运动性失语。中央动脉闭塞时可有上肢单瘫或不完全性偏瘫和轻度感觉障碍。顶后、角回或颞后动脉闭塞时可出现对侧皮层感觉丧失，病变对侧同向偏盲或同向上象限性盲，主侧半球病变时有感觉性失语和失用。豆纹动脉外侧支闭塞时可有对侧偏盲。

③大脑前动脉：由于前交通动脉提供侧支循环，近端闭塞时可无症状。周围支受累时，常侵犯额叶内侧面，瘫痪以下肢为重，可伴有下肢的皮层性感觉障碍及排尿障碍。深穿支阻塞可影响内囊前支供血，常出现对侧中枢性面、舌瘫及上肢轻瘫。双侧大脑前动脉闭塞时，可出现淡漠、欣快等精神症状和双侧脑性偏瘫。

（2）唯一基底动脉血栓形成

①小脑后下动脉（Wallenberg 综合征）：因延髓背外侧部梗死，引发眩晕、眼球震颤，病灶侧舌咽、迷走神经麻痹，小脑性共济失调及 Horner 征，病灶侧面部和对侧

躯体、肢体感觉减退或消失。

②基底动脉主干（闭锁综合征）：可导致脑桥基底部损伤为主的一种脑干血管病，患者意识清晰，除保留眼球垂直、内收运动功能外，其他头颈、眼和四肢的自主运动功能全部丧失，不能吞咽、言语和活动四肢，仅能借眼球的垂直运动来表示自己的意思，并与外界发生联系。

③基底动脉尖（基底动脉尖综合征）：可导致以中脑损害为主的一种特殊类型的脑干血管病。常伴丘脑、间脑以及枕、颞叶等处缺血性损害。呈脑卒中样发病，主要表现为意识不清、眼内外肌麻痹、偏瘫、偏盲和头颅 CT 或 MRI 检查提示有丘脑及枕、颞叶部新鲜梗死灶。眼内外肌麻痹症状为本病主要而必备的临床表现。

④大脑后动脉：表现为枕叶综合征：以偏盲和一过性视力障碍（如黑蒙）等多见，此外还可有体像障、失认及失用等。如侵及深穿支，还可伴有全身感觉障碍或感觉异常以及锥体外系等症状的丘脑综合征。

⑤基底动脉脑桥分支：可分别出现下列综合征：

脑桥旁下中综合征（Fovil 综合征）：病灶侧眼球外展不能，两眼球向病灶对侧凝视，对侧偏瘫；脑桥腹外侧综合征（Millard-Gubler 综合征）：病灶侧周围性面瘫及外直肌麻痹，病灶对侧偏瘫，或有双眼向病灶侧同向斜视不能；脑桥背盖综合征（Raymond-Cestan 综合征）：病灶侧肢体有不自主运动及小脑体征，对侧肢体轻瘫及感觉障碍，眼球向病灶侧凝视不能。

（二）辅助检查

1. 头颅 CT：发病当天，特别是 6h 以内脑 CT 检查多正常；24~48h 后，可逐渐显示出梗死区低密度病灶，边界不清；在 72h 后绝大多数能显示出大脑半球的梗死灶，其表现为低密度影；梗死面积大者可伴明显占位效应，如同侧侧脑室受压和中线向对侧移位。此种改变一般持续 1~2 周。在第 2~3 周时，由于梗死的脑组织出现渗血现象，而出现病灶为等密度；在第 7 周后，较大的梗死灶显示永久性的低密度影，边界清楚，无占位效应及增强现象。CT 扫描对脑梗死的检出率为 70%，30% 的阴性是因为病灶过小，病灶位于小脑或脑干，或发病后 24h 内病灶尚未显示出来之故。

2. 磁共振（MRI）：在发病 12h 左右，MRI 即可显示出病灶区的中长 T_1 和 T_2 高信号；24h 后可清楚地显示病灶及周围水肿区的长 T_1 和 T_2 信号。标准的 MRI 序列（T_1、T_2 和质子相）对发病几个小时内的脑梗死不敏感，弥散加权成像（DWI）可以早期显示缺血组织的大小、部位，甚至在皮层下、脑干和小脑的小梗死灶。早期梗死的诊断敏感性达到88%~100%，特异性达到95%~100%。灌注加权成像（PWI）是静脉注射顺磁性造影剂后显示脑组织相对血流动力学改变的成像。灌注加权改变的区域较弥散加权改变范围大，目前认为弥散—灌注不匹配区域为缺血性半暗带。

3. 经颅多普勒超声（TCD）：优点是无创，检查费用低，可以到床边检查，对判断颅内外血管狭窄或闭塞、血管痉挛、侧支循环建立程度有帮助；也应用于溶栓治疗监测，对预后判断有参考意义。

4. 数字减影造影：对于脑梗死的诊断没有必要常规进行血管造影数字减影（DSA）检查。在开展血管内治疗、动脉内溶栓、判断治疗效果等方面DSA很有帮助，但仍有一定的风险。

5. 单光子发射计算机断层扫描（SPECT）：是一种微创检测相对脑血流量的方法，有助于区分可逆缺血的组织，预测预后和监测治疗反应。但影响因素较多，有时同位素稀疏区不一定是责任病灶。

【治疗】

（一）中医辨证论治

1. 风火上扰证

主症：半身不遂，口舌歪斜，舌强言謇或不语，眩晕头痛，面红耳赤，口苦咽干，心烦易怒，尿赤便干。舌质红绛，舌苔黄腻而干，脉弦数。

治法：平肝泻火通络。

方药：天麻钩藤饮加减。

处方：天麻12g、钩藤24g、生石决明20g、川牛膝15g、黄芩12g、山栀10g、夏枯草20g。

2. 风痰阻络证

主症：半身不遂，口舌歪斜，言语謇涩或不语，感觉减退或消失，头晕目眩，痰多而黏。舌质暗淡，舌苔薄白或白腻，脉弦滑。

治法：化痰息风通络。

方药：化痰通络汤加减。

处方：半夏10g、茯苓30g、白术12g、胆南星6g、天竺黄6g、天麻12g、香附10g、丹参15g、大黄10g。

3. 痰热腑实证

主症：半身不遂，口舌歪斜，言语謇涩或不语，感觉减退或消失，腹胀便干便秘，头痛目眩，咳痰或痰多。舌质暗红，苔黄腻，脉弦滑或偏瘫侧弦滑而大。

治法：化痰通腑。

方药：星蒌承气汤加减。

处方：瓜蒌 30g、胆南星 6g、大黄 10g、芒硝 10g、天竺黄 6g、山栀 10g、川牛膝 15g。

4. 气虚血瘀证

主症：半身不遂，口舌歪斜，言语謇涩或不语，感觉减退或消失，面色苍白，气短乏力，自汗出，心悸便溏，手足肿胀。舌质暗淡。舌苔白腻，有齿痕，脉沉细。

治法：益气活血，扶正祛邪。

方药：补阳还五汤加减。

处方：当归 10g、赤芍 10g、川芎 6g、红花 6g、桃仁 10g、地龙 10g、黄芪 30g。

5. 阴虚风动证

主症：半身不遂，口舌歪斜，言语謇涩或不语，感觉减退或消失，眩晕耳鸣，手足心热，咽干口燥。舌质红而体瘦，少苔或无苔，脉弦细数。

治法：滋养肝、肾，潜阳息风。

方药：镇肝息风汤加减。

处方：龙骨 30g、牡蛎 15g、代赭石 10g、龟甲 20g、白芍 10g、玄参 15g、天冬 12g、牛膝 15g、川楝子 8g。

6. 痰热内闭清窍证

主症：起病急骤，神志昏蒙，鼻鼾痰鸣，半身不遂，肢体强痉拘急，项强身热，气粗口臭，躁扰不宁，甚则手足厥冷，频繁抽搐，偶见呕血。舌质红绛、舌苔褐黄干腻，脉弦滑数。

治法：清热化痰，醒神开窍。

方药：羚羊角汤配合灌服安宫牛黄丸。

处方：羚羊角粉（冲服）0.6g、珍珠母（先煎）30g、竹茹 6g、天竺黄 6g、石菖蒲 10g、远志 10g、夏枯草 10g、牡丹皮 10g。

7. 痰湿蒙塞心神证

主症：半身不遂，口舌歪斜，言语謇涩或不语，感觉减退或消失，神志昏蒙，痰鸣漉漉，面白唇暗，静卧不烦，二便自遗，周身湿冷。舌质紫暗，苔白腻，脉沉滑缓。

治法：温阳化痰，醒神开窍。

方药：涤痰汤配合灌服苏合香丸。

处方：制半夏 10g、茯苓 10g、枳实 10g、陈皮 l0g、胆南星 6g、石菖蒲 10g、远志 l0g、竹茹 5g、丹参 20g。

8. 元气败脱证

主症：昏愦不知，目合口开，四肢松懈瘫软，肢冷汗多，二便自遗。舌痿，舌质紫暗，苔白腻，脉微欲绝。

治法：益气回阳固脱。

方药：参附汤。

处方：人参 15g、附子 10g。

9. 肾虚痰阻，清窍不利证

主症：中风日久，反应迟钝，或痴呆，舌强不能言，足废不能用，口干不欲饮，或二便失禁。舌苔浮腻，脉沉迟细弱。

方药：地黄饮子。

处方：熟地黄 18g、巴戟天 10g、山茱萸 12g、石斛 10g、肉苁蓉 12g、熟附片 6g、五味子 6g、肉桂 4g、云苓 12g、麦冬 10g、石菖蒲 10g、远志 6g、薄荷 6g、生姜 3 片、大枣 5 枚。

上述各证痰热盛者可加清开灵注射液或醒脑静注射液 20~40mL 稀释于 5% 葡萄糖注射液或 0.9% 生理盐水 250~500mL 中静脉滴注，1 次 / d；气阴两虚明显者，可选用生脉注射液或参麦注射液 20~40mL 加入 5% 葡萄糖注射液或 0.9% 生理盐水 250~500mL 中静脉滴注，1 次 / d。可常规服用活血化瘀中药注射剂如血栓通、疏血通、丹参注射液等。

（二）西医治疗

脑梗死的治疗不能一概而论，应根据不同的病因、发病机制、临床类型、发病时间来选择针对性强的治疗方案，实施以分型、分期为核心的个体化治疗。在一般内科支持治疗的基础上，可酌情选用改善脑循环、脑保护、抗脑水肿降颅压等措施。通常按病程可分为急性期（1 个月）、恢复期（2~6 个月）和后遗症期（6 个月以后）。重点是急性期的分型治疗：腔隙性脑梗死不宜脱水，主要是改善循环；大、中梗死还应积极抗脑水肿降颅压，防止脑疝形成。在3~6h的时间窗内有适应证者可溶栓治疗。

1. 一般治疗

（1）基础治疗：卧床休息，加强皮肤、口腔、呼吸道及排便的护理，防止各种并发症，注意保持呼吸道通畅和供氧，必要时进行气管插管或气管切开，并予以辅助呼吸。保持血容量的稳定、水电解质的平稳，和维持心－肾功能。起病24~48h后仍不能自行进食者，应鼻饲以保证摄入量和营养。

（2）调整血压：由于应激、膀胱胀满、头痛、脑缺氧生理性反应或颅压增高等原因，常可导致短暂的血压升高，这有利于改善缺血区的灌注量，故临床上应慎用降压药，除非合并其他内科疾患，如心肌梗死、心衰、主动脉夹层等。脑卒中的急性期，维持血压在基础血压以上20%左右比较合适。在发病的第一个24h，维持血压在较高的水平尤为重要；如收缩压在185~210mmHg或舒张压在115~120mmHg，也可不必急于降血压治疗，但应严密观察血压变化；如果血压＞220/120mmHg，则应给予缓慢降血压治疗，并严密观察血压变化，尤其防止血压降得过低。需紧急降压治疗的适应症是收缩压＞220mmHg、舒张压＞120mmHg或平均动脉压＞130mmHg。降压药物选择：以使用ACE和α受体阻断剂为主，尽量避免使用短效降压药物，如硝苯地平等；静脉使用降压药物应慎重，可选用硫酸镁、乌拉地尔、拉贝洛尔等药物，当舒张压＞140mmHg时，可以慎重静点硝酸甘油，建议使用输液泵或微量泵，尽量不使用硝普钠。如果收缩压＜90mmHg，应给予升压药。

（3）控制血糖：除非知道患者的血糖水平，否则不能给予含糖溶液，尤其发病前24小时；当血糖达到200mg/dl或更高时，应积极使用胰岛素。低血糖对症处理。

（4）缓解脑水肿，降低颅内压：不主张积极的脱水治疗，避免长时间的脱水治疗；对于急性大面积脑梗死、脑水肿明显者，应以脱水减轻脑水肿、降低颅内压为主要治疗，可用20%甘露醇、呋塞米、甘油果糖注射液等。应用甘露醇注射液时应注意心、肾功能，为防止发生心、肾功能不全或已有心、肾功能损伤者，可用呋塞米或甘油果糖注射液，根据病情也可呋塞米与20%甘露醇注射交替使用。

2. 专科治疗

（1）溶栓治疗：梗死组织周边存在半暗带是现代治疗缺血性脑卒中的基础。即使是脑梗死早期，病变的中心部位坏死已经是不可逆的，但是及时恢复血流和改善组织代谢就可以抢救梗死周围仅有功能改变的组织，避免组织形成坏死。大多数脑梗死是血栓栓塞引起颅内动脉闭塞，因此，血管再通复流是最合理的治疗，溶栓是公认的最有效治疗。溶栓药物及方案如下：

溶栓治疗的指征：

①确诊的缺血性脑卒中，神经系统缺失体征持续存在（超过 lh）且比较严重（NIHSS7–22）。

②开始治疗应该在症状出现 3～6h 之内。

③体检没有发现活动出血或者外伤（如骨折）的证据。

④既往 3 个月内没有头颅外伤、脑卒中、心肌梗死，3 周内无胃肠或泌尿系统出血，2 周内没有大的外科手术，1 周内在无法压迫的部位没有动脉穿刺。

⑤血压不能太高（收缩压小于 185mmHg，舒张压小于 110mmHg）。

⑥没有口服抗凝，或者抗凝者应该 INR ≤ 1.5；48h 内接受过肝素治疗者必须在正常范围内；血小板计数≥ 100000 / mm^3。

⑦血糖浓度≥ 50mg / dl（2.7mmo1 / L）。

⑧没有抽搐后遗留神经系统功能障碍。

⑨ CT 成像没有明显梗死征象。

⑩患者或家属能够理解溶栓治疗的好处和风险，需有患者家属或患者代表签署知情同意书。

静脉溶栓：

重组组织纤溶酶原激活物（rt–PA）溶栓治疗方案：

①静脉滴注剂量为 0.9mg / kg（最大剂量为 90mg），总量 10% 推注，1min 以上推完，余量 60min 点滴完。

②患者收到加强病房或者脑卒中单元监测。

③静脉点滴 rt–PA 过程中每 15min 进行一次神经功能评分，6h 内每 30min 检查 1 次，此后每小时检查 1 次，直至 24h。

④要是患者出现严重的头痛、急性血压增高、恶心呕吐，应该立即停止输入 nt–PA，急诊复查头颅 CT。

⑤前 2h 内应该每 15min 测血压，6h 内每 30min 测血压，此后每小时测血压，直至 24h。

⑥要是曾经有收缩压≥ 185mmHg 或者舒张压≥ 105mmHg，检查血压应该更密切。使用降压药物以维持血压在这个范围内，或者低于这个范围。

⑦如收缩压在 180～230mmHg，1～2min 内静脉推注 10mg 拉贝洛尔，必要时每 l0～20min 可以重复使用 1 次，最大总剂量为 300mg。另一种方法为开始剂量静脉推注，此后连续静脉滴注或泵入，剂量为 2～8mg / min。如果血压仍然不能控制，可以选择硝普钠点滴。

⑧舒张压大于 140mmHg，开始使用硝普钠，每分钟 0.5mg / kg。

⑨不要太早放置鼻留管、导尿管或者动脉插管。

（2）抗血小板治疗：不能进行溶栓治疗者，在排除脑出血性疾患的前提下，应尽快给予阿司匹林 100mg 口服，1 次 / d，发病后即可使用，无时间限制；静脉溶栓 24h 后加用阿司匹林；有阿司匹林过敏、胃十二指肠溃疡等阿司匹林禁忌证者，或者阿司匹林无效者，可以使用氯比格雷 75mg，1 次 / d，口服。

（3）降纤治疗：降纤治疗应在发病早期应用，最迟于发病 l 周内应用；通常使用东菱迪芙，亦可选用降纤酶，使用方法为首次使用 10Bu，之后隔日予 5Bu，使用 2～3 次，均加入 250mL 生理盐水中静脉滴注，1 次 / d；对于病情严重者，可首次与第二次给药连续进行，取消隔日，之后再隔日静脉滴注。

（4）神经保护剂：目前尚没有充足的证据证明神经保护剂有效；近期日本卒中指南推荐必存（依达拉奉）作为神经保护药物有效。国内北大人民医院神经内科观察溶栓后使用依达拉奉进行脑保护，也得出了依达拉奉具有一定保护作用的结果。

常规用法：急性期越早使用获益越大，原则上不迟于发病 1 周。0.9% 生理盐水 250mL+ 必存 30mg / 静脉滴注 Bid，10～14d 为 1 个疗程。

（5）抗凝治疗：不推荐缺血性脑卒中后全部采用肝素类药物治疗；对于心源性脑梗死、进展性脑卒中患者可使用低分子量肝素治疗，使用低分子量肝素 0.4～0.6mL 皮下注射，2 次 / d；有非瓣膜性心房颤动、年龄 70 岁以上的患者，急性期可以使用低分子量肝素，用法同前。

抗凝治疗的禁忌证（相对禁忌证）：大面积脑梗死、脑部肿瘤、脑动脉瘤、大于 6cm 的腹主动脉瘤、血小板减少症、近期手术创伤、脑出血或严重的胃肠道出血、脂肪栓塞等。

（三）并发症治疗

1. 体温：控制体温在正常水平，对于38℃以下的患者使用物理降温，对于体温高于38.5℃的患者可给予退热药物，如柴胡注射液等，酌情使用阿尼利定、吲哚美辛栓等类药物。持续发热患者可使用冰帽降温治疗。

2. 补液：注意维持水、电解质和酸碱平衡，控制液体摄入量，维持300~500mL液体负平衡，保持轻度脱水状态。避免使用含糖溶液，禁忌使用高糖溶液，必要时加用胰岛素；注意补充电解质，维生素等。注意抗利尿激素分泌不足导致的低钠血症，此时可限制液体摄入或给予高钠液体。

3. 抗酸：危重患者、大面积脑梗死、丘脑梗死的患者应注意防治应激性溃疡引起的上消化道出血，可使用抗酸药物，一般使用H_2受体拮抗剂，如西咪替丁、雷尼替丁等，病情严重，有明显上消化道出血的患者应使用质子泵阻断剂，如奥美拉唑等。

4. 抗感染：已经出现明显感染的患者必须积极抗感染治疗，根据情况适当使用抗生素。危重患者、高龄患者可联合使用抗生素，同时应注意真菌等造成的二重感染及肠道菌群失调的问题，及时发现、及早处置；高龄卧床患者、危重患者，应注意可能出现的感染问题，虽然目前不主张预防治疗而使用抗生素，当有感染的倾向时，如发热、血象升高等，建议使用抗生素。

（四）针灸及康复锻炼

1. 针灸治疗：可以在中风的各个阶段应用，起到调和气血、通经活络的作用。针对偏瘫痉挛患者上肢以屈肌联带运动为主、下肢以伸肌联带运动为主的特点，针灸治疗应注意避免对上肢屈肌和下肢伸肌进行强刺激（如上肢取阳经穴，下肢取阴经穴）。拮抗肌取穴法可以避免针刺优势肌群，引起痉挛模式的强化。上肢屈肌痉挛则取患侧的天井、清冷渊、臑会、中渎、三阳络、外关、支沟；下肢伸肌痉挛则取患侧的殷门、委中、委阳、合阳、承山、承筋。

临床常用穴位如下：

主穴——百会、曲地、足三里、阴陵泉。

辅穴——极泉、委中、尺泽、肩偶、地机。

配穴——吞咽障碍加风池、完骨、天柱；手指握固加合谷；语言不利加上廉泉、金津、玉液；足内翻加丘墟、照海。

方法：针刺1次/d。

2. 康复锻炼：中风病发病后，在神志清楚，没有严重精神、行为异常，生命体征平稳，没有严重的并发症、并发症时即可开始康复方法的介入，但需注意康复方法的选择。脑卒中急性期患者，以良肢位保持及定时体位变换为主。良肢位是从治疗角度出发而设计的一种临时性体位，对抑制痉挛模式、预防肩关节半脱位、早期诱发分离运动能起到良好的作用。

3. 针对偏瘫恢复的中药治疗：多选择养血柔肝、舒筋缓急的药物。在传统经络理论的基础上，结合现代康复学理论进行针灸治疗可以缓解痉挛。中药煎汤熏洗，直接作用于患侧肢体，有舒筋活络、缓解疼痛、减轻肿胀等多种作用，对缓解痉挛同样有很好的效果。主要组成为：川草乌各 10g、当归 15g、川芎 15g、透骨草 30g、红花 15g、桑枝 15g，煎汤熏洗患肢，2 次 / d。

第二节　脑出血

脑出血（intracerebral hemorrhage，ICH）是指非外伤性原发性脑实质内出血。脑出血病因多种多样，常见的病因有高血压，脑血管畸形、脑淀粉样血管病、溶栓或抗凝后、脑卒中和脑梗死后出血等，其中高血压性脑出血为最常见的原因。高血压性脑出血是在血管病变基础上，血压升高使动脉破裂所致，在我国占急性脑血管病的 30% 左右。急性期病死率约为 30%~40%，是急性脑血管病中最高的。在脑出血中，大脑半球出血约占 80%，脑干和小脑出血约占 20%。脑出血预后与出血部位、出血量、病因、全身状态有关，脑干、丘脑、大量脑室出血预后差。重症脑出血多在发病数小时至数天内因脑疝死亡，部分患者可生活自理或恢复工作。

本病可参照中医学“中风”“脱证”“神昏”等辨证治疗。

【病因病机】

高血压和动脉硬化为脑出血的最常见病因，也可因脑血管畸形、脑动脉瘤、血液病、抗凝或溶栓治疗、脑血管淀粉样变性、脑底异常血管网症，以及中枢神经系统感染、动脉炎等其他原因所致。

目前认为其发病可能与下列机制有关：

1. 高血压引起脑部小动脉壁上的微动脉瘤形成，当血压骤升导致微动脉瘤破裂而出血。

2. 高血压引起脑小动脉痉挛，导致其远端脑组织缺氧、坏死、点状出血和脑水肿，继而大片出血。

3. 高血压可引起小动脉壁玻璃样变、纤维素样坏死或透明性变而变薄形成小动脉瘤或夹层动脉瘤，当血压骤升时破裂而出血。

4. 由于脑内动脉壁破裂，中层肌细胞及外膜结缔组织均少，且无外膜力层，故在长期高血压作用下易于出血，这种结构特点也是脑出血明显多于其他内脏出血的原因。

5. 大脑中动脉与其发出的深穿支（如豆纹动脉）呈直角，此种解剖结构在用力、激动等外加因素下可使血压骤升，或因压力的变化促使该分支动脉破裂而出血。

中医学认为，脑出血属中医“中风”的范畴，病位在于脑，气血逆乱于脑是中心病理环节。出血性中风病是在气血内虚或肝肾阴虚的基础上，遇有劳倦内伤、忧思恼怒、嗜食厚味、烟酒、气候骤变等诱因，导致引起肌体脏腑阴阳失调，形成风、火、痰、瘀等病理产物，气血逆乱、直冲犯脑，血溢脉外，聚为瘀肿，化水、生痰，毒自内生，毒害脑髓，元神受伤，神机受损而发病。出血性中风病急性期以气血痰火，随风上犯，致络破血溢，瘀阻于脉外为特征，甚则元神被遏，谵妄昏聩，此乃阴阳互不维系、神明散乱、元气外脱，阴阳离决之危候。慢性期则肝阳渐平，肝风势减，上逆之气血痰浊渐趋平复，痰浊、瘀血留阻经络，病理表现为虚实夹杂，以虚、瘀为其主要特征。许多学者根据微观辨证提出，瘀血阻滞是急性出血性中风最基本的病机，是治疗关键所在。作者认为，气血内虚或肝。肾阴虚是疾病的内因，痰、火、风、虚为出血性中风的急性期病因所在，而瘀血贯穿疾病始终，为中医治疗的关键所在。

【诊断】

（一）症状

突发性偏瘫、偏身感觉障碍、失语等局灶性神经功能缺损症状，常伴有头痛、呕吐、意识水平下降，重症者起病即表现为意识障碍。

（二）体征

可有偏瘫、偏身感觉障碍、偏盲、失语、空间构象障碍、精神症状、凝视麻痹、共济失调、眼震、复视、眼睑下垂、痫性发作、四肢瘫、去大脑强直、意识障碍和脑膜刺激征等。

（三）辅助检查

1. 血液检查：可有白细胞增高，血糖升高等。

2. 影像学检查：

（1）头颅CT扫描：诊断脑出血安全有效的首选方法，可准确、清楚地显示脑出血的部位、出血量、占位效应、是否破入脑室或蛛网膜下隙及周围脑组织受压的情况。头颅CT扫描示血肿灶为高密度影，边界清楚，CT值为75~80Hu，在血肿被吸收后显示为低密度影。

（2）头颅MRI检查：脑出血后的不同时期血肿的MRI表现各异。对急性期脑出血的诊断CT优于MRI，但MRI检查能更准确地显示血肿演变过程，对某些脑出血患者的病因探讨会有所帮助，如能较好地鉴别脑卒中，发现AVM及动脉瘤等。

（3）脑血管造影（DSA）：中青年非高血压性脑出血或CT和MRI检查怀疑有血管异常时，应进行脑血管造影检查。脑血管造影可清楚地显示异常血管及显示出造影剂外漏的破裂血管和部位，可检出脑动脉瘤，脑动静脉畸形、Moyamoya病和血管炎等。

（4）腰穿检查：在没有条件或不能进行CT扫描者，可进行腰穿检查协助诊断脑出血。对大量的脑出血、小脑出血或脑疝早期，腰穿应慎重，以免诱发脑疝。

（四）诊断标准

采用1996年中华神经科学会/中华神经外科学会的《各类脑血管疾病诊断要点》：

好发部位为壳核、丘脑、尾状核头部、中脑、桥脑、小脑、皮质下白质即脑叶、脑室及其他。主要是高血压性脑出血，也包括其他病因的非外伤性脑内出血。高血压性脑出血的诊断要点如下：

1. 常于体力活动或情绪激动时发病。

2. 发作时常有反复呕吐、头痛和血压升高。

3. 病情进展迅速，常出现意识障碍、偏瘫和其他神经系统局灶症状。

4. 多有高血压病史。

5. 腰穿脑脊液多含血和压力增高（其中20%左右可不含血）。

6. 脑超声检查多有中线波移位。

7. 鉴别诊断有困难时若有条件可做CT检查。

【治疗】

（一）中医辨证论治

脑出血基本病机是脏腑功能失调，阴阳失衡，气血逆乱，上犯于脑，络破血溢于脑脉之外，重症者可闭塞清窍，蒙蔽神明。病位在脑，与心、肾、肝、脾密切相关。病性是本虚标实，上盛下虚。在本为肝肾阴虚，气血亏虚；在标为风火相煽，痰湿壅盛，气血逆乱，络破血溢出。

脑出血急性期常以“风证”“火证”为主要证候要素，治疗宜平肝息风、清化痰热、化痰通腑为法，病程进展出现“阴虚证”以育阴息风为法治疗；重症者表现为神志障碍，以祛邪开窍醒神与扶正固本兼用，病情发展到“元气败脱证”时，则当以益气回阳固脱为要；脑出血恢复期以扶正为主，兼以祛邪为辅；后遗症期以“气虚血瘀证”为多，以益气活血为基本方法，可兼以补益肝肾，温补肾阳等。

1. 肝阳暴亢，风火上扰证

主症：半身不遂，口舌歪斜，言语蹇涩或不语，全身麻木，感觉减退或消失，眩晕头痛，面红目赤，口苦咽干，心烦易怒，尿赤便干。舌质红或红绛，舌苔薄黄，脉弦有力。

治法：平肝潜阳，息风清热。

方药：天麻钩藤饮加减。

处方：天麻 9g、钩藤（后下）12g、石决明（先煎）18g、川牛膝 12g、杜仲 9g、桑寄生 9g、黄芩 9g、山栀 9g、益母草 9g、夜交藤 9g、朱茯神 9g。

重症者可以出现风火上扰清窍而神志昏蒙，以羚角钩藤汤配合服用安宫牛黄丸。

加减：羚角粉 0.6g、桑叶 6g、川贝 12g、生地黄 15g、钩藤（后下）9g、菊花 9g、茯神 9g、白芍 9g、生甘草 2.4g、竹茹（先煎）15g 等。

清开灵注射液：一日 20~40mL，以 5% 葡萄糖注射液或 9% 生理盐水溶液 250~500mL 稀释后使用，静脉滴注，1 次 / d。

2. 痰热腑实，风痰上扰证

主症：半身不遂，口舌歪斜，言语蹇涩或不语，全身麻木，感觉减退或消失，腹胀，便干便秘，头晕目眩，咳痰或痰多。舌质暗红或暗淡，苔黄或黄腻，脉弦滑或偏瘫侧脉弦滑而大。

治法：化痰通腑。

方药：星蒌承气汤加减。

处方：全瓜蒌 30g、胆南星 6g、生大黄（后下）10g、芒硝（冲服）10g、丹参 30g 等。

加减：痰热甚者加天竺黄10g、竹沥（冲服）10g、川贝母10g，以清化痰热；热象明显者，加山栀10g、黄芩10g，以清热除烦；年老体弱津亏者，见口干口渴加生地黄15g、麦冬15g、玄参10g，以养阴生津。

3. 阴虚风动证

主症：半身不遂，口舌歪斜，言语蹇涩或不语，全身麻木，感觉减退或消失，烦躁失眠，眩晕耳鸣，手足心热，咽干口燥。舌质红绛或暗红，或舌质红瘦，少苔或无苔，脉弦细或弦细数。

治法：滋养肝肾，潜阳息风。育阴息风，活血通络。

方药：镇肝息风汤加减或育阴息风汤加减。

处方：怀牛膝30g、生赭石（先煎）30g、生龙骨（先煎）15g、生牡蛎（先煎）15g、生龟甲（先煎）15g、生杭芍15g、玄参15g、天冬15g、川楝子6g、生麦芽6g、茵陈6g、甘草4.5g等。

以阴虚血瘀明显者，以育阴息风汤加减。

处方：生地黄20g、山茱萸10g、钩藤（后下）30g、天麻10g、丹参30g、白芍15g等。

4. 痰热内闭证（阳闭证）

主症：神昏或昏聩，半身不遂，鼻鼾痰鸣，项强身热，气粗口臭，躁扰不宁，甚则手足厥冷，频繁抽搐，偶见呕血。舌质红绛，舌苔黄腻或干腻，脉弦滑数。

治法：清热化痰，醒神开窍。

方药：羚羊角汤配合灌服或鼻饲安宫牛黄丸或清心宣窍汤加减。

羚羊角汤

处方：羚羊角粉（冲服）0.6g、龟甲（先煎）20g、生地黄12g、牡丹皮10g、白芍12g、柴胡10g、薄荷6g、蝉蜕6g、菊花10g、夏枯草6g、生石决明（先煎）20g、大枣6g。

清心宣窍汤

处方：黄连10g、山栀10g、丹参15g、天麻10g、钩藤（后下）20g、石菖蒲10g、粉丹皮10g。

中成药：

安宫牛黄丸：一次1~2丸，每6~8h灌服或鼻饲1次。琥珀猴枣散：一次0.36g，口服；清开灵注射液：20~40mL / d，以 5% 葡萄糖注射液或生理盐水注射液 250~500mL 稀释后使用，静脉滴注 1 次 / d；醒脑静注射液：10~20mL 加入 5% 葡萄糖注射液或生理盐水 500mL 中，静脉滴注，1 次 / d。

5. 元气败脱，神明散乱证（脱证）

主症：神昏或昏聩，肢体瘫软，目瞪口张，呼吸微弱，手撒肢冷，汗多，重则周身湿冷，小便失禁。舌痿不伸，舌质紫暗，苔白腻，脉沉缓、沉微。

治法：益气回阳固脱。

方药：参附汤加减或合生脉散加减。

处方：人参 9g、制附子炮去皮 6~10g。

加减：汗出不止者加山茱萸 10g、黄芪 30g、龙骨（先煎）30g、牡蛎（先煎）30g 以敛汗固脱。

参附注射液：一次 20~100mL，用 5%~10% 葡萄糖注射液 250~500mL 稀释后使用，静脉滴注。

6. 气虚血瘀证

主症：半身不遂，口舌歪斜，言语蹇涩或不语，偏身麻木，感觉减退或消失，面色苍白，气短乏力，口角流涎，自汗出，心悸便溏，手足肿胀。舌质暗淡，舌苔薄白或白腻或有齿痕，脉沉细、细缓或细弦。多见于恢复期。

治法：益气活血。

方药：补阳还五汤加减。

处方：生黄芪 120g、当归尾 6g、赤芍 6g、地龙 3g、川芎 3g、红花 3g、桃仁 3g。

其他可参考“脑梗死”中医辨证部分。

（二）西医治疗

脑出血应该根据出血部位及出血量决定治疗方案，具有手术指征的需要及时手术，根据具体情况可以采用微创穿刺血肿清除术、小骨窗开颅血肿清除术、去骨片减压血肿清除术或脑室穿刺引流加腰穿放液治疗等；轻型患者或无法行手术的患者可以按照内科保守治疗，内科治疗中根据病程、病情的变化可以采用中西医结合治疗。

1. 一般治疗：脑出血急性期宜卧床休息 2~4 周，过度烦躁不安的患者可适量用镇静药，便秘者可选用缓泻剂。昏迷患者应保持呼吸道通畅，吸氧，留置鼻饲，预防呼吸道感染和尿路感染的发生，根据情况可酌情用抗生素预防感染。脑出血患者应密切注意患者的意识、瞳孔大小、血压、呼吸等改变，必要时应对昏迷患者进行监护。

2. 调控血压：脑出血患者在降颅内压基础上，根据血压情况及患者具体情况再决定是否进行降血压治疗。血压≥ 200 / 110mmHg 时，在降颅压的同时可慎重平稳降血压治疗，使血压维持在略高于发病前水平或 180 / 105mmHg 左右；收缩压在 170～200mmHg 或舒张压 100～110mmHg，暂时尚可不必使用降压药，先脱水降颅压，并严密观察血压情况，必要时再用降压药。血压降低幅度不宜过大，否则可能造成脑低灌注。收缩压＜ 165mmHg 或舒张压＜ 95mmHg，不需降血压治疗。血压过低者应升压治疗，以保持脑灌注压。

3. 降低颅内压：脑出血的降颅压治疗首先以高渗脱水药为主，如甘露醇或甘油果糖、甘油氯化钠等，注意尿量、血钾及心肾功能。可酌情选用呋塞米（呋塞米）、白蛋白。

4. 手术治疗：手术目的主要是尽快清除血肿、降低颅内压、挽救生命，其次是尽可能早期减少血肿对周围脑组织的压迫，降低致残率。

主要采用的方法有以下几种：去骨瓣减压术、小骨窗开颅血肿清除术、钻孔穿刺血肿碎吸术、内镜血肿清除术、微创血肿清除术和脑室穿刺引流术等。

（三）其他做法

1. 针灸

（1）中经络：中经络患者取穴以手足阳明经穴为主，辅以太阳、少阳经穴。中脏腑患者属于元气败脱证选用任脉穴为主，用大艾灸；属于痰湿蒙塞心神证取督脉、十二井穴为主。

临床常用穴位：

主穴——内关、水沟、三阴交。

辅穴——极泉、委中、尺泽。

配穴——吞咽障碍加风池、完骨、天柱；手指握固加合谷；语言不利加上廉泉、金津、玉液；足内翻加丘墟、照海。

方法：针刺 1 次 / d。

（2）中脏腑：属于痰热内闭证取督脉和十二井穴为主，常用水沟、十二井、太冲、丰隆、劳宫。属于元气败脱证选用任脉穴为主，用大艾灸，选用关元、神阙。

2. 其他

（1）中药熏洗：复方通络液：红花 20g、川草乌各 10g、当归 10g、川芎 10g、桑枝 30g。

用法：以上药物煎汤取 1000～2000mL，煎煮后趁热以其熏蒸、洗、敷病侧肢体。

（2）康复：脑出血康复应该是病情平稳后进行，包括传统推拿；PT、OT 训练等。

第三节　蛛网膜下隙出血

蛛网膜下隙出血（subarachnoid hemorrhage，SAH）是各种原因的颅内出血，导致血液流入蛛网膜下隙的统称。临床上可分自发性与外伤性两类，自发性又分为原发性与继发性两种。由各种原因引起软脑膜血管破裂血液流入蛛网膜下隙者称为原发性蛛网膜下隙出血；因脑实质内出血血液流入蛛网膜下隙者称继发性蛛网膜下隙出血。临床上一般指的都是原发性，约占急性脑血管病的 15%。每年发病率为 10.6 / 10 万，仅次于脑梗死及脑出血，处于急性脑血管病第三位。

本病可参照中医学“偏头痛”“中风”等病症进行治疗。

【病因病机】

以先天性动脉瘤为最常见（约占比 50%），其次为动静脉畸形（约占比 15%）和脑动脉硬化性梭性（粟状）动脉瘤（约占比 13%），还可由脑瘤、颅底异常血管网、血液病、脑动脉炎、结缔组织病、脑膜脑炎、抗凝和溶栓治疗、妊娠、颅内静脉血栓和脑梗死等引起（约占比 10%～12%），原因不明者占比 10%。

1. 动脉瘤：在先天性及病理性血管管壁的变薄、内弹力层和肌层纤维的中断、血管发育不全或变性的基础上，尤其是血管分叉处在血流的不断冲击下可逐渐扩张和形成囊状或带蒂囊状的动脉瘤，在血管壁的极薄处可发生血液渗漏，当压力突然增高时可破裂出血。

2. 动静脉畸形：由于血管壁发育不全，厚薄不一，动脉压力大，而静脉压力低，当大量血流冲击时易破裂出血。

3. 脑底动脉粥样硬化：因脑动脉壁中的纤维组织代替了肌层，内弹力层变性断裂和胆固醇沉积于内膜上，经血液冲击后逐渐扩张形成梭形动脉瘤，在血压突然增高时亦可破裂出血。

出血后，血流进入蛛网膜下隙刺激脑膜引起脑膜刺激征。颅腔内容物增加压迫脑组织导致脑水肿和颅内高压。反复再出血更加重这一病理过程。继发性脑血管痉挛可引起脑缺血，严重者可导致脑梗死。血液可堵塞脑脊液循环通道，促使脑脊液的吸收和回流受阻，导致急性交通性脑积水或非交通性脑积水和颅内压的急性升高，进一步减少脑血流量和加重脑水肿，甚至导致脑疝形成。这种情况多在发病后24~48h内发生。

【诊断】

（一）症状

剧烈头痛是蛛网膜下隙出血最突出的症状，通常表现为突然发生的劈裂样剧烈头痛，伴有颈项强直，头痛的部位比较广泛，分布于前额、后枕或整个头部，并可延及颈、肩、背、腰及两腿等部位。头痛可持续数日或者数周不变，2周后缓慢减轻，头痛再发常提示再出血可能。

发病多有激动、用力或排便等诱因。出血常引起血压急骤上升。短暂意识丧失很常见，后交通动脉瘤压迫动眼神经可产生桡神经麻痹，颈内动脉海绵窦段动脉瘤易损伤Ⅲ、Ⅳ、Ⅴ及Ⅵ颅神经；大脑前动脉瘤常出现精神症状；大脑中动脉动脉瘤可出现偏瘫、偏身感觉障碍和痫性发作；唯一基底动脉瘤出现颅神经瘫痪；动静脉畸形患者常见癫痫发作。急性期偶见欣快、谵妄和幻觉等精神症状，2~3周可自行消失。

60岁以上老年患者临床症状常不典型，起病缓慢，头痛等症状不明显，意识障碍及脑实质损害症状较严重，或以精神症状起病，应引起注意。

（二）体征

脑膜刺激征，即颈强直、Kemig征、Bmdzinski征，是蛛网膜下隙出血最典型的体征，但并非所有患者均出现，有时候背部较低位置的疼痛比头痛更为突出；大约25%的患者可出现视网膜前或玻璃体膜前出血，出血多呈片状而且边界光滑，发病lh内即出现，是急性颅内压增高和眼静脉回流受阻所致，对诊断有一定提示意义。

（三）辅助检查

1. CT检查：头颅CT是诊断蛛网膜下隙出血最首要的检查方法。CT成像最常见的表现是基底池弥散性出血，较严重的出血血液可扩散至外侧裂、大脑内侧的沟裂、脑室系统和大脑凸面上。出血聚集的位置是可提供动脉瘤破裂位置的重要线索。CT成像还可以显示局限性的脑实质内或硬膜下出血、脑室扩大，大的、有血栓形成的动脉瘤以及因血管痉挛造成的脑梗死。CT在发病24h内诊断蛛网膜下隙出血的敏感性可达到90%~95%，3d时为80%，1周时为50%，2周时30%。CT增强可发现大多数动静脉畸形和大的动脉瘤。CT正常并不能排除蛛网膜下隙出血，对于疑诊蛛网膜下隙出血而CT成像阴性的患者可行腰椎穿刺检查。

2. 脑脊液（CSF）检查：若CT检查不能确定蛛网膜下隙出血诊断，对疑似患者可进行腰椎穿刺和脑脊液检查。肉眼呈均匀一致血性脑脊液，压力明显增高（400~600mmH_2O），可提供蛛网膜下隙出血诊断的重要证据。离心后的上清液呈黄色可帮助鉴别蛛网膜下隙出血或穿刺损伤性出血。最初脑脊液红细胞与白细胞数比例与外周血相同（700 ：1），但血液引起化学性脑膜炎导致脑脊液淋巴细胞增多，48h内白细胞可达数千，出血后4~8h脑脊液糖降低；病后12h离心脑脊液上清黄变，2~3周黄变消失。须注意腰椎穿刺有诱发脑疝形成的危险。

3. 数字减影血管造影（DSA）检查：因约20%的患者为多发性动脉瘤，动静脉畸形常由多支血管供血，故明确蛛网膜下隙出血诊断后需进行全脑血管造影。DSA可确定动脉瘤位置，显示血管解剖走行、侧支循环及血管痉挛等，发现烟雾病、血管性肿瘤等病因，为蛛网膜下隙出血病因诊断提供可靠证据，是制订合理外科治疗方案的基础。血管痉挛、局部血栓形成或技术不佳可能导致假阳性结果，所以约5%首次DSA检查阴性的患者1~2周后再行检查可发现动脉瘤。

4. 头颅磁共振（MRI）检查：MRI对蛛网膜下隙出血的敏感性不及CT检查，急性期MPd检查可能诱发再出血。MRI可检出脑干小动静脉畸形，MRA对直径3~5mm动脉瘤检出率可达84%~100%，但由于空间分辨率较差，不能清晰显示动脉瘤颈和载瘤动脉。

5. 经颅多普勒（TCD）检查：TCD检查作为非侵入性技术可监测蛛网膜下隙出血后脑血管痉挛状况具有一定价值。

6. 其他检查：心电图可显示T波高尖或明显倒置、P–R间期缩短、出现高U波等异常；血常规、凝血功能和肝功能检查可提示其他方面的出血原因。

【治疗】

（一）中医辨证论治

本病发病急骤，多因情绪激动、用力、排便、咳嗽等诱发。青壮年平素多性情急躁，五志过极皆可化火，心肝火旺，灼伤肝阴，肝阳偏亢；中老年人肝肾渐亏，水不涵木，肝阳偏亢，复因暴怒，肝阳暴涨，风煽火炽，或因用力气机升降失常，气血逆乱于上，上冲于脑，脑脉破裂发为本病。

本病初起多以实邪阻滞为主要表现，风火痰瘀诸邪胶结互现，其轻者，邪阻脉络，不通则痛，表现为剧烈头痛，其重者则邪闭脑窍，神志不清；本病顺症者，经调治将息，邪祛正衰，后期出现肝肾阴虚，气血不足的表现；逆症者，邪气独留，正气衰败，元气败脱，多成不治。总之，本病主要为肝经病变，以实证居多，风、火、痰、瘀为其标，肝肾阴虚、气血亏虚为其本，情志内伤为其最常见的诱发因素，风（肝风）、火（心火，肝火）、痰、瘀乃其重要的病理因素，常相兼互化，相互影响，互为因果；病变部位在脑，病变脏腑涉及肝、心、肾，病性以实为主。

1. 肝阳暴亢，瘀血阻窍

主症：多有情绪激动、用力等诱因，突发头痛，疼痛剧烈，状如刀劈，伴有恶心、呕吐，烦躁，易激动，口干、口苦，渴喜冷饮。舌暗红，或有瘀斑，舌下脉络迂曲，苔黄，脉弦。

治法：平肝潜阳，活血止痛。

方药：镇肝息风汤加减。

处方：生龙骨（先煎）30g、生牡蛎（先煎）30g、代赭石（先煎）30g、龟甲（先煎）30g、白芍 12g、玄参 15g、天冬 9g、川牛膝 15g、川楝子 9g、茵陈 9g、麦芽 9g、川芎 9g。

加减：挟有痰热者，加天竺黄 15g、竹沥 9g，清化痰热；心烦失眠者，加黄连 9g、山栀 9g、夜交藤 15g、珍珠母 30g，清心除烦、安神定志；头痛重，加深石决明 15g、夏枯草 15g，平肝清热；烦躁者加菖蒲 15g、远志 15g，宁神定志；血瘀明显者加红花 12g、桃仁 12g、牡丹皮 15g，活血化瘀。

2. 肝风上扰，痰蒙清窍

主症：突然发病，头痛剧烈，伴有恶心、呕吐，嗜睡或神志昏迷，项背强直或肢体抽搐，可伴有头晕、谵妄，口苦，咽干，痰鸣。舌红，苔腻，脉弦滑。

治法：平肝息风，化痰开窍。

方药：羚角钩藤汤和温胆汤加减。

处方：羚羊角粉 1.2g 分冲、生地黄 30g、钩藤 15g、菊花 9g、茯苓 15g、白芍 15g、赤芍 15g、竹茹 9g、川牛膝 15g、川芎 9g、牡丹皮 15g、半夏 9g、陈皮 9g、栀子 9g。

加减：头痛剧烈者加石决明 15g、夏枯草 15g，平肝清热；恶心呕吐者加生姜 9g，和中止呕；谵妄加菖蒲 15g、郁金 15g，豁痰宁神；口苦、咽干加黄芩 9g，清热利咽；痰多加天竺黄 15g、川贝粉 3g 冲服，清热化痰。

3. 瘀血阻络，痰火扰心

主症：头痛剧烈，恶心、呕吐，躁扰不宁，呼吸急促，痰鸣，口臭，发热，可有偏瘫、偏身麻木、口眼歪斜，大便干，小便短赤。舌红，苔黄腻，脉洪大数。

治法：活血化瘀，清化痰热。

方药：通窍活血汤和涤痰汤加减。

处方：川芎 9g、桃仁 12g、红花 9g、赤芍 15g、牡丹皮 15g、胆南星 6g、半夏 9g、橘红 9g、竹茹 9g、菖蒲 12g、枳实 9g、茯苓 15g。

加减：热重者加山栀 15g、黄芩 15g，清热解毒；大便干加大黄 9g、全瓜蒌 30g，泻下通便；痰多加天竺黄 15g、竹沥 9g，清热化痰等。

4. 心神散乱，元气败脱

主症：神昏或昏聩，肢体瘫软，呼吸微弱或不规则呼吸，目合口开，汗出肢冷，二便自遗。脉沉弱或沉微。

治法：益气固脱，回阳救逆。

方药：独参汤或参附汤加减。

处方：红参 30g，炙附子 9g。

加减：汗出淋漓者加煅龙骨（先煎）30g、煅牡蛎（先煎）30g、五味子 12g 以敛汗固脱。

（二）西医治疗

1. 一般处理

①蛛网膜下隙出血患者应住院监护治疗。病房应保持安静、舒适和暗光的环境；

②患者应绝对卧床休息 4~6 周，床头抬高 15° ~20° ，保持呼吸道通畅；

③避免用力排便、咳嗽、喷嚏和情绪激动等引起血压增高的诱因，可予常规口服缓泻剂保持大便通畅；

④注意营养支持；

⑤头痛时可使用止痛药物，必要时可使用曲马朵、布桂嗪等，避免使用吗啡等麻醉剂；

⑥情绪激动可镇静治疗；

⑦避免使用抗血小板类药丙嗪等；

⑧补液，保证水电解质及适当给予生理盐水，保证正常；

⑨保持患者适当的肢体活动，可采用被动活动的方式，预防下肢静脉血栓形成。

2. 脱水治疗：蛛网膜下隙出血引起颅内压增高者，应进行脱水治疗，常使用 20% 甘露醇 125～250mL，1 次 / 6～8h，快速静脉滴注；也可考虑甘油果糖脱水治疗，必要时可加用呋塞米、白蛋白脱水治疗。

3. 降压治疗：高血压患者死亡风险增加，对于持续血压增高的患者应予以降压治疗，但要避免低血压，需审慎降压至 160 / 100mmHg 水平。降压药物可选用静脉或口服剂型。

4. 预防再出血：目前尚无抗纤溶药物使用有益的有力证据，有研究显示抗纤溶治疗可降低 SAH 患者再出血的危险，但增加了脑缺血的危险，最终对死亡、植物状态、严重残疾等不良结局没有改善，故不推荐使用；如患者存在凝血机制障碍，可使用抗纤溶药物，如 6- 氨基己酸 4～6g 加于 0.9% 生理盐水 100mL 静脉滴注，15～30min 内滴完，再以 1g / h 剂量静脉滴注 12～24h，之后 24g / d，持续 3～7d，后根据病情调整剂量；氨甲苯酸 0.4g 缓慢静注，2 次 / d；或使用巴曲酶、维生素 K 等药物。

5. 预防血管痉挛：口服或静脉使用尼莫地平被认为有效，口服尼莫地平 40mg，4～6 次 / d，连续使用 21d；或静脉滴注尼莫地平 10～20mg / d，1mg / h，10～14d 为 1 个疗程。可减少动脉瘤破裂后迟发性血管痉挛导致缺血并发症。

6. 放脑脊液治疗：腰穿缓慢放出血性脑脊液，每次 10～20mL，每周 2 次，可能减少迟发性血管痉挛、正常颅压脑积水发生率，可降低颅内压。但应注意诱发脑疝、颅内感染和再出血的风险，应严格掌握，密切观察。

7. 外科治疗：外科手术治疗是根除病因、防止复发的有效手段。动脉瘤夹闭术被认为是动脉瘤外科手术治疗的标准方法。患者意识状态与预后密切相关，临床采用 Hunt 和 Hess 分级法对确定手术时机和判断预后有一定帮助。完全清醒（Hunt 分级 I、II 级）或轻度意识模糊（III 级）患者手术能改善临床转归，昏睡（IV 级）或昏迷（V 级）患者似乎不能获益。目前证据似乎支持分级较轻者早期手术，可减少再出血风险。血管内介入治疗采用超选择导管技术、可脱性球囊或铂金微弹簧圈栓塞术治疗动脉瘤，对外科治疗不可能进行或危险性高（其中包括后循环的动脉瘤）时可考虑使用。对于动静脉畸形可采用 AVM 整段切除术，供血动脉结扎术血管内介入栓塞或

γ－刀治疗等。

（三）其他做法

1. 针灸：针刺取双侧内关穴，用 28 号毫针直刺 1~1.5 寸，采用捻转提插相结合，泻法，施术 1min，接着刺人中，用雀啄方法至患者流泪，最后配以昆仑、太冲、列缺、阿是穴、率谷、风池等穴用泻法直刺 0.4~0.6 寸，留针 3~5min，1 次 / d。

2. 其他：近年有较多的报道以活血化瘀药为代表的中药静脉注射剂应用于急性 SAH 后脑血管痉挛的研究，如丹参注射液、刺五加注射液、银杏叶注射液等，但尚无大规模 RcT 研究，临床应用须慎重。

附：常见并发症。

（1）再出血：动脉瘤再出血是蛛网膜下隙出血的严重并发症，动脉瘤首次破裂后 24h 内再出血的危险性最高（4%），可持续 4 周（每 d 约 1%~2%）。未经治疗的患者再出血的危险率为：2 周时 20%；1 个月时 30%；6 个月时 40%，6 个月之后，再出血的危险率每年为 2%~4%。患者病情稳定后突然出现剧烈头痛、呕吐、痫性发作、昏迷甚至去脑强直等症状应考虑再出血可能。再出血患者的预后很差，约 50% 即刻死亡，另有 30% 死于之后出现的并发症。

（2）血管痉挛：蛛网膜下隙出血后因血管痉挛造成的迟发性脑缺血有相当高的发生率和病死率。一般开始于出血后 3~5d，5~14d 时达高峰，2~4 周后逐渐缓解。脑血管痉挛的临床症状通常包括意识水平的改变和局灶性神经系统体征（如偏瘫），或两者均有，动脉瘤相邻部位最为严重。脑血管痉挛是造成脑实质缺血性损害，从而导致死亡和伤残的重要原因，TCD 或脑血管造影可确诊。

（3）脑积水：急性脑积水发生于 15%~20% 的蛛网膜下隙出血患者，主要与脑室和蛛网膜下隙内的出血量有关。轻症病例，脑积水可引起昏睡、精神运动性迟滞和短期记忆力减退，也可出现眼球向上凝视受限、第Ⅳ脑神经麻痹及下肢腱反射亢进；较严重的病例，急性梗阻性脑积水可导致颅内压升高，表现为意识障碍甚至昏迷，如不采取脑室引流，最终将导致进行性脑干受压（脑疝）；迟发性脑积水可出现于蛛网膜下隙出血后 3~21d。其临床症候群与正常压力脑积水相同，有隐匿起病的痴呆、步态障碍和尿失禁等。采用脑室腹腔分流术的临床效果通常较好。约 20% 的蛛网膜下隙出血患者因慢性脑积水需行分流术。

（王臻　王春　王文东　王相璞　段成胜　张文超）

第八章　自动分析技术及仪器

“自动化”一词在临床检验领域描述为“实验室技术人员用最小的劳动强度使用实验室仪器和样品处理设备来完成临床实验分析”。早在20世纪50年代，实验室自动化仪器因检验需求的急剧增加应运而生。随着仪器制造工业和计算机技术的飞速发展，自动化仪器从简单的重复动作发展到高度智能化的仪器。与传统手工操作相比，自动化分析仪的优势集中体现在“准确、精密、快速、高效”4个方面。自动生化分析仪是发展最成熟的自动化仪器，是指把生化分析中的取样（样品稀释）、加试剂、混匀、保温反应、反应监测、结果计算、可靠性判断、显示和打印、清洗等步骤实现自动化的仪器。

一个完整的检验过程是指从医生申请检验开始到得到检验结果为止的全过程。一般流程为：①检验申请→②收费→③样品采集→④样品标示→⑤运送→⑥样本的接（验）收、检验项目（含收费）的确认→⑦分析前处理（如离心、分注、贴标识）→⑧样品装载→⑨样品分析→⑩分析后处理（结果审核、复检、样品贮存、结果查询或生成报告）等过程。在样品分析前，需要花费大量的时间和人力资源，而且极易发生难以控制的错误。对于已实现分析过程高度自动化的今天，分析前过程成为检验周转期的瓶颈。因此“自动化”的含义不仅仅是指分析过程的自动化，还包括分析前和分析后的自动化，如：①样品的处理和运送；②各工作台的样品装载；③检验结果的评估。

20世纪80年代以后，可移动机器人和传送带在临床自动化仪器上使用，全自动样本前处理系统悄然进入临床实验室，并很快实现了全实验室自动化（TLA）。TLA是指借助实验室信息系统（LIS）将临床实验室中各类自动化分析仪器（生物化学、血液学、分子诊断学、免疫学等）串联起来，组合成流水线作业的形式，把样品输送到不同的检测单元，并将各个仪器的检测结果合并输出，实现了远程检验申请、实时在线检测、远程审核结果和实验数据的共享。由于自动化使整个过程标准化，它在保证检验结果质量、缩短检验周转期、降低检验成本、保证操作人员的生物安全等方面有极强的生命力，代表着医学检验自动化的发展方向。

第一节　实验室自动化

实验室自动化的特点是把各类仪器集中（centralized）起来形成一个核心（core），做到同一样品在不同检测原理的自动化仪器统一（consolidation）测定和报告，将自动化仪器与分析前处理和后处理设备相连接成集成化（integration）。

一、实验室自动化的发展史

20 世纪 40 年代末，库尔特（Coulter）发明并申请了电阻抗法微粒子计数技术的专利，并于 1953 年研制出了世界上第一台血细胞分析仪。1957 年，单通道连续流动式自动生化分析仪研制成功。20 世纪 60 年代出现了多通道生化分析系统并进一步发展成为连续多通道化学系统。20 世纪 70 年代，第一台尿液干化学分析仪问世，成为现代尿液分析的标志。同期，许多半自动化和自动化的血培养检测和分析系统面世。1988 年美国研制生产了第一台高速摄像机式的尿沉渣自动分析仪；1990 年生产出流式细胞术的尿沉渣自动分析仪。20 世纪 80 年代后期，各种基于化学发光和荧光检测技术的自动化免疫分析仪也不断推出，大批高效能、高精密度、高度自动化检验仪器的广泛使用，极大地提高了临床检验的水平和效率。

随着各种自动化检验分析仪器在血液、生化、微生物、免疫等专业领域的大量应用以及计算机技术向医疗部门的广泛渗透，临床实验室自动化也从 20 世纪 70 年代以自动化分析仪为主要特征的手工操作自动化发展到 80 年代以实验室信息系统为主要特征的实验室自动化系统（LAS）。

实验室自动化最早起源于 20 世纪 80 年代的日本。日本经济高度发达，劳动力相对短缺，人力成本急剧上升。1981 年日本高知医学院 Masahide Sasaki 利用传送带为标本传送系统最早建立了 TLA。工作人员收集标本后，将检测项目输入计算机系统，并将条形码标签贴于标本上，固定的机器人机械臂把样品分装，分别由传送带运送到不同的自动化仪器（血液系统、凝血系统、血液流变系统、生化系统、免疫系统等）进行检测，移动机器人将空的样品架传送回来。测试完毕后分析系统处于待命状态。之后不到 10 年，全自动化系统就进入了日本的商业化市场。到 1998 年，日本已有 72% 的大学医院建立了实验室自动化系统。1990 年 TLA 进入欧美国家，发展势头迅猛。一些更复杂、功能更强大的自动化系统也不断出现，如增加了自动离心、拔盖、缓冲区待复检和样品保存等模块。我国实验室自动化发展进程正处于刚刚起步阶段，目前在我国先后引进了日立样品前处理系统和 Beckman Coulter 公司的样品前处理系统。

日本东京大学医学部附属医院的 TLA 包括生化室（生化分析仪 7600）、免疫室（ARCHITECTi2000、AIA-21）以及血液分析室（血液凝固、血细胞计数分析仪，血红蛋白检测仪等）、采血中心和标本处理中心，其他还可附加尿液分析流水线。

TLA 系统实现了分析前、分析中和分析后过程的自动化流水线工作，极大限度地减少了标本处理和数据处理等过程中所谓单调（dull）、脏（dirty）、危险（dangerous）的“3D”人工操作。

二、实验室自动化系统的基本结构

TLA 的组成包括硬件和软件两部分，硬件包括标本自动传送系统、标本前（后）处理系统和检测单元，软件则主要是执行进程控制，即信息处理系统。

（一）标本自动传送系统

标本自动传送系统是 LAS 最基本的结构特征，该系统执行测试样品在样品前处理单元、各检测单元和贮存缓冲单元之间的自动化传送，并将各类自动分析仪联为一体。标本自动传送系统主要包括传送带和机器人两种传送装置。传送带可对标本进行连续性传送；机器人分为移动机器人和机械臂两种，可将标本选择性地送至规定位置，完成某些操作步骤。目前，绝大多数标本自动传送系统以传送带系统为主，它们的区别在于对试管架设计不同以及运送试管的方式不同。其中应用传输带技术和移动机械臂的代表性前分析系统是日本 Kumamoto 的 IDs 和 Beckmancoulter 的 PowerProcessor 系统。配备自动导航系统的机器能将传送带上的样品运送到中心分配区；内置传感器的机器人获得足够的外部信息而自由漫游；带有人工关节的机器人在程序控制下可以将样品放入离心机中，待离心完成后用机械臂将样品取出，并完成拔盖、分注、加贴条码、传送到分析单元、后处理贮存模块存取样品；有的高智能化机器人甚至还可以控制仪器表盘。

（二）标本前处理系统

在整个检验周转期的时间分配中，分析前阶段约占比 65%，样本运输占比 2%，分析中占比 15%，分析后占比 18%，因此，实现分析前的自动化是全实验室自动化的重点。前处理自动化系统就是将实验室接收到的各类原始管样品在标识、分装、去盖、离心、分类、装载、加盖、贮存等各步完全或部分取代人工处理，实现自动化。虽然不同仪器制造厂家生产的前分析系统结构有所不同，但基本包括样品原始管入口区、自动识别样品原始管条码站、自动离心机、样品的检查、样品管去盖（覆盖）、样品再分注、装载或卸载样品、缓冲区、自动传输系统和样品贮存区等。国际上几个主要的 TLA 产品分两类：一体机有奥林巴斯、A&T、强生和 Tecan 等；模块式组合的有 A&T、Beyer、Roche、Beckman Coulter 等。

1. 样品检查全自动样本处理系统：可识别原始样本管上的条形码和样本管帽的颜色，并通过实验室信息系统（LIS）从医院信息系统（HIS）获取样本相关信息（患者资料、检测项目、样品要求等），根据拟进行检测的项目与原始样品种类对样品类型做出符合性判定，通过特殊的激光系统（可穿透样本管上的标签）和 / 或数码照相技术，对样本的质量（如凝血块、血脂、溶血）和体积进行判定，对不符合检验要求的样本做出相应处理。为适应不同实验室的工作特点，样品前处理系统通常能够识别多种条形码类型和试管规格。目前，在样品分析速度高达每小时数千份测定的条件下，对样品质量（如溶血、血脂）的检测速度要求也相应增加，而样本前处理系统可以轻松完成此项工作。

2. 样品管去盖（覆盖）全自动样品前处理系统：对原始样本管的除盖方式可以是螺旋式、直拨式和剥离式，取决于原始样本管的种类，样本管除盖过程的自动化，减少了实验室工作人员与样本直接接触的机会，从而减少了生物源污染危险，也提高了工作效率。多数前处理系统对样品管的规格有限制。采用机器人装置对同一类型的试管揭盖时较容易，但当试管或管盖的类型不相同时，便需要更复杂的机器人装置。因此，在选择揭盖系统之前，应尽量对所用试管的类型进行统一化。自动血液分析系统因为采用盖穿刺技术而不需揭盖，该技术的使用与其他需揭盖的专业相比显得更简单和方便。

3. 样品再分注：是样品前处理过程中一个重要的环节，前处理系统可根据 LIS 提供的信息对原始样品进行必要的再分注，以适合实验室不同检验工作（如生化、免疫、异种蛋白、血液学等检测）的要求，对于分注的二次样本管，系统自动为其加贴与原始样本管相同的条形码标识。分注时机器采用一次性吸头，避免发生样本间的交叉污染。同时，机器加贴的条形码更加规范，在很大程度上降低了错误率。

4. 待检样品贮存当样品前处理系统：作为独立工作单元存在，没有借样品传送轨道与分析系统相连时，经处理的样品将被暂时保存在前处理系统的样品缓冲区，为增加实用性和适用性，全自动样品前处理系统通常可识别多种规格（数种至数十种）的样品架，以便根据实验室检测平台的需要，在不同分析仪器上直接装载样品进行测定。在实现了样本自动传送的条件下，系统可通过识别不同试管架，以区分原始样品管、分注样品管、重测样品管等。

5. 样品离心单元：在全自动样本前处理系统中通常是作为独立可选单元存在，在实现样品处理自动化过程中起着非常重要的作用，但因其需要复杂的时间控制装置和自动平衡系统，使离心机系统非常昂贵，也是样品前处理系统速度的瓶颈。通常离心单元的样品处理速度每小时为 200~300 个测试，增加离心单元数可以提高样本的处理速度，但也增加了系统的成本，可以根据实际情况选配。自动离心机具有自动平衡功能，甚至可以离心单个样品管。

6. 样品前处理系统与样品分析（平台）系统的连接：在 LAS 中，样本前处理系统与样本分析平台的连接是依靠机械轨道实现的，从而完成全实验室的自动化，实现“无人化检验操作”。样本在转运过程中通常是以 5~10 个试管为一组（在一个试管架上）实现的，以提高转运速度。机械轨道实现的样本转运减少了实验室对人力的需求，但大大增加了系统的建设成本，同时，机械故障率的增加也是临床实验室必须考虑的新问题。在我国人力资源充足且成本相对较低的今天，建设临床实验室自动化系统应注重实际效果，明确目标，可分步实施。自动化样本前处理系统解决了临床实验室中关键工作流程的自动化，而条形码技术的应用及与分析系统相适应的试管架的使用，使样品前处理系统与分析系统的连接虽借助人工完成，但其灵活性与便捷性已是非常明了。

（三）标本后处理系统

1. 复检 LIS 系统：一般具有结果审核功能，对一些异常结果（患者前后两次测定结果显著区别以及比例判断）提示对该样品需要复检。样品检测完成后存放在后处理缓冲区，要求复检样品通过传送带或移动机器人将样品重新传送到检测单元。自动化分析系统双向传送带，可允许样品在传送带上双向移动，使样品复检变得容易，但是目前 US 系统尚不够完善，最经济有效的方式还是手工复检。

2. 标本的贮存和复现测试结束后：所有样品被编号并集中贮存，以备必要时取回复查。

（四）信息处理系统

信息处理系统包括两部分：自动化流程控制、支持软件系统以及计算机硬件。软件系统主要是指实验室信息系统（LIS）。LIS 是以支持实验室日常工作、管理决策、科研等为目标的信息收集、处理、存储、传播和应用的系统，由信息系统和管理系统两部分组成。信息系统以实验室标本检测全过程中产生的数据管理为主，管理系统以实验室的经济、物资、人事、科研等管理决策为主。

三、实验室信息系统

LAS 的实现很大程度上依赖于实验室信息系统（LIS）的存在。正因为有了 LIS 系统，才使得 LAS 不是简单地用传送带将各个自动分析仪连接到一起，而成为一个高效率的智能化系统。LIS 系统集样品管理、网络管理、数据管理、报表管理等诸多模块为一体，组成一套完整的实验室综合管理和检验数据质量控制体系，既能满足日常管理要求，又可保证实验室分析数据的管理和控制。目前，在我国 LIS 已经得到广泛应用，各种 LIS 在处理快速增加的检验数据，充分发挥各种自动化分析仪检测迅速、准确的优势，缓解自动化分析仪检测的高速度与手工报告结果的低效率之间的矛盾，为临床诊疗工作快速、大量地提供检测数据等方面，发挥了重要作用。

（一）LIS 的特点

①采用客户 / 服务器体系和分布式处理方式建立局域网；②在客户端使用图形界面的操作系统，显示图形、图像等信息更加方便；③具有以图形界面为基础的实时质量控制系统；④在网络上，每台微机既可作为 LIS 系统的客户端，也可作为 HIS 系统的客户端；⑤每台自动分析仪都可以实时连接到网络客户端上，所有检验数据都能为整个 HIS 系统所共享；⑥门诊患者、数据存储、数据输出的编码已有统一标准，条形码得到广泛应用；⑦ HL7 协议是目前医疗信息数据交换标准中应用最广泛的一个国际标准。

（二）LIS 的框架模式

LIS 把每个实验室的工作步骤设计成模块，用条码技术把各个模块贯穿起来，用户能个性化地设置和组合各个模块。在这个框架模式下，就能满足不同规模、流程的临床实验室的需求，具体内容如下。

1. 检验申请：是实验室工作的第一步，完善的申请单才能保证后续工作的顺利进行。分为电子申请和手工申请。如果 LIS 已经与 HIS 相连，则可由护士利用 HIS 中的医嘱管理模块将检验项目输入到系统中，HIS 再传送数据到 LIS。电子申请时系统提供患者基本资料信息（姓名、性别、年龄、科室、诊断等）和检验项目信息（价格、检验部门、注意事项、采样及相应的报告时间等），可以从医生站、护士站、技师站、互联网申请并产生系统唯一的检验医嘱号，打印或后续的步骤打印出全程通用的条形码申请单。手工申请是在化验单上填写患者和检验项目信息，电子申请单在后继的步骤中产生。

2. 收费：主要分成门诊和住院两部分。门诊患者的电子申请单在收费处确认后收费，手工申请单在收费处录入产生电子申请单后收费。住院患者的电子申请单一般是在样品核收时收费，收费时可以打印条形码申请单。

3. 样品采集：患者按申请单确认检验项目，并提示各项目的采集试管、注意事项、采血次数等，在 LIS 的电子申请单里产生抽血时间、抽血人员等信息。可以打印包含检验医嘱号、取单时间地点等详细资料的条形码，条形码申请单有三联，其中一联贴在样本容器上。

4. 核收：为了适应 LIS 和实验室管理的需要，越来越多的实验室都成立了专门的标本接收部门。所有的标本先送到标本接收部门，检查标本的质量后不合格的退回，并在系统中确认。LAS 则能自动进行样品的核查。

5. 质控：室内质量控制是为了保证检验结果的准确性和可靠性。LIS 根据质控规则如 westgard 多规则质控方法来判断质控状态。失控时，系统锁定部分功能，必须处理保证试验结果在控后解锁。同时设定各实验室部门的质量管理体系操作程序，来维持和保证实验室的质量。

6. 分析前处理：LIS 利用条形码来代替标本编号、前后次序、检验仪器识别；利用电子申请单代替患者资料的输入；利用双向通讯的功能来完成检验仪器分析项目的选择。这简化了实验室工作流程，提高了自动化程度并确保结果的可靠性。如果实验室有样本前处理系统，LIS 可实时显示样品的识别、离心、去盖、分注的状况和位置等前处理的全过程。

7. 生成工作任务清单：LIS 的重要功能之一是为检验科内各专业组编制样本标志编号，这种编辑结果打印出来就是每日工作清单。当仪器接口具有双向通信功能时，工作清单会被传送至分析器中，使分析仪能够根据条形码的标志，以随机顺序为每一标本按申请检验项目要求进行检测。有些分析仪还具有选择最佳测试顺序的功能。

8. 分析过程：通常由自动分析仪中的微处理器控制分析过程中的重要参数，最终的分析数据通过通信口传送至 LIS 系统中。随后，检测结果被暂时存放到临时缓冲区中。工作人员可以获取缓冲区内的数据，核实检验的质量控制是否达到标准，检验数据是否可靠。程序可将质量控制结果根据相应的规则制成 Levy–Jennings 图或 westgard 等质控图。

9. 分析后处理：包括结果数据接收和数据处理。数据接收就是从检验仪器接收数据并转换为 LIS 的数据格式，常用的通信标准是 RS–232 和 TcP / IP，不同的仪器型号传输的文本格式不同，每台仪器都需要一个专门通讯接口程序。接口程序对原始的通讯文本应记录在本地计算机里，数据接收错误时可以查找原因。常见的数据处理有：①自动生成计算项目；②多做、漏做项目的检查；③异常结果提示和参考范围；④特别异常结果提示复查或通知临床医生。

10. 审核：对检测结果的审核有 LIS 自动审核和人工审核两种形式。自动审核主要是根据系统中预先设置的正常参考范围，判断患者检测结果是正常、增高还是降低。有些 LIS 系统还具有对同一患者的历史数据进行回顾、对一些危及生命的项目设置报警等功能。LIS 还可提供当日成批患者数据的项目平均值、标准差、变异系数、最大值、最小值，用来监测检验结果的质量，还可以开发专家诊断系统，对测定结果进行逻辑分析、智能诊断等，但是无论如何也不能完全替代人工审核。

11. 生成报告单和发布：一旦检验结果被审核通过后，LIS 自动将结果传送至 HIS 中，并同时生成报告单。此时系统会通过改变检测结果的背景颜色等方式提示该结果已经通过审核，并已经传送至各临床科室。结果将被打印出来作为纸质报告形式。报告单上一般均提供有完整的患者资料、标本类型、检测项目、结果、单位、参考值范围及超出参考范围结果的标记等内容。

12. 查询当检验结果：通过审核发布后，各工作站可以查询结果并打印，否则只能查询标本的处理进度。门诊患者可以凭条形码通过互联网查询结果及处理进度。查询方式有：①按标本基本信息查询，包括按照患者姓名、入院号、科别、床号、样品编号等；②按检验项目查询，按照一个或几个项目的组合条件查询符合条件的记录；③综合查询，将以上两种方式进行组合查询。

第二节　自动生化分析仪

一、临床化学自动化的发展历程

临床化学自动化的发展是一个渐进的过程。1960 年自动稀释器的诞生，实现了自动定量吸取样品和分配试剂，代替了纯手工的吸液步骤。几乎同时，自动化比色计也开始应用于临床实验室。这种自动化比色计是根据流动比色池的原理制造的，由于运用了微处理器，不再像手工比色那样逐个进行调零、比色、记录、计算一系列繁琐的操作步骤，将比色液自动吸入流动比色池，比色完成后排去比色液，经过清洗测定下一个比色液。1980 年 Benckman 公司生产的 700 型自动生化分析仪就是将自动稀释器和自动比色计有机地结合在一起。

世界上第一台自动生化分析仪是在 1957 年由 Technicon 公司根据 Skeggs 医生提出的方案设计生产，是一台单通道、连续流动式自动分析仪，该仪器当时被命名为自动分析仪。1960 年以前，生化分析方法大多需要去蛋白后取无蛋白滤液进行反应，很多反应还要在加热条件下进行。因此，Skeggs 医生设计的分析仪有透析装置和加热装置。这种检测分析是一个标本接一个标本在连续流动状态下进行的，称之为连续流动式自动生化分析仪。由于一个管道只能分析一个项目，临床应用受到局限。随后，Technicon 公司又研制出连续多通道自动分析仪，即一份样品可以同时测定不同的项目。不同的标本在同一管道内进行，即使采取空气隔绝的措施也不可避免标本之间的携带污染。分立式分析仪是指每个反应在独立的反应杯中进行，可大大减少携带交叉污染。20 世纪 70 年代初期 Norman Anderson 博士设计的离心式生化分析仪问世。离心式分析仪是典型的分立式设计，先将样品和试剂分别置于转盘相应的凹槽内，样品在外侧，试剂在内侧，当离心机开动后，内侧的试剂受离心力的作用甩向外侧各自独立的凹槽内，与样品相互混合发生反应，经适当的时间后，流入转盘外圈的比色凹槽内，通过比色计检测。整个分析过程中的每一个步骤几乎是同时完成的，故又称为“同步分析”。其缺点类似连续流动式，一个离心盘一般同时只能分析一个项目，离实验室的实际需要相距甚远。20 世纪 70 年代后期出现的任选式分析仪，真正做到了人可以离开机器，实现了同时对一份样品使用不同的试剂测定不同的项目。当今的生化分析仪和免疫分析仪大多数都属于任选式分析仪。

1970年以后，各式各样设计新颖、技术先进、功能强大的分析仪纷纷推出，并很快普及到各级临床实验室。表现为：①分析效率越来越高，由最初每小时只能完成40~60个试验发展到几千个；②测试项目越来越多，监测器的扩展，由单纯的吸光度监测到电化学、荧光、散射比浊等多种原理的监测；由终点法发展为可以同时使用连续监测法；荧光偏振、速率散射等原理的运用，使药物、激素、特定蛋白、肿瘤标志物等项目的测定得到了扩充；③功能强大的计算机处理系统，高度智能化的自动化仪器。自我诊断、自我监测、质量控制、数据处理、数据存储和传输等功能越来越完善；④分析仪各部件大部分使用最新专利技术，分析精度和准确度得到大幅度提升。

1995年，很多仪器制造厂家开始推出模块式分析系统，即将两台或两台以上的分析单元（分析模块）进行组合连接，样品通过传输带在不同分析模块间进行传递并检测，多个分析单元既有各自控制系统又有共用的控制系统，用同一计算机控制，共同处理样品，方便管理；各分析模块所分析项目的组合提高了分析效率；可根据样品量的变化灵活附加扩充；这些分析模块除了基于紫外－可见光谱分析原理的分析模块外，还有基于离子选择性电极的电解质分析模块，甚至还可组合建立在免疫发光分析原理的免疫分析模块。模块式分析系统可以看成TLA的一部分，根据同一份标本在相关联的仪器上分配，更适合目前实验室的现状。

二、全自动生化分析仪的主要类型、基本结构和工作原理

全自动生化分析仪是把生化分析中的取样（样品稀释）、加试剂、混匀、保温反应、检测、结果计算、可靠性判断、显示和打印、清洗等步骤实现自动化的仪器，主要根据分光光度法原理对生化项目进行分析。

（一）自动生化分析仪的类型

国内外用于临床检验的自动生化分析仪种类很多，分类方法有：①按自动化程度高低可分为半自动和全自动两大类；②按同时可测定的项目数目可分为单通道和多通道两类，单通道分析仪每次只能检测一个项目，但项目可以更换；多通道可以同时检测多个项目；③按反应装置的结构原理可分为连续流动式、离心式、分立式和干片式四类，这是目前应用最广泛的一种分类方法；④按项目选择方式可分为随机任选式和固定项目式两类；⑤按分析仪的复杂程度及功能可分为小型、中型和大型三类。小型一般为单通道、半自动；中型可为单通道或多通道；大型均为多通道、全自动，仪器功能全，项目可自选或组合，操作灵活、方便，准确度、精密度和分析效率高。

（二）连续流动式自动生化分析仪的主要结构和工作原理

连续流动式自动生化分析仪的特点是：测定相同项目的各待测样品与试剂混合后的化学反应及整个分析过程均在同一管道内流动的过程中完成。

仪器主要部件由样品盘、比例泵、混合器、透析器、恒温器及检测装置组成。

连续流动式自动生化分析仪的工作原理为：在微机控制下，首先通过比例泵将标本和试剂按一定的比例吸入连续的管道系统中，于适当的温度下，在管道中完成标本和试剂的混合、去除干扰物、保温反应、显色、比色等步骤，然后由微机进行数据处理、结果分析，最后将测试结果显示并打印出来。由于这种检测过程是一个标本接着一个标本进行测试，而且反应是在连续、流动的状态下完成的，故称之为连续流动式自动生化分析仪。

连续流动式自动生化分析仪在检测过程中，对不同测试标本之间的隔离有两种方式。一种是利用空气进行隔离，称为空气分段系统；另一种是利用液体如空白试剂或缓冲液进行隔离，称为试剂分段系统。空气分段系统是在标本输送的同时，由空气管注入空气，空气将试剂管道中连续流动的液体试剂分隔成均匀的节段，每一节段的试剂可与一份标本进行反应，利用气泡分段来防止管道中各反应液在流动过程中的交叉污染。如果将几个单通道连续流动式分析仪组合起来，可对一份标本同时检测几个项目，称为顺序多项自动生化分析仪（SMA）。试剂分段系统是用空白试剂或缓冲液来间隔每个测试标本的反应液。

（三）离心式自动生化分析仪的主要结构和工作原理

离心式自动生化分析仪特点是使用特殊材料制成的转盘作为反应器，转盘上有呈放射状排列的 3 个为一组的凹槽，可多达 30 组。检测时将转盘放在离心机上作为转头，在靠近轴心的凹槽中加入试剂，中间凹槽中加入待测标本。转盘转动后，在离心力的作用下，试剂与标本混合发生反应。经适当的时间后，反应液最后流入离轴心最远的凹槽中，该凹槽的上下表面均由透明的塑料材料制成，可作为比色孔。当光源光束按垂直方向通过该比色孔时，完成比色测定。最后由微机进行数据处理、结果分析，并将测试结果显示并打印出来。

（四）分立式自动生化分析仪的主要结构和工作原理

分立式自动生化分析仪是目前国内外使用最多的一类生化分析仪，具有结构简单、检测速度快等优点。

分立式自动生化分析仪的特点为模拟手工操作的方式设计仪器并编制程序，以机械臂代替手工，按照程序依次进行有序地操作，完成项目检测及数据分析。其工作流程大致为：加样探针从待测标本管中吸入样品，加入各自的比色杯中，试剂探针按一定的时间要求自动地从试剂盘中吸取试剂，也加入该比色杯中。经搅拌器混匀后，在一定的条件下反应，反应后将反应液吸入流动比色器中进行比色测定，或者直接将特制的反应杯作为比色器进行比色。由微机进行数据处理、结果分析，最后将测试结果显示并打印出来。

分立式自动生化分析仪的结构包括：样品盘（架）和取样装置、试剂室（瓶）和取液装置、混匀装置、保温系统、检测系统、清洗系统和计算机控制系统等。

1. 样品盘或样品架用来放置一定数量的样品（如常规患者标本、急诊患者标本、校正品、质控品等），样品盘有单圈或内外两圈，对急诊患者标本、校正品、质控品的位置相对固定，个别仪器具有常规患者标本独立样品盘。样品盘的工作原理：加样臂位置不变，样品盘每转动一圈，移动 $n+1$ 样品杯的位置，来控制不同样品的加样。每个样品架上都有条形码和底部编码孔，用来设置或识别样品架号及样品位置号，也有些仪器有急诊样品、校准品和质控品的专用架。样品架的移动由步进马达控制前移，到达加样臂位置后横向步进移动，达到依次进样。不管是盘或架，用途是放置样品，但对试管或样品杯的规格都有规定，目前倾向于直接采用贴有条形码的采血管。样品盘与样品架相比最大的优点是前者转动恒定、故障率低；而后者的优点是可以随机添加样品以及仪器更加紧凑，特别适合于组合式自动化仪器和实验室自动化系统。

Bayer- 公司的 advia 系列配备有样品稀释转盘，所有的样品在加入反应杯之前都需要预稀释，最大优点是最小样品量和最小试剂量领先于所有仪器。

2. 取样装置由步进马达或传动泵、取样注射器和样品探针（probe）所组成，能定量吸取样品并加入反应杯。不同分析仪的取样范围不同，一般为 2~35μL，步进 0.1mL。最低取样量，是评价分析仪性能的一个重要指标。即使与最低取样量 3μL 相比虽然只差 1μL，但对于高灵敏度的实验而言，反应的试剂量就可以减少 50%。

样品探针位于取样针下部，具液面感应功能，初次装机时，根据样品杯的规格设置取样针的位置。取样针于样品上方下降，一旦接触到样品液面就缓慢下降并开始吸样，下降高度则是根据需要吸样量计算得出。多数感应器还设有防碰撞装置，遇到障碍时取样针立即停止运动并报警。某些取样针还设有阻塞报警系统，当取样针被样品中的凝块、纤维蛋白等物质阻塞时，机器会自动报警、加大压力冲洗取样针，并跳过当前样品进行下一个样品的取样检测。

由于取样量较小，取样针在各样品间可产生严重的携带交叉污染，因此所有的自动生化分析仪均设置了防止交叉污染的措施。早期的分析仪有采用空气隔绝的、有采用试剂清洗的，而 rechnicon 公司的 RA 系列分析仪采用化学惰性液的方式来隔绝样品与取样针内外壁之间的接触，在抗交叉污染方面有其独到之处。当今绝大多数分析仪都采用水洗方式，对接触样品的样品内外壁进行冲洗，显然由上而下的淋浴式明显优于浴缸式浸泡。

3. 试剂室分试剂瓶和试剂船式用来存储试剂。大型的分析仪都设两个试剂室，分别放置第一试剂和第二试剂，每个试剂室分隔成一系列小室，利用支架放置不同规格和容量的试剂瓶。基于配套试剂的需要，试剂船有不同的规格。Beckman 公司的试剂船分 A、B、C 3 个位置，最大容量分别为 110mL、20mL、2.0mL，DADE 的分析仪则将试剂室分成 A、B、C、D、E、F 6 个容量为 4.5mL 的小室。HitachiD 模块的试剂仓则对试剂瓶的规格形状不作要求。

大多数试剂室都具有冷藏装置，使试剂保存在 5~12℃，延长了试剂的保存时间。但某些试剂成分会在低温时因溶解度下降而析出，Toshiba30FR 故将试剂室分为室温和低温两个区。

与样品盘一样，试剂室也有条形码装置，有条形码的试剂放在任意位置可以自动识别。

4. 试剂注入系统用于定量吸取试剂加入反应杯。可加入试剂容量一般为 20~380μL，步进 1~5mL 不等，取样精度在 1mL 左右。

与取样装置一样，也设置有液面感应系统、防碰撞功能和防止试剂间携带交叉污染的措施。液面感应系统能检测剩余试剂高度，利用规定试剂瓶的横断面计算试剂剩余量。

大型的生化仪都有两套加试剂系统，可同时加两种试剂而不影响测试速度；相反，只有一个试剂针的分析仪使用双试剂，可能会影响分析效率。有些分析仪的试剂臂里还装有试剂预热部件，目的是能对试剂进行预热。

Hitachi 系列仪器试剂加入方式分为经济模式和准确模式，两者的区别在于冲洗液不同，前者用蒸馏水，后者用试剂。因此，准确模式状态下，若使用双试剂则两种试剂有等量的浪费，在试剂工作中应引起注意。

5. 混匀装置像手工操作一样，混匀对于一个化学反应或生化反应是十分必要的。混匀的方式有机械振动和搅拌，前者的代表仪器是拜耳公司 advial650。搅拌就是用一个搅拌棒在加入试剂后、仪器停止时旋转搅拌，为了防止交叉污染，在搅拌棒表面都涂有 Teflon 不粘层。为了搅拌时减少泡沫产生，常采用多头回旋技术。

6. 温浴系统分析仪的反应温度一般为 30~37℃（以固定 37℃多见），要求温度波动应控制在 0.1℃。温浴的介质有：①空气：优点是升温速度快，但不稳定，受环境温度影响大；②水浴：优点是稳定，缺点是需加防腐剂来保持水的洁净，需定期更换循环水；③恒温液循环间接加热法：吸取空气和水浴的优点，即用一种无污染、惰性、不蒸发的恒温液，用很小缝隙的空气把比色杯与恒温液隔开。

7. 清洗站取样针、试剂针和搅拌棒的清洗程序是在下一个标本以前用水清洗。而反应杯的清洗是由清洗站完成。清洗站由一组或几组清洗装置组成，包括吸液针、排液针和擦拭刷。清洗程序一般包括以下步骤：吸废液→排出清洗液 1 →吸废液→水洗并吸去废液（可重复）→排出清洗液 2 →水洗并吸去废液（可重复）→吸废液→擦干。即用吸液针将反应杯中的反应液彻底吸出排入废液管道，由排液针预先吸取清洗液（碱性液或酸性液）排出清洗液到该反应杯，再用吸液针将反应杯中的反应液彻底吸出排入废液管道，用水反复多次冲洗，最后用擦拭刷擦干反应杯，有些擦拭刷还有空气干燥的功能。清洗完成后，通过杯空白的吸光度检查，比色杯可继续循环使用。如果经反复冲洗后不能通过空白的检查，分析仪将提示更换比色杯或自动跳过此比色杯使用下一个比色杯。比色杯的清洗需要消耗大量的去离子水，为了节省用水，Abbott 公司具有自动清洗冲洗功能，清洗方式多样化，通常情况只选择水洗，只有对有设置交叉污染的反应杯作彻底清洗，这样既可以节水量又提高了清洗效率。

有些自动生化分析仪可以让用户设定特殊清洗程序。某些试剂中的化学成分是其他试验的待测物，比色杯残余量只有 1% 也远远高于样品中的含量，这样势必会造成交叉污染，这种交叉污染必须依赖特殊清洗程序来消除。例如，很多试剂使用钾盐、钠盐做缓冲液而造成对钾、钠测定的干扰；很多酶试剂中含有钙、镁离子同样对钙、镁测定造成严重干扰；胆固醇（包括高密度脂蛋白和低密度脂蛋白）试剂中含有高浓度的胆酸钠，同样一定会干扰样品中胆汁酸的测定。

8. 检测系统由光路系统、分光装置、比色杯和信号检测系统 4 部分组成。

（1）光路系统：包括从光源到信号接收的全部路径。自动生化分析仪光源的光谱应包括所用的波长范围内所有波长的光，而且在整个波长范围内具有均匀的发光强度。目前多数分析仪采用卤素灯，工作波长范围 325~800nm。少数采用氙灯，工作波长范围 285~750nm，氙灯的最大特点是低波长的能量高，可检测部分需紫外线监测的项目。由于光源产热量大，为延长光源的使用寿命，有些分析仪上还专门安装了冷却装置。

光路系统由一组透镜、聚光器、比色杯（光径）和分光元件等组成，设计上有前分光和后分光之分。前分光的光路为光源 - 分光元件源 - 样品源 - 检测器；后分光的光路为光源—样品—分光元件—检测器。

两者的主要区别：首先，在于前分光先将光源分出多个单色光，再照射到比色杯上，然后由检测器检测样品对单色光的吸光度；而后分光是先照射在比色杯上，再通过分光元件，然后由检测器检测任何一个波长的吸光度。其次，前分光一般不能进行不同波长项目的不间断检测，只能在完成一个单项后，再测另外的项目；而后分光可连续不断地检测需要不同波长的项目。

相比之下，后分光具有更大的优越性：①光路中无可移动部分，不需移动仪器的任何部件；②可同时选择双波长或多波长进行测定，大大降低了噪声，有效抑制标本混浊、溶血等因素对结果的影响，提高了分析的精度和准确性，有利于获得正确稳定的检测结果。因此，目前全自动生化分析仪多采用后分光。

（2）分光装置：有干涉滤光片和光栅两种类型。干涉滤光片又有插入式和可旋转式滤光片盘两种。插入式是将所需要的滤光片插入滤光片槽中；可旋转式滤光片盘是将分析仪所配备的滤光片都安装在滤光片盘中，使用时旋转至所需滤光片即可。干涉滤光片成本低，在半自动生化分析仪中使用较多，但易受潮霉变，影响检测的准确性，因此需经常进行摩尔吸光系数校验仪器。

光栅可分为全息反射式光栅和蚀刻式凹面光栅两种。全息反射式光栅是在玻璃上覆盖一层金属膜后制成，易被腐蚀，且存在一定的相差；蚀刻式凹面光栅是将所选择的波长固定地刻制在凹面玻璃上，在 1mm 内可以刻蚀 4000~10000 条线，既可以色散，也可以聚光。因此蚀刻式凹面光栅的使用可减少物镜，避免因多次反射和透射所产生的杂光的干扰，降低了光路部分的故障，提高了检测精度，同时还具有耐磨损、抗腐蚀、无相差等优点，是当今最先进的全息光栅。

（3）比色杯：是检测反应发生的场所，也是比色部件之一。比色杯是标本与试剂混合进行化学反应的场所，也称反应杯，一般选择透光特性好的硬质塑料或石英玻璃制成。由若干（50~240只）的反应杯围成一圈组成一个反应盘（也可以围成内外两圈），取样、加试剂、搅拌、清洗站、光路系统都固定在特定位置。与样品盘类似，每一次转动，移动 n+1 个比色杯的位置（n 可以是任何数），转动停止时同一时间完成取样、加试剂、搅拌、清洗等动作；下一次转动，在另外位置完成以上动作，以此类推。

反应杯的光径为 0.5~1.0cm 不等，Beckman 外仪器已经自动校正至 1.0cm；容量为 160~500μL 不等。由于参与生化反应的化学成分复杂，且比色杯需要反复使用，故比色杯需用酸性或碱性清洗液反复清洗，因此对比色杯的透光性、抗吸附、抗酸碱腐蚀性均有很高要求。否则一旦发生表面受损、吸附颗粒或因腐蚀导致的表面光洁度下降时，均会引起更多残留，导致测定结果受到严重影响。尤其在目前一台分析仪均设置几十甚至几百个比色杯，保证杯间差足够小，使比色反应尽可能在一致背景下进行是非常重要的。

Dade 公司的 dimension 系列的反应杯是全封闭抛弃型反应杯，即用两层透明薄膜热合而成，去除了复杂的冲洗系统，既安全又经济。比色完成后自动封口，液体不外漏，真正做到无污染。

（4）信号检测系统：其功能是接收光学系统产生的光信号，将其转变为电信号并放大，再把信号传送到数据处理系统。信号接收器一般为硅二极管，信号传递方式有光电信号传送和光导纤维传送两种。其中光导纤维传送方式可消除电磁波对信号的干扰，传送速度更快，在各种大型的全自动生化分析仪中应用较多。

9. 计算机控制系统其功能包括控制标本的识别、吸取样品和试剂、样品和试剂的反应、测定方法的选择、吸光度的检测、数据处理、校准方法、结果打印、质量监控等，是自动生化分析仪的指挥中心。主要表现在具有各种测定方法、校准方法、仪器使用状态的实时监控、多种质量监控方式、项目间结果计算、各种统计功能、多种报告打印方式、数据存储和调用等。软件操作简便、方便直观、功能强大。

三、全自动生化分析仪的性能及评价

（一）自动生化分析仪的性能

性能指标是评价仪器的主要依据。自动生化分析仪的发展经历了连续流动式、离心式、分立式和模块式的过程，其检测试剂也经历了自配试剂、多种试剂单独配制（使用前临时混合在一起）、干粉试剂和液体试剂的发展过程。仪器的结构和性能不断完善，功能和技术指标不断更新，自动化程度越来越高，检测速度越来越快，检测结果的精度和准确度也越来越高。

1. 自动化程度是指分析仪在微机系统的控制下能独立执行检测操作的能力。仪器的自动化程度越高，其功能越强。如半自动生化分析仪只能完成比色、计算和打印结果等过程，而全自动生化分析仪可完成加样、加试剂、混匀、保温、反应、比色、计算、打印结果、统计分析等过程。

2. 分析效率是指在测定方法相同的情况下自动生化分析仪的分析速度，反映了单位时间内仪器可处理标本的能力。效率高低取决于一次测定中可测样品的数目和可测项目的数目。如单通道生化分析仪一次仅能检测一个项目，其分析效率比多通道生化分析仪一次可测定多个项目要低得多。目前大多数自动生化分析仪的分析速度为 200~3000 测试 / h 不等。

3. 精度和准确度是决定自动生化分析仪检测结果准确性和可靠性的主要因素，其高低取决于分析仪各部件的加工精度和精确的工作状态。如通过改良搅拌器的设计，降低混匀标本时搅拌器的表面异物携带率，减少标本之间的交叉污染；通过改进光路系统和信号检测系统，提高测定的精度和准确度等。

4. 应用范围包括自动生化分析仪所运用的分析方法及可测定项目的种类，与仪器的设计原理和结构有关，是一个综合性指标。近年来新推出的一些自动生化分析仪既可运用分光光度法进行检测，也可运用浊度法，甚至用离子选择性电极法进行检测；可测项目的种类也从常规的生化检测指标扩展到特种蛋白、药物监测分析和微量元素的检测，应用范围越来越广泛。

5. 其他性能除上述指标外，分析仪的性能指标还包括最小反应液体积、取液量，试剂是封闭式还是开放式等。最小反应液体积是指可被光度计准确检测的最小的反应液体积，最小反应液体积越少，试剂消耗越少。取液量决定了样品与试剂的比例，该比例的范围越宽，越能适应更多检测方法的选择。使用开放性试剂的分析仪在试剂选择方面具有更大的空间。

（二）性能评价指标

1. 精密度评价分析仪的精密度测试包括批内重复性和总精密度两个方面。测定批内重复性的方法为：重复测定同一样品的某一个或几个项目，共测 20 次，计算

CV 值，然后与厂家提供的该项指标进行比较。测定总精密度的方法为：选择两个浓度（有医学决定水平的正常和异常值），每天测定 2 批，每个浓度各平行 2 次，2 批之间的时间间隔不少于 2h，连续 20d，要求每天必须作室内质量控制，然后计算总精密度。

2. 相关性不同分析仪的测定结果会存在一定的差别，为了保持结果的一致性，拥有两台以上分析仪的实验室，应进行仪器间的校正。若仅有一台分析仪，则可与参考实验室的仪器进行校正，以保证不同实验室之间结果的一致性。方法是在不同的仪器上测定相同的项目，然后用线性回归进行比较和校正，全自动生化分析仪上一般都设有校正程序。

3. 波长校正包括线性和准确性的检查。线性检查方法为：用系列标准溶液在最大吸光处读取吸光度，然后绘制标准曲线或用回归法计算线性相关。准确性检查的方法有两种：一种是用已知准确浓度和摩尔消光系数（ ε ）的溶液在其特定波长读取吸光度 A 值，计算 ε=A 值 / 浓度，然后与标准 ε 比较；另一种是与已知准确波长的仪器比较，如有漂移时应进行适当校正。

四、全自动生化分析仪的使用注意事项及维护保养

1. 安装全自动生化分析仪属于精密电子仪器，一般均由仪器制造公司的技术人员进行安装。分析仪必须安装在无灰尘处，远离电磁干扰源和热源，避免阳光直射。安装时仪器四周应留有足够的空间以便于操作、保养、维修及安装各种配套设施。系统工作电压一般为 220V，应有合适的稳压装置，并连接符合要求的地线。仪器的工作环境要求温度范围为 18~30℃，并尽量保持温度恒定；湿度为 10%~85%；仪器用水要求电导率＜ 1μs 或电阻＞ 15MΩ。

2. 参数设置是指测试项目的具体操作程序，主要包括样品量、试剂量、测定方法、反应时间、测定波长、校正方法、控制因素等。分析参数的合理设置是分析结果可靠性的前提，一般应根据仪器的特点及试剂说明书进行设置。

3. 操作流程设置通道—编制分析参数—装载试剂—校准—质控—任务单下达—样品装载—样品分析—结果复核—结果报告。

4. 维护保养自动生化分析仪一般都有日维护保养、周维护保养、月维护保养、季维护保养和半年维护保养的要求。主要内容是进行清洗和易损部件的保护或更换以及一些性能的检查，如反应杯的清洗和更换、光源的检查或更换、过滤网的清洗等。

五、特色仪器介绍

目前使用较为普及的生化分析仪有贝克曼（Beckman）Synchroncx 系列、synchronLx 系列，奥林巴斯（olympus）AU400、AU600、AU640、Au1000、Au2700、Au5400 系列，雅培（Abbon）AxSYM、AEROSET 系列以及日立（HITAcHI）7020、7080、7180、7600 系列等。不同厂家仪器的外观有些差异，但其基本结构大致相同。

（一）BeckmanUniCelDxC800 全自动生化分析仪

是美国 BeckmanLowlter 公司在 2005 年推出的一款大型全自动临床生化分析系统。最大测试速度为 1440 测试 / h，同时可测项目多达 70 项，同时可放置 140 个样本，并可连续进样。其特色设计包括以下几方面。

1. 闭盖采样功能通过减少实验室工作人员接触来自患者样本的潜在生物污染以及反复的机械动作引起的损伤，从而显著地提高安全性。

2. 凝块检测及自动重检功能能检测到随样本吸入的微小凝块，并弃掉该样本，清洗样本后重新吸样，避免因吸样量不准导致检验结果的偏差。

3. 移动式清洗系统环状包裹设计，采样针于运动中即时冲洗，减少了检测冲洗的环节，提高速度同时减少了交叉污染物粘附在采样针的时间。清洁剂先以高压 360° 喷射于采样针的外壁，再以真空吸入，确保内外清洁，提高了检测结果的准确性。

4. 可离心的样本架直接放入专用离心机，离心后取出样本架即可上机检测，快速方便。

5. 多种选配功能可选配“近红外粒子免疫测定（NIPIA）”以扩充项目菜单，包括 hs—cRP、铁蛋白等；可选配“自动分样功能”，将生化和免疫检测平台合并；可连接“样本处理系统”，为实现实验室自动化作准备，减少样本处理的人工参与，提高效率。

6. 其他采用独特的、长寿命的脉冲式氙灯光源系统，智能模块、光纤通讯、半导体接触式传导恒温系统等先进技术的运用，提升了仪器的可靠性；远程维护、在线维护软件则使维护保养变得更简单；仅需每周少于 10min 而无需每日的维护保养，使维护保养更为标准化、程序化。

（二）olympusAU2700 全自动生化分析仪

ompusAu2700 是日本奥林巴斯光学株式会社在 2000 年推出的大型全自动生化分析仪。可同时放置 300 个样品，测试速度最高为 1600 测试 / h，若加电解质测定装置

（K+、Na+、cl-）则可达2132测试/h。其特色设计包括如下内容。

1. 应用网络工作站技术网络服务器通过光导纤维控制十多个CPU，每个CPU控制一个部件的工作，使仪器的各个部件在互不干涉、准确无误的状态下高速运行。例如出现探针保护时，已测试的项目能继续测定出结果，探针自动复位后继续工作。

2. 数字式光路系统为了增加测试的精度和准确度，减少试剂的消耗，采用olympus最新设计的数字式光路系统；利用集束式点光源系统，将普通光源改变为集束式点光源，使光源成为一点束，测光面积减少，最少反应容量仅需120μL；采用直径6mm的永久石英玻璃反应杯；数字式感光系统，将感光元件、模拟信号放大和A/D转换合为一体，成为数字式光路系统，减少噪声和干扰。

3. 数字式加样系统采用数字式加样系统使加样更精确、更精细，最低加样可达到1.6μL，步进可达到0.1μL；可随意进行样品前稀释（5~100倍）；自动跟踪加样系统，减少样品的吸附，降低携带污染。

4. 特殊冲洗系统包括：多头循环的搅拌棒平台，采用三头搅拌棒，并涂抹了不粘材料Teflon；样品探针和试剂探针实现内外壁冲洗，外部冲洗采用冲击式水流方式，清洗更彻底；反应杯清洗采用8步骤冲洗程序，冲洗过程采用的是持续流动冲洗的方式。

5. 高速多部件的独立运行2个样品探针独立加样；4个试剂探针分别独立加试剂；两组搅拌棒分别同步搅拌；双试剂仓；双样品仓；双圈比色杯同步进行比色等设计来达到最大分析效率。

6. 专利恒温系统其特点为温度稳定、精确，长时间保持不变，无需保养。

7. 其他测试参数完全开放，可任意设计各种参数；自动线性跟踪；校正方法多，校正模式多；定时定标；试剂应用量、剩余量和测试数显示；结果编辑、统计、修改和自动更正等。

（三）ARCHITECrl、C8000全自动生化分析仪

ARcHITECTC8000是美国雅培公司最近推出的模块式全自动生化分析仪。每小时可完成1200个测试，其中光学检测项目800测试/h，电解质400测试/h。可同时放置217个样本、121个试剂。光路系统共有16个固定波长，波长范围340~804nm，是固定波长最多的生化分析仪之一。其特色设计包括以下几项。

1. 人工智能化机器人轨道样本传输系统由6个部分组成：样品盘，共150个样品位；急诊/优先样品架位置，共35个样品位；样品架转运器；样品架定位器；转运器

马达部件和条码读数器。独特的三维立体设计提供连续和灵活运行模式，多色的闪烁灯提示操作员轨道状况，及时进行必要处理；急诊和重检样品优先于常规样品检测，最大限度缩短紧急样品检测时间。重检样品轨道（RSH）和强大的 Architec 软件实现自动稀释及自动重检。

2. 智能化清洗程序设计最优化的清洗步骤消除携带率，应用容积定量测定和高速影像分析，选择最佳流速；清洗液能均衡分配，和探针外表面充分接触，同时避免挂液现象；不发生液滴滴入样本容器造成样本稀释，探针每次吸样带入样本容器中的洗液量少于 0.25μL。其专利 Smartwash 技术为系统提供针对试剂探针、样品探针和反应杯所需的特殊清洗步骤，可降低分析器的干扰和样品间的携带。

3. 优化吸样清洗程序根据吸样体积决定吸样探针的清洗程序，吸样体积为 2~15μL 时，仅使用常规延伸清洗程序；吸样体积为 15~35μL 时，在探针内部清洗结束后，还对探针尖端外表面延伸冲洗（100ms），以减少探针携带污染。

4. 复合式电解质晶片技术使用专利集成晶片技术（ICT）检测钠、钾和氯。ICT 是将固相的离子选择性电极组合在一个单一的晶片上，从而减少了在进行电极检测中所需要的保养程序。ICT 系统包括一个吸样针和一个模块，采用间接法电位差分析，样品仅需 15μL，稀释 24 倍后再检测。无阀门、蠕动泵等复杂管路系统，减少故障。

5. 酶线性范围扩展通过对反应过程的监测和读数窗口的调整，将酶测试的线性范围扩大 12 倍之多，大大减少了重检标本的个数。

6. 压电搅拌技术电流变化带动搅拌，无机械齿轮传动，配件损耗少，维护保养简便，均匀，无气泡，结构精密度好，搅拌表面积少，携带低，噪声小。

7. 压力传感技术采用电压力传感器测量样本探针的吸样压力（将机械能转化为电压），以判定吸取的样本是否会阻塞探针。取样量为 2~35μL，0.1μL 步进。

（四）日立 7170 型全自动生化分析仪

7170 型全自动生化分析仪是日立仪器有限公司于 1996 年推出的全自动生化分析仪，检测速度为 800 测试 / h，加上电解质可达到 1200 测试 / h 以上。其特色设计包括以下几项。

1. 样本针液面探测及随量跟踪当个别样本量过少时，样本针的随量跟踪功能可指令样本针随样本液面的下降而下降，既满足了微量样本测定的需求，又避免了吸入空气的可能，从而确保结果可靠。

2. 样本针最小加样量及加样准确性专利设计的加样系统实现加样的准确性和微量化，最小加样量达到 1.5 μL，0.1 μL 步进。其核心技术，一是样本针尖端特殊研磨及特殊抽提与放样程序，最大限度阻断多余样本滞留，确保微量样本准确转移；二是专利的特殊陶瓷活塞结合水介质非触壁式吸量器设计，既满足宽量程吸样要求，又最大限度地避免因活塞触壁导致的磨损及热效应导致的吸样不准或精密度下降。

3. 自动增减量及前稀释功能根据客户需求对样本进行不同比例的自动测定前稀释，该功能主要用于校准时自动制作不同稀释梯度的校准品，既可避免人工稀释带来的麻烦和不准确性，又可节约校准品；可设置对浓度过高或过低样本进行自动减量或增量程序，并能将结果自动转换成常规量的测定结果。

4. 试剂针液面探测功能该设计的优点在于：一是尽量减少试剂针与试剂过多接触，减少携带污染；二是能探察试剂余量，将仪器内剩余试剂的准确测定分数输出，结合应用软件的多级预警系统，便可根据客户每个项目的日常不同工作量向操作人员及时发出不同级别的提示，大大方便了试剂的管理。

5. 清洗方式分为常规清洗和特殊清洗两种模式。常规清洗时主要使用水和碱性清洗液进行清洗。日立的特殊清洗分为样本针特殊清洗、试剂间交叉污染特殊清洗、比色杯特殊清洗。另外，当设定了试剂间携带污染特殊清洗程序后，仪器会根据程序自动调整测定顺序，以避开易引起污染的项目同时测定。

6. 搅拌系统分为搅拌棒和超声搅拌两种。搅拌棒搅拌充分，其疏水涂层大大减少了反应液间的携带污染。超声搅拌不接触反应液，避免了搅拌带来的携带污染，搅拌力度可以根据需要进行调整。

六、自动化生化分析仪分析方法

自动生化分析仪分析方法一般包括一点终点法、两点终点法和速率法。

终点法是实验室最常用的方法之一。它是基于待测样品和试剂反应达到平衡状态时反应终产物的吸收光谱特征及其对光吸收强度的大小，对样品进行定量分析的一类方法。即样品和试剂混合物反应一定时间后达到平衡（终点），此时呈色反应处于稳定阶段，检测其颜色对光的吸收强度，以此计算待测物的浓度。终点法包括一点终点法和两点终点法。

（一）一点终点法

一点终点法的特点是将样品与一种或两种试剂混合，让其充分发生反应，当生化反应达到平衡状态（即终点）时，测定产物的吸光度，并计算待测样品的浓度。临床生化检验中采用一点法检测的代表性项目有总蛋白、清蛋白、葡萄糖氧化酶等。

（二）两点终点法

两点终点法也称固定时间法，可分为单试剂和双试剂两种类型。

单试剂两点终点法是在样品与一种试剂混合反应的延滞期后读取 A_1，再过一定时间后读取 A_2，计算 $A=A_2-A_1$，然后将计算的 A 值与标准进行比较，求得待测物的浓度。临床生化检验中采用单试剂两点终点法检测的代表性项目是苦味酸法测定肌酐。

所谓双试剂是将反应体系中的试剂分成两个组分：

1. 加入第一试剂：首先，将标本与第一试剂混合，通常第一试剂可以部分或全部消除样本中的内源性干扰物质。此时，选择某一时间点（如加入第一试剂后的一段时间）测定吸光度 A_1。

2. 加入第二试剂：接着，向反应体系中加入第二试剂（启动试剂），促使反应继续进行至终点。第二试剂的加入是反应完成的关键步骤，它启动了被测物质与试剂之间的化学反应。

3. 测定终点吸光度：当反应达到终点时（即吸光度不再变化时），选择另一时间点测定吸光度 A_2。此时，反应体系中的被测物质已完全转化为产物，吸光度的变化反映了被测物质的浓度。

4. 计算待测物质浓度：根据公式 $C = K \times (A_2 - A_1)$，其中 C 为待测物质的浓度，K 为校准系数，计算待测物质的浓度。A_2 与 A_1 的差值消除了试剂本身及样本内源性物质的干扰，使得测量结果更为准确。

该方法的优点是可以消除样品、试剂的颜色、浊度以及一些干扰物质对测定的干扰。临床生化检验中双试剂盒都可以使用两点终点法，如尿素、三酰甘油等。

（三）速率法

速率法又称为连续检测法、动态分析法或动力学方法，是一种测定底物的消耗或产物生成速度的化学方法。常用来测定酶活性，通过连续测定酶促反应过程中某一反应产物或底物的浓度随时间变化的速度，求出酶反应速度，间接计算出酶活性浓度。计算方法有两种。

相对法：酶活力（$U \cdot L^{-1}$ 或 $mmol \cdot L^{-1}$）=[△A（测定）/△A（标准）]× 校准物的浓度。

绝对法：酶活力（$U \cdot L^{-1}$）= △A×（反应液体积 / 样品体积）×（1000 / 消光系数）。

速率法是在反应的线性期进行连续检测，计算出单位时间内吸光度值。其具体方法有两点速率法和多点速率法两类。

1. 两点速率法是指在酶促反应的零级反应期检测两个不同时间点的吸光度，与单试剂两点终点法有些相似。用两个吸光度的差值（A）除以时间（min），计算出单位时间（每分钟）的吸光度值。

2. 多点速率法是指在酶促反应的零级反应期，每隔一定时间（2~30s）检测一次吸光度，连续检测多次，求出单位时间内的吸光度变化△A，即反应速度。此法又分为：

（1）最小二乘法：又称为速率A法，它是用最小二乘法求得整个读数时间段每分钟的吸光度变化率（△A），从而计算出浓度或活性值，该法是目前全自动生化分析仪上最常使用的速率法。

（2）多点 δ（delta）法：该法是求出各时间点吸光度差值即$\triangle A = An - A_{n-1}$，取符合线性反应段的6值，计算酶活力。仪器内已设置好线性反应条件：相关系数 r= 0.95 或 r= 0.85，偏离线性的数据在计算结果时被弃去。

第三节 免疫自动化分析

一、免疫自动化分析发展历史

免疫分析技术是利用抗原抗体反应进行测定的方法，即应用制备好的抗原或抗体检测标本中未知的抗体或抗原。早期免疫分析通过观察沉淀物形成、凝集、溶血现象发生等进行定性或定量分析，如免疫扩散、免疫电泳、血凝试验、补体结合等。这些检测方法结果易于判断、成本低、技术上便于掌握，因此广泛用于检测多种类型的临床样品。后来，随着单克隆抗体技术的建立及其他学科技术的发展，出现了将标记技术与抗原、抗体的免疫化学技术相结合的免疫标记技术，如放射性核素标记、荧光免疫标记、酶免疫标记、稀土元素标记及化学发光分子标记等。这些标记技术具有快速、灵敏、特异、易于测定等优点，极大地促进了免疫分析技术的发展，同时，也为实验室的免疫检测自动化奠定了基础。

免疫分析技术的自动化、智能化发展，是临床检验领域继生化全自动分析时期的又一个标志性重要阶段。其推动力源自一些大型实验室在免疫检测应用方面的进一步拓展和规模化，对免疫分析系统的检测速度、自动化和智能化性能提出了更高的要求。

二、免疫自动化分析技术

（一）自动免疫比浊法

自动免疫比浊分析法的问世克服了经典的免疫沉淀反应中操作繁琐、敏感度低、反应时间长和不能自动化检测的缺点。20 世纪 70 年代出现的微量免疫沉淀法主要包括了免疫透射浊度分析和免疫散射浊度分析，这些技术已常规用于临床体液特定蛋白的检测。

1. 免疫透射比浊分析是一种比较老的方法，它有以下缺陷：①溶液中存在的抗原—抗体复合物分子应足够大，分子太小则阻挡不了光线的通过；②溶液中抗原—抗体复合物的数量要足够多，如果数量太小，溶液浊度变化太小，对光通量影响不大；③透光比浊采用光电池直接接收光通量，即光度计的灵敏度不高，微小的浊度变化不易影响透光率的改变；④透光比浊是依据透射光减弱的原理来定量的，因此只能测定抗原—抗体反应的第二阶段，检测仍需抗原—抗体温育反应时间，检测时间较长。因此，透射比浊类的自动分析仪用于免疫测定日趋减少，该测定原理主要用于生化分析仪。

2. 散射比浊分析将免疫测定与散射比浊法的原理相结合，是一种快速、自动化、微量检测体液中特定蛋白质的免疫化学分析技术。包括以下方法。

（1）终点散射比浊法：经典的测试方法，将抗原与抗体混合，待其反应趋于平稳直到反应终点时测定结果，反应的时间与温度、溶液离子强度、pH 等有关。

该法存在以下缺陷：①一次性测定吸光度值，没有考虑每一个待测样本的吸收和散射效果，测定结果不准确；②测定的是抗原—抗体反应的第二阶段，不适合快速检测；③在抗原—抗体反应中，随时间的延长，抗原抗体复合物有重新结合的趋势，可影响散射值的改变，最后可能测出比反应早期还低的散射信号值，影响结果的准确性；④终点法存在反应本底，测定样本的含量越低，本底比例越大，故在微量测定时，本底的干扰是影响准确测定的重要因素。目前仅一些自动生化仪使用这种原理测定部分检测项目。

（2）速率散射比浊法：1977 年 Sternberg 首先运用该法进行免疫化学测定，是一种动态测定抗原与抗体结合反应的方法。速率散射比浊法是免疫化学测定的一项革命，使免疫化学分析发生了质的飞跃。该法的逐步完善使体液特定蛋白的测定更加准确和快速，成为当今临床免疫学诊断技术中的重要应用技术之一。

速率散射比浊法的原理如下。

①速率信号的形成：速率是指在单位时间内抗原抗体结合形成免疫复合物的速度。抗原与相应抗体以一定比例混合后，随着反应时间的延长，免疫复合物的总量Ⅳ逐渐增加，而速率的变化是由慢—快—慢，反应时间最快的某一时刻称为速率峰。速率散射比浊法是测定单位时间内抗原抗体反应形成复合物的最快时段。当反应液中的抗体量保持过剩时，速率峰的高低与抗原含量成正比，仪器自动通过标准曲线将速率峰值转化为所测抗原的终浓度。

②抗原过量的检测：为保证速率散射比浊分析检测的准确性和精确度，在 Beckman 公司的仪器系统中设计有抗原过量检测系统。其原理是根据抗原抗体反应形成的浊度不断增加而设计的。在抗体含量一定的情况下，免疫复合物的生成量随抗原的增加而增加，当抗原量超过抗体量时，免疫复合物的量反而减少。因此，当标本中的抗原和反应液中的抗体结合后，若反应液中有未结合的抗体存在，再加入抗原时，可见新的速率峰信号；如果没有游离的抗体存在，就不会有新的速率信号出现，即可判定抗原过量，仪器会对标本进行稀释，然后再进行测定，从而使结果准确可靠。

③用户自定义系统：即按各自的工作检测需要，开展仪器未设置的检测，建立自己需要检测的项目。

但必须具备以下三个条件：所采用的抗血清有最适的效价和清晰度；制作校正曲线应选择最恰当的抗原含量；设定检测抗原的最适稀释浓度。

（3）定时散射比浊法：免疫沉淀反应是在抗原抗体相遇后立即开始，在极短时间内反应介质中散射信号变动很大，此时计算峰值信号会产生一定的误差。故在抗原抗体反应时留出预反应时间，即散射光信号第一次读数在开始反应 7.5s～2min 内，大多数情况下 2min 以后测第二次读数，并从第二次读数中扣除第一次读数，最后转换为待测抗原浓度。该反应检测系统不具备真正的抗原过量检测的能力，故采用过量的抗体来保证抗原抗体反应形成不可溶性小分子颗粒，获得的小分子颗粒产生最强的散射光信号。在第一阶段即预反应时间内，检测总量的 10% 的标本与过量抗体反应，若第一次读数未超过预先设置的抗体浓度阈值，提示该待测样品符合预置范围，检测中不会出现抗原过量，因而把余下的 90% 的样品加入开始第二阶段反应；如果预反应阶段读数超过所定的阈值上限，提示待测样品的浓度含量较高，样品必须在更高稀释度下重新测定。

尽管固定时间散射比浊法是目前应用中一种较先进的方法，但该法也存在一些问题：

①预反应阶段与抗体反应的仅是少量抗原，预反应阶段的信号变动仅占全反应阶段信号变动的极少部分，此信号值的扣除对最终的结果计算影响不大；②该法采用间接抗原过量检测，在反应末端并没有进行真正的抗原过量检测。

（4）散射比浊法的临床应用：①免疫球蛋白测定 IgG、IgA、IgM、IgE、IgD；②补体单个成分 C3、C4、B 因子的测定；③类风湿因子的测定主要是 IgM、RF；④ C—反应蛋白的测定、载脂蛋白、尿微量蛋白检测。

（二）自动放射免疫分析

放射免疫分析（RIA）以易被射线探测仪器准确计数的放射性核素来标记示踪剂，利用抗原抗体高度专一的特异性结合来对待测物进行定量，具有很高的灵敏度、精确性和特异性。进入 20 世纪 90 年代以来，随着其他免疫分析方法如酶免疫分析、荧光免疫分析和各种发光免疫分析的发展，放射免疫分析在生物医学检验中的地位逐渐下降，在许多方面已被上述各种免疫分析方法所取代。但放射免疫分析仍以检测灵敏度高、药盒品种多、价格低廉、设备相对简单等优点受到各医院，特别是中小医院检验部门的青睐。

（三）自动酶免疫分析

1. 全自动酶免疫分析仪的发展历程第一代全自动酶免疫分析系统多为 2 块板或 3 块板，标本处理占用时间较长，仅节约劳动力而不提高工作效率。以 Bio-code 为代表，第二代全自动酶免疫分析系统为非多任务、单轨道，不能同时处理两种过程（如加样同时洗板等），且软件基于 D0s 版本，使试验全过程控制不能严格执行和试验时间延长，容易死机，存在诸多缺陷。多分为“前处理系统”和“后处理系统”，以瑞士哈美顿公司的 AT 系列为代表。第三代全自动酶免疫分析系统产品为多任务多通道、完整实现加样系统与酶标板处理系统一体化。在硬件上，采用了生化模式设计，广泛应用了液面水平检测技术和最新的平面轨道运输技术、防交叉污染技术。在软件上，基于 Windows98 平台，最先使用了时间管理系统（TM），采用导向式工作表，彻底解决了“堵车现象”，真正实现了酶免实验室的自动化和网络化，如意大利 sEAc 公司的全自动酶免疫分析仪等。

2. EIA 分类按照是否需要将结合的酶标记物和游离的酶标记物分离，分为均相 EIA 和非均相 EIA。按照反应原理不同分为竞争性 EIA 检测方法和非竞争性 EIA 检测方法。后者是目前最普及的一种 EIA 技术，具有以下优点：

①由于固相包被和酶标记抗体均为过量，抗原抗体的结合是非竞争性的，所以对抗体亲和力的要求不像竞争性免疫测定那么高；

②灵敏度较高，线性范围较宽；

③双位点夹心法（应用两株单克隆抗体）明显提高了检测的特异性；

④反应迅速，节省时间。

3. 全自动酶免疫分析仪软件上的特点：①完善的质量控制体系，保证检验质量；②更先进的全中文智能系统，导向式操作，简化操作；③不同的方法学试验；④ TMs 优化每个试验时间；⑤定量曲线贮存；⑥简单的两点定标；⑦预稀释功能；⑧患者档案贮存功能。

4. 自动酶免疫分析的进展

（1）EIA 中的放大系统：EIA 中由于引进了放大系统，检测的灵敏度有很大的提高。

①生物素—亲和素系统，优点是：亲和素对生物素的亲和力很高，结合牢固而稳定；每个亲和素可以结合 4 个生物素，使反应信号明显放大；生物素在温和的条件下结合到抗体或酶上后比活性高，而且不影响酶和抗体的活性；用生物素代替酶去标记抗体，减少了酶对抗体产生空间位阻的问题；可提高检测的特异性；多种生物素的衍生物可使生物素结合到蛋白质的功能基团上，有较大的余地提高该检测系统的灵敏度。

②荧光底物的应用。

（2）固相载体的进展：主要表现为磁性微粒子的应用。磁性微粒子是用 $F_{e3}O_4$ 等磁性物质经特殊处理后所发展起来的一种新型 EIA 反应固相载体，目前该技术在免疫荧光、化学发光、电化学发光等技术中也得到了广泛应用。

优点：反应面积增加，因此反应时间缩短、样品用量少；微粒子的磁性特性再加上检测仪器的玻璃纤维、电磁铁等技术可使免疫反应的结合物更加方便地与游离的酶标记物进行分离，因而，也更适于反应的自动化设计和应用。

（3）与其他检测技术相结合：EIA 技术的发展已经开始趋于和化学发光、免疫荧光等技术相结合，这样可以充分利用酶的催化作用和发光、荧光分析的高灵敏特性，使得 EIA 的检测能力大大提高。

5. 临床应用 EIA 随着其方法学上的不断完善和检测技术的广泛应用，目前已经在传染病、肿瘤标志物、内分泌激素、过敏原、贫血、骨代谢等许多领域相关疾病的诊断和治疗中发挥了重要的作用；在献血员的筛查、保证安全输血的工作中也收到了明显的社会效益和经济效益。全自动酶免疫分析仪不仅可以一次处理大批量的标本，还可以一次同时处理多项目的检查。在某种程度上，EIA 已经成为目前临床免疫学检验中应用最广、最普及的检测技术。

（四）免疫芯片技术液相悬浮芯片技术是近年来刚刚兴起的一种新的检测技术，因为其分子杂交是在溶液中进行，故又称为液体芯片。它集中了免疫学、分子生物学、高分子化学、激光检测技术、微流体技术和计算机等方面的先进技术为一体。其技术平台是多功能悬浮点阵仪（MASA），核心技术是把微小的乳胶颗粒（微球）分别染成不同的荧光色，构成不同编码的微球，然后再把针对不同检测物的核酸（互补链）或蛋白（如抗原抗体）以共价方式结合到特定颜色的微球上。应用时，先把针对不同检测物用不同颜色编码的微球混合，再加入检测物（可以是血清中的抗原、抗体、酶，也可为 PcR 产物等）。悬液中的微球与被检测物特异性地结合，并加上荧光标记。然后以流式细胞术做检测平台，微球成单列通过两束激光，一束判定微球的颜色从而决定被测物的特异性（定性）；另一束测定微球上的荧光标记强度从而决定被测物的量（定量），在较短时间内对核酸、多肽、小分子蛋白质等进行快速检测，所得到的数据经电脑处理后可以直接用来判断结果。

液相悬浮芯片技术的特点：①灵敏度高，低限可至 10pg；②准确性和重复性很高，这是由于其可对每项指标进行 100 个微球计数，然后取平均值，相当于对每例样本重复检测了 100 次；③反应时间短，速度快，可在 35~60min 内完成测试；④液体芯片反应条件比较温和，有利于微球表面包被抗体或探针与被检测物的充分反应，大多数反应不需要洗涤，不会破坏反应的动态平衡，使反应更为接近自然状况。

目前利用这项技术可进行多种肿瘤标志物联合检测、自身抗体检测、基因突变检测、白血病检测、优生优育检测等。

（五）其他技术

化学发光免疫分析、电化学发光免疫分析和荧光免疫分析（请参见本教材相应章节）。

三、自动免疫分析的质量控制

自动免疫分析系统实现了自动加样、洗涤、数据处理等问题，使过去手工方法检测时不同操作者的“操作误差”几乎被彻底解决。因此，实验室人员的“操作技术”已经不应该再成为自动免疫分析的质控重点。为了提高自动免疫分析系统的检测质量、减少误差，使不同实验室之间的结果能进行比较和利用，使自动免疫分析系统在临床实验室的实际应用中发挥出其应有的作用，需要对其实行标准化和质量控制。

1. 人员培训每一种新型的自动化检验设备都是高科技产品，技术含量很大，对操作人员的要求相对较高，因此，操作人员在实际上机操作前，应经过厂商专业技术人员系统的业务培训（包括检测原理、基本操作、日常保养及维护等）。实验室制定出该仪器应用的 SOP 制度，如仪器的操作步骤、校准程序、保养维护方式等，这样才能保证检测系统的正常、准确使用。

2. 室内质控实验室应根据自身的特点和要求，选择合适的室内质控管理软件和失控报警系统，以确保检测结果的准确性。实验室应同时建立、健全与仪器配套的室内质控软件相适应的相关 SOP 文件，确保仪器始终在控制的状态下进行运行。

3. 室间质评参加各级权威机构的室间质评可以使本实验室的实验项目与其他实验室的检测结果具有可比性；同时，还可以发现本实验室在质控工作中的不足之处以便改进和完善。

四、特色仪器介绍

（一）AxSYM 全自动免疫分析仪

1. 原理 AxSYM 拥有 4 种检测方法：微粒子酶免疫分析技术（MEIA）、荧光偏振免疫分析技术（FPIA）、离子捕获免疫分析技术（IcIA）和辐射能衰减技术，针对不同的检测物质，采用最合适的方法学和测定过程，从而得到最佳的实验结果和实验效率。

（1）微粒子酶免疫分析（MEIA）：是雅培公司的专利技术之一，用此方法生产的试剂具有极高的灵敏度、特异性和稳定性。主要用于测定蛋白质、病毒抗原等大分子物质。

该方法反应体系主要包括以下三部分：①抗原/抗体包被的微粒子。微粒子是由多孔高分子粒子制成，具有很好的亲水性，且密度与水相仿，悬浮性极佳。微粒子可与玻璃纤维不可逆结合，从而提高了反应的特异性。微粒子的直径只有0.5μm，表面多孔，大大增加了反应的表面积，提高了反应的灵敏度，缩短了反应时间。②酶标抗体。采用最稳定的碱性磷酸酶作为标记物。③基质液。采用极稳定的4-甲基磷酸伞形酮（4-Mup），4-Mup为碱性磷酸酶的底物。

以双抗体夹心法为例，介绍如下：在已包被了抗体的塑料微珠试剂中，加入待测标本，经温育，再加入碱性磷酸酶标记的抗体，形成抗体-抗原-酶标记抗体复合物。然后将其转移到玻璃纤维柱上，用缓冲液洗涤，没有结合的抗原、酶标抗体被洗掉，结合抗原抗体的塑料微珠则被保留在纤维柱滤膜的上方。这时再加入4-Mup，4-Mup在碱性磷酸酶作用下脱磷酸后形成甲基伞形酮（4-Mu），它在365nm激发光照射下发出448nm的荧光，经过荧光读数仪的记录、放大，计算出所测物质的含量。

（2）荧光偏振免疫分析（FPIA）：这是一种均相荧光免疫分析法，主要用于测定相对分子质量小的物质，如药物浓度测定。原理是标记在小分子抗原上的荧光素经485nm的激发偏振光照射后，吸收光能进入激发状态，激发状态的荧光素不稳定，很快以发出光子的形式释放能量而还原。发射出的光子经过偏振仪形成525~550nm的偏振光，这一偏振光的强度与荧光素受激发时分子转动的速度成反比。游离的荧光素标记抗原，分子小，转动速度快，激发后发射的光子散向四面八方，因此通向偏振光信号很弱；而与抗体大分子结合的荧光素标记抗原因分子大转动慢，激发后产生的荧光比较集中，因此偏振光信号比未结合时强得多。在测定过程中待测抗原小分子、荧光标记抗原小分子和特异性抗体大分子同时加入同一反应杯中，经过温育，待测抗原和荧光标记抗原竞争性地与抗体结合。待测抗原越少，与抗体竞争结合的量越少，而荧光标记抗原与抗体结合量就越多，当激发光照射时，荧光标记的小分子抗原与大分子抗体结合后，其分子的转动速度减慢，因此荧光偏振信号强。待测抗原的浓度低，可以通过计算获得其含量。

（3）离子捕获免疫分析（IcIA）：是雅培公司最近才发展起来的一项测试技术，具有极高的灵敏度、特异性和稳定性，主要用于GHb、叶酸等项目的测定。在反应孔中的玻璃纤维预先包被了高分子的四铵合物，从而使纤维表面带正电，得以捕捉带负电的反应复合物。通过静电正负结合的原理，使反应复合物吸附在纤维上。反应复合物即为抗原抗体复合物，并联以荧光标记物，这个复合物通过连接带负电的多聚阴离子复合物，吸附到带正电的纤维表面，经过一系列彻底清洗等步骤后，测定荧光强度变化率，从而决定被测物质的浓度。

（4）辐射能衰减（REA）：包含了一个颜色变化的反应，分析物的存在通过使色原（无反应染料）物质转变为色基（有色染料）。色基有对光吸收的特性，吸收反应混合物的荧光物质（荧光原）发射的荧光，因此测得的荧光原物质的荧光强度就会下降（辐射能衰减）。产生的色基物质与反应系统中的分析物的消耗呈线性关系，荧光物质发光强度的对数与色基物质成反比关系，通过测定荧光物质的衰减可以计算出样品中分析物的浓度。

2. 性能特点

①高速度：8~30min 内出第一个结果，每小时高达 120 个测试；②自动化：可对标本进行自动稀释、前稀释、转测或重测功能；试剂盒自动开关盖，仪器自动报警及每日 3min 自动保养功能；③随机：可使用原试管、血清管或样品管，既可进行标本批量检测，又可对单个标本进行随机检测；④持续：引进全自动生化仪概念，具有持续、随机、任意组合及急诊优先的功能；⑤多种定标模式：Index、Mas 一 ter 和 Standard 定标，每一分析有两三种质控水平及 LJ 质控图，每一分析有其独自的分析软件，全条形码识别，多种报告打印模式，多种结果和信息保存方式；⑥灵活性及可适应性：可 24h 处理大量或少量样品。检测项目可以不同次序编排，包括全部的系列检测，操作步骤简单。

（二）LuminexTM100

1. 原理 LuminexTM100 是一个多功能的液体芯片分析平台，有机地整合了有色微球、激光技术、应用流体学、最新的高速数字信号处理器和计算机运算法则。微球的颜色是通过两种荧光染料染色得到的，调节两种荧光染料的比例可以获得 100 种不同颜色的微球，每种颜色的微球可以携带 1 种生物探针。探针通过羧基结合到微球表面，因此 1 个反应孔内可以完成 100 种不同的生物学反应。LuminexTM100 通过鉴定微球的颜色来确定反应类型，而对反应的定量分析是通过靶物质上的报告分子完成的。

2. 组成液相芯片技术核心部分主要由微球、探针、靶样品、报告分子 4 个部分组成。在检测体系中，一方面针对不同靶样品的核酸（互补链）或蛋白（如包被抗体）作为探针分别包被到不同颜色的微球上；另一方面，还有荧光染料标记的报告分子。在悬液中靶样品通过探针与微球特异性地结合，并被荧光标记，这些微球利用微流技术通过检测通道被激光激发，收集其信号并进行分析，最后得出结果报告。LuminexTM100 内置两束激光，一束根据微球的颜色和大小来决定靶样品的特异性（定性）；另一束测定微球上的荧光信号强度从而对靶样品定量分析。

3. 性能特点

①多元分析，可以节约试剂、时间和精力；②对样本量的要求少，非常适合分析稀有样本；③对标准品混合物做一次检测就可得到样本中各种被分析物相应的标准曲线；④灵敏度与 ELIsA 相当，但稳定性更好，并能避免由于酶联放大技术使信号失真导致的假象，符合细胞因子检测的国际标准（经美国 NIBsc 的 gold 标准测试）；⑤开放性的实验平台，同一个仪器可以用于免疫分析、核酸研究、酶学分析、受体和配体识别分析等多种研究工作，增加了实验的灵活性。

（王臻　张立超　段成胜　王宜海）

（完）

参考文献

[1] 张青山，特格喜白音．中医阴阳五行学的细胞生物学研究［J］．医学信息，2013，(9)：311–312.

[2] 张其成，刘理想，李海英．近十年来中医药文化发展回顾［J］．中医药文化，2009，01：22–26.

[3] 张小刚．基于中医药本体的语义关系发现及验证方法［D］．浙江大学，2010：1–2.

[4] 李军．试论中医辩证思维的几个基本观点［D］．湖北中医学院，2005：21–24.

[5] 高洁．从司外揣内论中医诊断方法［J］．中国中医基础医学杂志，2008，08：580–581.

[6] 任德权．中医理论的学科特点及其现代化、数字化［J］．世界科学技术–中药现代化，2002，4(1)：1–5.

[7] 王忆勤，李福凤，汤伟昌，等．中医四诊信息采集与分析方法探讨［J］．中华中医药杂志，2009，11：1397–1404.

[8] 戚沁园，陈长青，阮永队，等．中医诊断量化研究的现状、问题与对策［J］．世界科学技术（中医药现代化），2011，02：282–286.

[9] 孟庆刚，王连心，赵世初．量在中医定量诊断研究中的应用［J］．中国中医基础医学杂志，2005，11(11)：849.

[10] 张华，刘平．中医证候量化研究的思路与方法探析［J］．中国中医基础医学杂志，2009，08：574–576.

[11] 陈群，徐志伟．中医脉证计量诊断研究近况．广州中医学院学报，1990，7(2)：118.

[12] 罗文豪，林求诚．中医辨证的计量诊断．福建中医药，1989，20(1)：41

［13］赖世隆，曹桂婵，梁伟雄，等．中医证候的数理统计基础及血淤证宏观辨证计量化初探．中国医药学报，1988，3（6）：27.

［14］王阶，李海霞，胡元会，等．血瘀证量化诊断方法学研究．中国中医基础医学杂志，2006，12（9）：658.

［15］刘士敬，林佩冲．中医各系统病证脾气虚证诊断因素的多元逐步回归分析．甘肃中医学院学报，1996，3（1）：9.

［16］周志坚，毛宗源，邓兆智．神经网络在类风湿性关节炎病情分级中的应用初探．生物医学工程学杂志，1999，16（4）：479.

［17］张其成．五脏调节模型的意义与不足．北京中医药大学学报，2003，26（4）：3-7．的认知研究．全科护理，2015，纠）：2122-2123.